# 망부

# 시와 함께

## 요가수트라를 읽다

**맹부, AI와 함께**
**요가수트라를 읽다**

**초판 1쇄 발행** 2025년 4월 5일

**지은이** 김인중
**펴낸이** 이상욱
**펴낸곳** 옥시즌북스

**출판등록** 2025년 2월 25일 (제2025-56호)
**주소** 서울시 강남구 강남대로120길 11, 4층 406호
**대표전화** 02-6013-3545



**옥시즌북스는 옥시즌코리아의 출판 브랜드입니다.**

# 명상 시와 함께
## 요가수트라를 읽다

번역 · 김인중

oxygen BOOKS

# 추천사

❀ 《요가수트라》는 완전한 자유와 행복을 위한 구체적이고 명료한 길을 담고 있습니다. 이 책은 저자의 체득된 지혜를 바탕으로 그 목적과 방법을 과정적-점진적으로 제시하고 있습니다.
초보 단계든 고급 단계든 요가인이라면 누구에게나 지금-여기에서 무엇을 할 수 있는지를, 현실적이고 실질적으로 안내하는 유용한 가이드북이 될 것입니다.
'삼매는 단순한 목표가 아니라, 수행의 여정에서 점점 더 깊어지는 경험이자 변화를 불러오는 과정이라네. 진정한 자유는 단순히 이러한 연속성을 이해하는 것을 넘어, 이를 초월할 수 있는 요가 수행을 통해 가능하다네.'

**강병익**

요가학, 심신통합치유학 박사. 한국요가연합회 명예회장

❀ 요가를 진실하게 수련하면 할수록 자연스럽게 만나게 되는 것이 《요가수트라》입니다. 《요가수트라》는 단순한 철학서가 아니라, 내면의 지성을 일깨우고 깊이 사유할 수 있는 기회를 제공합니다. 이를 읽으며 떠오르는 질문들을 하나하나 되짚고 깊이 사유하다 보면, 그 과정 자체가 하타요가 못지않은 큰 즐거움을 선사합니다. 맹부의 [*AI*와 요가수트라를 읽다]는 바로 이러한 질문을 던지게 하는 힘을 지닌 책입니다. 이 책을 통해 독자들은 자신의 내면과 대화하고, 질문을 통해 새로운 차원의 소통을 경험하며, 보다 깊이 있는 깨달음과 지적 즐거움을 얻게 될 것입니다.

**곽미자**

춘해보건대학교 요가과 교수

❀ 『AI와 함께 읽는 요가수트라』는 전통과 현대, 지혜와 기술이 만나는 독창적인 작품입니다. 《요가수트라》는 수행자들에게 깊은 가르침을 전해 왔으며, 이 책은 AI의 도움을 받아 새로운 시각으로 해석하고 있습니다.
저자 맹부는 전통적 주석을 존중하면서도 AI와 협업해 《요가수트라》의 의미를 확장하며, 철학적 깊이를 유지하면서도 현대인의 이해를 돕는 명료한 해설이 돋보이며, 특히 명상과 마음 챙김 실천을 강조하면서 실생활에 적용하는 부분들이 인상적입니다.
AI의 분석을 통한 새로운 해석은 인간과 기계의 협력이 지혜 탐구에 어떤 가능성을 여는지 보여주고 있습니다. 이 책은 요가 철학을 현대적으로 바라보고 싶은 독자들에게 추천할 만한 작품입니다.

**김성수**

사단법인 코리아요가얼라언스 회장

❀ 정말 의미 있는 작업을 해내셨군요! 『AI와 요가수트라를 읽다』라는 제목에서부터 전통적인 요가 철학과 현대 기술의 융합이 기대됩니다. AI와 협업하여 《요가수트라》를 현대적 시각에서 해석한다는 점이 매우 흥미롭고, 요가를 배우는 사람들에게 새로운 통찰을 줄 수 있을 것 같습니다.
《요가수트라》의 방대한 지혜가 AI의 분석력과 결합하여, 독자들에게 더욱 정확하고 이해하기 쉬운 형태로 전달되는 것 같습니다.
맹부 선생님의 통찰력 있는 질문과 AI의 풍부한 정보가 어우러지며, 기존 해석의 한계를 넘어서는 새로운 관점을 제시합니다. 전통적인 《요가수트라》의 지혜를 현대적으로 재해석하면서도 본질을 잃지 않는 이 책은, 요가를 연구하는 이들에게 깊은 영감을 줄 것입니다. 요가를 배우고 가르치는 모든 이들에게 필독서로 추천합니다.

**여동구** 국제요가 명상협회 회장

「마하 하타요가」, 「더 플로우 요가」, 「히말라야 빈야사」 저자

❀ 수행자가 《요가수트라》를 번역했습니다. 수행자의 해석은 다른 해석과 다를 수밖에 없을 것입니다.

저는 맹부 거사님을 오래전 미얀마의 한 수행처에서 만났습니다. 그 후로 수십 년, 미얀마와 스리랑카, 바위 동굴과 밀림의 외딴집에서 함께 수행하며 함께 모색하며 수행 도반의 소중한 인연을 이어 왔습니다.

수행자가 재해석해 낸 《요가수트라》는 알고 보니 삼매와 해탈의 로드맵이었습니다. 삼매, 환희, 고요, 독존, 평온, 지혜, 그리고 해탈에 이르는 길이 낡은 먼지를 털고 우리 앞에 다시 새롭게 펼쳐졌습니다.

**지나왐사 스님**

아잔 브람의 「아무것도 남기지 않기」 역자

❀ 학자마다 다르지만 약 서기 400년경에 쓰인 것으로 알려진 《요가수트라》를 현대의 인공지능을 활용하여 번역해 본다는 저자의 관점은 정말 놀랍습니다. 요가는 정체되어 있는 오래된 학문이나 철학이 아니라 실제 사람들의 인생에 도움

을 주며 진화하는 수행 체계입니다.
현대인들에게는 지금 시대에 맞는 이해와 통찰이 필요합니다. 특히 파탄잘리와 인터뷰하는 방식으로 구성된 저자만의 해설은 옛날이야기를 읽는 듯 흥미로우며 고대의 성인을 직접 만나는 것처럼 생생합니다.
오랜 세월 요가와 명상을 하며 자신만의 답을 찾아온 저자의 내공이 엿보이기도 하며, 아마 이 책의 내용을 보며 독자들은 자신만의 질문과 답을 찾을 수도 있을 것입니다. 부디, 이 책을 통해 요가하는 사람들이 자신만의 요가와 자기 삶의 통찰을 찾기를 바랍니다.

**장진아**

서울불교대학원대학교 요가치료학 초빙교수

❀ 하타요가로만 수련하던 중 맹부 김인중 선생님을 만났습니다.
어려운 요가 철학을 너무도 명료하고도 쉽게 전달하는 강의를 듣고 요가 철학과 명상에 입문한 계기가 되었습니다. 새로 나오는 『*AI*와 함께 읽는 요가수트라』라는 책이 요가 철학을 쉽게 접근하기 힘든 분들에게 추천합니다.

**하지희**

부산 아나하타 요가원장

# 인사말

이번 번역 작업이 완성되기까지 많은 분들의 도움과 격려가 있었습니다. 깊은 감사의 마음을 전합니다.

먼저, 21살의 나이에 지리산에서 만난 연하천 산장 식구들이 떠오릅니다. 그분들은 제게 마음의 알아차림을 배우고 뿌리내릴 수 있도록 도와주셨습니다. 깊이 감사드립니다.

2000년 2월, 제가 공식적으로 요가와 인연을 맺는 계기를 마련해 주신 말바우 선인 요가의 원장님께도 감사의 뜻을 표합니다. 선인 요가원에서 읽었던 일본인의 요가수트라 한국어 번역본이 제게 요가수트라를 처음 접하게 해 준 소중한 경험이었습니다. 그 경험이 오늘의 번역본을 탄생시키는 씨앗이 되었습니다. 또한, 요가와 마음 챙김의 길을 가도록 처음으로 응원을 아낌없이 보내주신 김창화, 장명희 선생님께도 깊은 감사의 마음을 전합니다.

전남대학교에서 불교철학을 전공하는 동안 많은 가르침을 주신 이중표 선생님께 감사드립니다. 또한, 미얀마에서 만나 현재 스리랑카 숲 속에서 탁발 수행을 이어가고 계신 지나왐사 스님과 로카하타 비쿠 스님께도 깊은 감사를 드립니다. 그분들의 깊은 조언 덕분에 명상의 지혜를 조금이나마 맛볼 수 있었습니다.

2005년, 아쉬탕가 빈야사 요가를 소개해 주신 해달 선생님과 양중석 선생님께 감사의 인사를 전합니다. 그리고 저의 소중한 동료이자 친구인 이현과 바유에게도 고마움을 표합니다.

특히, 광주의 작은 요가원에서 함께 수련하고 차를 마시며, 다양한 아이디어를 공유했던 회원 여러분께 감사드립니다. 2015년 무렵, 함께 행복 명상 심리 연구소를 설립하여 명상과 심리의 접점을 탐구하고자 뜻을 모았던 동료분들께드 깊은 감사를 드립니다. 그 여정에서 얻은 깨달음과 통찰은 오늘의 저를 있게 한 중요한 토대가 되었습니다.

같은 시기, 코리아 요가 얼라이언스 협회를 창설하며 만난 12명의 이사님께도 깊은 감사를 전합니다. 한국 요가의 발전과 체계화를 위해 헌신해 주신 이사님들의 노력은 오늘날 요가 커뮤니티 성장의 밑거름이 되었습니다. 광주 요가원과 협회는 각각 다른 방향과 목적을 가지고 있었지만, 모두 제가 요가와 명상의 길을 걸어갈 수 있도록 든든한 지지대가 되어 주었습니다.

또한, 하타요가를 소개해 주신 박영길 박사님, 그리고 코로나 이후 *ZOOM*을 통해 만난 여러 참여자분께도 감사드립니다. 새로운 아이디어를 함께 실험하고 피드백을 주신 동명샬라 회원님들, 맹부 요가학교 졸업생들, 그리고 여러 도시에서 저의 수업에 참여해 주신 요가 전문가님들께도 진심 어린 감사를 전합니다.

마지막으로, 맹구, 우목, 그리고 맹모에게도 고마운 마음을 전합니다.

여러분의 응원과 지원 덕분에 이번 번역 작업이 가능했습니다. 다시 한번 깊이 감사드립니다.

# 《요가수트라》 번역 의도

《요가수트라》를 번역해 보았습니다. 이미 여러 번역본이 존재하는데도 불구하고 제가 번역을 시도한 이유는 무엇일까요? 첫째, 기존 번역본들을 읽으며 번역자마다 서로 다른 번역어와 해석을 접하면서, 그 차이가 왜 발생했는지 궁금했습니다. 둘째, 분명히 한국어로 번역된 글을 읽고 있음에도 불구하고 여전히 이해되지 않는 구절들이 많았습니다. 이 문제는 단순히 제가 고전을 읽는 능력이 부족해서인지, 아니면 《요가수트라》 자체의 난해함 때문인지 탐구하고 싶었습니다. 셋째, 시간이 지나고 수련이 쌓일수록 의식은 더 예리해졌지만, 여전히 《요가수트라》를 읽으면서 이해되지 않는 부분이 많았습니다. 이는 저의 수련과 의식의 빛이 부족해서인지, 아니면 번역의 한계 때문인지 스스로 질문하게 만들었습니다. 마지막으로, 강의를 진행하는 과정에서 생기는 이해의 공백은 저를 더욱 부끄럽게 했습니다.

이처럼 의도는 많지만, 인도 고대 문자를 해독할 능력이 없는 제가 왜 지금 이 시기에 번역을 시도했을까요? 그것은 결정적으로 인공지능 '챗 *GPT*'의 등장이었습니다. 산스크리트 문자를 해석할 능력이 없더라도, 인공지능의 등장은 저에게 그동안 쌓아놓은 많은 문제를 더 이상 미루지 말고, 《요가수트라》 번역에 도전해 보라는 응원처럼 느껴졌습니다.

사실 저에게는 인도 고대 문자를 해독할 능력이 없는 것만을 제외하면, 다른 많은 장점이 있었습니다. 그것은 다름 아닌 오랜 요가 수련과 마음 챙김 명상 경험, 대학원에서 불교철학 과정을 통해 쌓은 인도 철학에 대한 학습 능력, 그리고 20대부터 지속해 온 마음과 심리에 대한 깊은 사유의 시간이었습니다. 이러한 기반은 제가 《요가수트라》를 보다 깊이 탐구하고 해석할 수 있도록 해주었습니다. 무엇보다도, "올바른 인식은 직접 경험과 증언, 그리고 사유를 통해 이루어진다"라는 《요가수트라》 1장 7절의 문장이 큰 힘이 되었습니다. 이 가르침은 제가 번역의 도전 앞에서 망설이지 않고 나아갈 수 있도록 이끌어 주었습니다.
결국, 저는 챗 *GPT*와 같은 도구를 활용해 보니, 더 늦기 전에 번역에 도전해야겠다는 확신이 들었습니다.

2024년 여름부터 인공지능과 대화를 통해 《요가수트라》의 단어를 하나씩 해석하고 기본 직역을 진행하였습니다. 읽고 또 읽으며 반복한 끝에 약 3개월 만에 초벌 번역이 완성되었습니다. 이후 다시 정독하며 기본 번역의 문제점을 파악할 수 있었습니다. 번역어의 차이는 큰 문제가 아니었고, 오히려 당연한 결과임을 공감했습니다. 하지만 문장이 이해되지 않는 경우는 큰 문제였습니다. 문장이 한국어로 번역되었음에도 이해되지 않는다는 것은 번역자의 책임이었습니다. 이는 번역자가 문법, 수련, 그리고 현장에서의 이해력 간의 틈을 충분히 좁히지 못했음을 의미했습니다.

그러나 저만의 번역을 진행하며 문장들이 이해되기 시작하면서, 수련과 경전이 서로 돕는 현상을 경험할 수 있었습니다. 수련을 통해 경전의 문장이 더욱 명료하게 다가왔고, 경전의 통찰은 수련 과정을 한층 풍부하게 만들어주었습니다. 예를 들어, 요가 명상 과정에서 상키아 철학의 결합, 전변이라는 개념이 수행에 실질적으로 도움을 준다는 점을 깨달았습니다. 또한, 《요가수트라》가 후대의 하타 요가와 연결되는 지점들을 인공지능의 정보력으로 진화론과 연결하여 확인하면서, 요가의 역사적 맥락이 막힘없이 이해되었습니다. 경전의 단어 하나, 문장 하나가 단순한 철학적 사유를 넘어 실제 수련의 길을 밝히는 지도와도 같다는 점을 깨닫게 되었습니다.

결국, 파탄잘리의 《요가수트라》 원문에는 큰 문제가 없었습니다. 문제는 번역 과정에서 발생하는 통합적 안목의 부족이라는 것에서 비롯되었음을 발견하였습니다. 이 점을 확인하고 나니, 저는 다시금 《요가수트라》를 읽으며 새로운 통찰을 얻을 수 있었습니다. 《요가수트라》는 인도 힌두 철학의 정수와 수련, 그리고 삶에 대한 풍부한 정보를 담고 있었습니다. 이를 바탕으로, 단순히 저만의 해설서를 작성하기보다는 파탄잘리와 인터뷰를 나누는 형식으로 글을 풀어보기로 하였습니다.
이 아이디어는 고전의 대화체 형식에서 영감을 얻었습니다. 플라톤의 대화편이나 붓다의 니까야처럼, 대화의 형식이 독자들에게 보다 친근하게 다가갈 수 있다는 점에서 의미가 있었습니다. 제가 묻고, 파탄잘리가 대답하는 방식으로 글을 구성해 보니, 번역의 만족도가 한층 높아졌습니다.

이 번역본을 읽는 독자들에게도 권하고 싶습니다. 인공지능을 활용해 직접《요가수트라》를 번역해 보시기 바랍니다. 번역 과정에서 얻는 깨달음과 통찰은 책 내용을 더욱 생생히 체험하게 할 것입니다.

# 《요가수트라》 해제

**《요가수트라》의 구성**

《요가수트라》는 요가 철학의 근본 경전으로, 총 4장으로 구성되어 있습니다. 이 경전은 인간이 겪는 고통의 발생 원인을 분석하고, 그 고통에서 벗어나려는 방법으로 '아쉬탕가 요가'를 제안합니다. 또한, 이 수련을 통해 얻게 되는 결과를 상세히 설명하며, 요가 수행의 궁극적인 목적을 제시합니다.

《요가수트라》는 크게 네 장으로 나뉩니다.
제1장 삼매(*Samadhi Padah*, 三昧)는 요가의 정의, 심리 구조, 수행 방법, 그리

고 삼매의 다양한 종류를 다룹니다.
제2장 수행(*Sadhana Padah*, 修行)에서는 상키아 철학을 바탕으로 고통의 원인으로 결합과 해탈의 구조를 설명하며, 삼매에 이르려는 방법으로 아쉬탕가 요가(8단계 수행법)를 소개합니다.
제3장 초능력(*Vibhuti Padah*, 超能力)에서는 수행을 통해 얻을 수 있는 '3종 역전변과 초능력', 그리고 순수정신과 물질적 마음을 구별하는 지혜를 논의합니다.
제4장 독존(*Kaivalya Padah*, 獨存)은 상키아 철학의 형이상학적 이론을 바탕으로 독존(*Kaivalya*)을 통한 해탈의 가능성을 탐구합니다.

**요가, 삼요가, 전변이라는 세개의 열쇠**

《요가수트라》의 가장 중요한 개념은 두 가지 요가 관련 용어, 즉 요가(*yoga*, 통일, 조절, 제어)와 삼요가(*samyoga*, 결합) 그리고 전변(*Parinama-vada*)입니다. 먼저 요가(*yoga*)는 1장 2절에서 정의되며, 마음의 동요(*Vṛtti*)를 멈추고 푸루샤(*Puruṣa*)와 프라크리티(*Prakṛti*)를 분리하여 해탈(*Kaivalya*)에 도달하기 위한 실천적 방법론을 뜻합니다. 반면, 삼요가(*samyoga*)는 2장 17절에서 등장하며, 푸루샤와 프라크리티가 결합하여 고통(*Duḥkha*)이 발생하는 상태를 묘사합니다.

《요가수트라》는 이 요가(*yoga*)와 삼요가(*samyoga*)라는  두 가지 개념을 통해 고통의 발생 원인과 현상을 설명하는 전변설을 주제로 삼습니다. 전변설은 고통을 낳는 순-전변(*Anuloma Parinama*)과 고통에서 벗어나기 위한 역-전변(*Pratiloma Parinama*)이라는 두 가지 방향성이 구분됩니다.

이 고통에서 벗어나기 위해 《요가수트라》는 수습(*Abhyāsa*)과 이욕(*Vairāgya*)이라는 두 가지 실천 방법론을 제시합니다. 수습은 꾸준한 실천을 통해 마음을 안정시키고 집중을 이루는 것을, 이욕은 집착을 버리고 해탈로 나아가는 태도를 의미합니다. 이 두 가지 방법론은 아쉬탕가 요가(*Ashtanga Yoga*)라는 여덟 단계의 구체적인 실천으로 구체화됩니다.

이와 더불어, 요가의 목적인 1장 2절의 상태를 설명한 〈멈춤전변(*Nirodha Pariṇāma*), 삼매전변(*Samādhi Pariṇāma*), 일심전변(*Ekāgratā Pariṇāma*)〉이라는 세 가지 역-전변은 고통의 근원을 제거하고 해탈로 나아가는 실천 과정에서 중요한 역할을 합니다.
《요가수트라》는 이러한 실천 과정을 통해 인간이 고통에서 벗어나 삼매를 이루고, 궁극적으로 독존(*Kaivalya*)에 도달할 수 있다고 주장합니다.

**전승의 역사**

《요가수트라》의 전승과 역사를 살펴보면, 기원전 2세기에서 기원후 1세기 사이에 문법학자 파탄잘리가 이를 편집했다는 설이 유력합니다. 이후 기원후 500년경 브야사(*Vyasa*)가 이를 해설하며 체계를 더욱 명확히 했습니다. 근대에 들어 인도와 유럽, 일본 등지에서 다양한 연구와 번역이 이루어졌으며, 한국에서는 1980년 정태혁의 〈요가의 복음〉(까치출판사)을 통해 대중에게 알려졌습니다.

현대에 이르러 많은 요가 수련자가 《요가수트라》를 요가 철학의 핵심 경전으로 받아들이고 있지만, 이 고대 경전은 심오하고 복잡한 내용으로 인해 현대 독자가 쉽게 이해하기 어려운 경우가 많습니다. 이는 인도의 시대적 · 문화적 맥락, 전문적 언어 사용, 그리고 전통적인 번역 방식이 독자들과의 간극을 만들었기 때문입니다.

이러한 틈을 좁히기 위해 본 번역서는 현대 한국인의 관점과 정서에 맞춘 해석을 제공합니다. 이를 위해 전통적 해석에 의존하기보다는 인공지능 도구(예: *ChatGPT*, 구글 클로드)의 도움을 받아 고대 문헌을 분석하고, 초기 불교 지식, 마음 챙김 명상 수련 경험, 그리고 과학 명상 연구를 통해 얻은 통찰을 바탕으로 작업을 진행했습니다.
본 번역서의 목표는 독자들이 요가 수련에 실질적인 도움을 얻고, 내면의 평화를 찾으며, 고통에서 벗어나기 위한 동기를 제공하는 것입니다. 또한, 독자들이 예리한 식별력을 키워 올바른 인식을 경험할 수 있도록 돕고자 합니다.

결론적으로, 《요가수트라》는 고통의 원인을 분석하고 이를 해소하기 위한 철학적이고 실천적인 방법론을 제시합니다. 「요가」와 「삼요가」라는 두 개념은 경전의 핵심으로, 고통에서 벗어나 해탈에 이르는 과정을 명확히 보여줍니다.
이 책을 통해 독자들은 《요가수트라》가 제시하는 여덟 단계의 실천과 철학적 통찰을 통해, 마음의 동요를 멈추고 고요 속에서 내면의 평화와 해탈에 이르는 여정을 이해할 수 있을 것입니다.

책의 구성은 다음과 같습니다.

| | |
|---|---|
| 1. atha yogā anuśāsanam<br>(**atha** – 지금, 이제, **yoga** – 요가, 결합, 통일, **anuśāsanam** – 가르침, 설명)<br>Now begins the study(practice, teaching) of yoga<br>이제 요가의 가르침이 시작된다. | 챗*GPT*와<br>클로드의 도움을<br>받은 부분 |
| **맹부 설명**<br>이제 요가(*yogā*)의 심오한 지혜와 삼매에 대한 실천적 가르침을 시작하겠다.<br>[요가/*yogā*]<br>"요가(*Yoga*)"는 산스크리트어 어근 *'yuj'*에서 유래했으며, "결합하다", "연결하다", "통일하다"라는 의미를 지닌다. | 맹부의 경험과<br>사유 부분 |

# 격려사

오랜 친구의 책 출간은 반갑고 기쁘다. 더군다나 파탄잘리 《요가수트라》를 번역하고 설명한 책이라니, 놀랍고 흥분되는 일이다. 그러면서 드는 생각이 왜, 굳이 시중에도 많이 번역된 《요가수트라》일까? 하는 의문이 들었다. 시골 요기 맹부의 추진력은 언제나 민첩하고 앞서 나간다. 20년 전에도 그랬다. 요가에 대한 자료가 없을 때도 어디선가 소중하고 귀중한 자료들을 모아서 복사하고 제본하면서 나누어 주었고 현수막 제작도 했다. 서울뿐만 아니라 경기도, 부산, 대구 등 전국에 있는 요가원 수련실 안쪽에는 시골 요기 맹부가 제작한 아쉬탕가 시퀀스를 그려놓은 현수막이 걸려있었다. 그 현수막이 걸려 있다면 여기는 수련을 좀 하는 요가원이라는 상징처럼 되었다. 맹부는 항상 어디선가 끊임없이 자료를 모으고 분석하고 편집했다. 그의 노력 덕분에 가만히 앉아서 교육 자료를 모으는 번거로움에서 벗어나서 교육을 쉽게 한 덕을 본 사람 중의 한 명으로 이번에 또 새로운 시도를 하는 맹부에게서 그 열정에 경이로움과 존경심까지 올라왔다.

이 책은 《요가수트라》를 현대적 시각에서 풀어내고 *AI*와의 협업을 통해 새로운 관점에서 《요가수트라》를 이해하는 내용을 담고자 노력했다고 한다. *AI*가 동의한 거냐고 묻자, 맹부는 답이 없다.

수트라 원본을 읽는 과정에서는 *AI*의 번역과 맹부의 간단한 설명이 깔끔했는데, 이 책의 핵심은 저자 맹부가 파탄잘리와 3박 4일간 이어진 인터뷰의 내용이다. 처음 시작이 무협지에 나오는 주인공이 산속 깊은 곳에 있는 스승을 만나는 이야기처럼 전개될 때는 피식 웃음이 나왔다. 하지만 하루이틀 시간이 지나며 맹부와 파탄잘리의 깊어지는 대화를 통해 지금 것 어렵게만 느껴지던 《요가수트라》의 감추어진 내용들이 하나, 둘, 해소되는 순간들로 변해갔고 고개를 끄덕일 수 있었다. 어찌 보면 오쇼의 명상 리트릿을 연상하게 하는 전개는 저자 맹부가 오랜 시간 수련하며 경험하고 의문을 가지던 내용을 묻고, 파탄잘리께서 대답하는 형식을 띠고 있었다. 상키야 철학의 푸르샤와 프라크리티를 명확하게 구분하고 그 관계를 깊이 이해하면서 그 이해에만 그치는 것이 아니라 실천적 수련이 얼마나 중요한지에 대해서, 그리고 삼매의 종류만 어렴풋이 알고 있는 대부분의 사람에게 좀 더 삼매에 대한 명확한 설명이 이 책에서는 쉽게 설명되어 있다.

파탄잘리는 삼야마는 삶 전체가 요가의 정신으로 충만할 때 비로소 가능한데, 금계와 권계를 충실히 닦으며, 순간순간 프라티아하라와 프라나야마가 자연스럽게 증대될 때 삼매로 이어지는 여정이 시작되는데 이 여정에서 수행자는 윤회의 고통에서 벗어날 준비를 하게 되는데, 아사나 수련만이 전부가 아니라는 사실을 다시 한번 일깨워 주는 대목이다. 그뿐만 아니라, 상키야 철학은 단순한 이론이 아니라, 삶의 본질을 꿰뚫고 수행과 연결된 실천적 철학이기 때문에, 의식이 명징하지 못한 수행자는 상키야 철학의 용어를 이해하고 암기할 수 있을지는 몰라도 그 의미를 깊이 체험하거나 그로부터 삶의 변화를 이끌어내는 데 한계를 느낄 수밖에 없다는 파탄잘리의 말을 빌려서 저자 맹부가 우리에게 간곡하게 하고 싶은 말이 아니었을까 라는 생각을 하게 된다.

이 책은 그런 면에서 *AI*의 도움을 받아서 파탄잘리의 《요가수트라》를 통해 시골요기가 우리에게 전하고 싶은 이야기를 책으로 엮은 것이라고 볼 수 있다. 오랜 시간 인도를 비롯한 네팔과 스리랑카, 미얀마 그리고 호주 등 많은 나라를 다니며 스승들을 찾고 그곳에서 탐구하고 깊은 수련을 하던 시골 요기 맹부는 충분히 자격이 있다. 그 모든 걸 지켜본 사람으로 이 책을 추천하며 다시 한번 좋은 자료를 얻은 사람 중의 한 명으로 감사의 인사를 시골 요기 맹부에게 전한다.

**김이현** – 요가쿨라 대표원장

# 차 례

## I
### 원본과 함께 읽고 맹부 설명 _ 22

## II
### 파탄잘리와 인터뷰로 읽는 《요가수트라》 _ 190

# I

## 원본과 함께 읽고 맹부 설명하기

# 1. 삼매품 / *samadhi*[1] *padah*

**[요가 개시와 대강]**

## 1. atha yogā anuśāsanam

(atha – 지금, 이제, yoga – 요가, 결합, 통일, anuśāsanam – 가르침, 설명)

**Now begins the study(practice, teaching) of yoga**

이제 요가의 가르침이 시작된다.

- **맹부 설명** 이제 요가(*yogā*)의 심오한 지혜와 삼매에 대한 실천적 가르침을 시작하겠다.

**〈요가/*yogā*〉**

"요가(*Yoga*)"는 산스크리트어 어근 '*yuj*'에서 유래했으며, "결합하다", "연결하다", "통일하다"라는 의미를 지닌다. 요가는 본질적으로 개인의 의식과 우주적 의식의 결합, 또는 육체와 정신의 통일을 의미한다. 이러한 요가의 근본 개념은 고대 인도의 문헌에서 그 뿌리를 찾을 수 있으며, 시간이 흐르며 더욱 정교하게 발전해 왔다.

요가의 실천적 의미의 시작은『리그베다』에서 찾을 수 있다. 베다에는 "그들은 붉게 빛나는 말을 마차에 맨다"라는 구절에서 찾을 수 있다. 이 간단한 문장은 단순

---

1. *samadhi*는 *sam*+ *dhi*로 해석한다. *sam*은 함께, *dhi*는 (우주 별들의 위치를)배치하다 배열하다이다. 함께 배치하다. 밖과 안을 하나로 배치하다. 배철현의 요가 수트라 207쪽에서

한 물리적 행위를 넘어 정신적, 영적 통제의 시작을 상징하는 깊은 의미를 내포하고 있다. '말을 마차에 매는 행위'는 요가의 본질인 '결합'과 '통제'의 개념을 함축적으로 나타내며, 개인의 의식(마차)을 우주적 의식(붉은 말)과 연결하는 요가의 궁극적 목표를 암시한다.

이러한 초기 개념은 시간이 흐르며 더욱 정교하게 발전하여『카타 우파니샤드』에서 명확한 철학적 비유로 승화된다.『카타 우파니샤드』는 자아를 마차의 주인에, 몸을 마차에, 지성을 마부에, 마음을 고삐에 비유한다. 이 비유는『리그베다』의 단순한 '결합' 개념을 확장하여 요가의 실제적 의미와 니로다(*nirodha*)를 위한 방법론을 함축적으로 드러낸다.

『카타 우파니샤드』의 비유를『리그베다』의 개념과 연결하여 확장해 보면, 말을 순수 의식으로 해석할 수 있다. 이는 개인의식(마차)이 순수 의식(말)과 조화롭게 결합하여 움직이는 요가의 궁극적 목표를 시각적으로 표현한다.

요가의 최종 목표는 개별적 자아가 자신의 본질인 순수 의식을 온전히 인식하는 것으로, 이는『리그베다』에서 언급된 '결합'의 궁극적 형태라고 볼 수 있다. 몸(마차)은 아사나를 통해 통제되고 정화되어야 하며, 지성(마부)은 분별력을 상징하고, 마음(고삐)은 감각과 생각을 제어하는 수단이 된다.

『카타 우파니샤드』의 비유는 요가의 실천적 방법론을 제시한다. 아사나(육체적 통제), 프라나야마(호흡 조절), 프라티아하라(감각 제어), 다라나(집중), 디아나(명상), 그리고 최종적으로 사마디에 이르는 과정은 모두 리그베다에서 언급된 '말을 마차에 매는' 행위의 심화된 실천이라고 볼 수 있다.

궁극적으로 요가의 목표인 니로다(*citta-vrtti-nirodha*, 마음의 작용 억제)는 몸, 감각, 마음, 지성을 적절히 통제하고 조화롭게 만듦으로써 달성된다. 이는『리그베다』의 '결합' 개념과『카타 우파니샤드』의 비유가 실제적 수행법으로 구체화된 것이다. 이를 통해 개별적 자아는 순수의식의 본질을 깨닫고, 모든 고통과 무지에서 벗어나는 해탈의 경지에 이르게 된다. 이것이 바로 요가라는 단어의 본래 의미인 '결합'과 '통일'의 궁극적 실현이다.

## 2. yogaś citta-vṛtti[2]-nirodhaḥ[3]

(yogaḥ: 요가, citta: 마음, 정신, vṛtti: 작용, 활동, nirodhaḥ: 억제)

**Yoga is the cessation (control, restraint) of movements in the consciousness.**

요가란 마음의 작용을 멈추게 하는 것이다.

- **맹부 설명** 요가란 마음(*citta*)의 활동(*vṛtti*–움직임 또는 작용, 동요)을 멈추게 하는 것이다.

### 〈마음/*citta*〉

《요가수트라》에서 '*citta*'는 상키아 철학의 이원론에 기반하여 프라크리티(물질적 세계)에 속하는 심리적 기능으로 정의된다. 이는 우리가 일상적으로 경험하는 '의식'이나 '정신 작용'을 포괄하는 개념이다. *citta*는 프라크리티의 세 가지 구나(사트바, 라자스, 타마스)의 상호작용으로 인해 형성된다. 이 세 구나의 조합과 활동은 *citta*의 성격과 작용을 결정하며, 이를 더욱 세부적으로 보면 '붓디(순수 지성)', '아함카라(자아의식)', '마나스(감각적 의식)'로 나눌 수 있다.

상키아 철학에서 *citta*는 푸루샤(순수 의식)와 분명히 구별된다. 푸루샤는 변하지 않는 순수 의식이지만 *citta*는 변화하고 활동하며 외부 세계와의 상호작용을 통해 끊임없이 움직이는 심리적 매개체이다. 중요한 점은 *citta*가 푸루샤의 빛을 반사하는 역할을 한다는 것이다. *citta*가 고요하고 순수한 상태, 즉 사트바의 비중이

---

2. *vṛtti*는 *vṛt*: "돌다", "움직이다", "존재하다", 또는 "유지되다"라는 뜻, *-ti*는 명사화를 나타내는 접미사. "*vṛt*"와 *-ti*가 만나면 "움직임", "작용"이라는 뜻이, 응용으로 *pra-vṛtti*: 앞으로 나아가는 활동, 세속적 활동, *ni-vṛtti*: 활동의 중지, 세속으로부터의 철회

3. * *nirodhaḥ*['*ni*'(아래로) + '*rodha*'(막다, 제한하다)] – '제어', '억제', '멈춤'이다. 개인의 마음 상태와 관련된 더 좁은 개념으로 마음의 작용을 멈추는 것이 목표. 이는 일시적이거나 지속적일 수 있는 상태

   * *nirvana*['*nir*' (밖으로, 없음) + '*vā*' (불다, 꺼지다)] – '소멸', '꺼짐', '해탈'이다. 존재의 본질과 우주의 진리에 관한 더 넓은 철학적, 형이상학적 개념으로 모든 고통과 욕망에서 완전히 해방된 궁극적이고 영구적, 불가역적인 상태

높은 상태에 가까울수록 푸루샤의 본질적인 빛을 더 정확히 반영한다.
그러나 *citta*가 무지, 욕망, 혐오, 집착 등의 클레샤(*kleśa*)에 물들게 되면, 자신이 푸루샤라는 착각에 빠지게 된다(2.3). 이러한 착각은 고통(*duḥkha*)을 초래하며, *citta*는 자신의 본질적 역할을 잊고 고통의 연속성을 강화하게 된다. 반면, *citta*가 올바른 인식(1.7) 상태에 도달하면 푸루샤와 프라크리티를 명확히 구분(*viveka-khyāti*/2.26)할 수 있게 되고, 이를 통해 해탈(*kaivalya*)에 이르는 길을 열어준다.

《요가수트라》에서 *citta*는 푸루샤와 프라크리티를 연결하는 동시에 둘을 명확히 구분하도록 돕는 중심적 개념이다. *citta*는 외부 세계와의 상호작용을 매개하며, 그 상태에 따라 고통의 원인이 되거나 해탈로 이끄는 도구가 된다. 요가 수행은 *citta*를 정화하고 고요하게 만드는 과정을 통해 푸루샤의 순수한 의식을 드러내도록 한다.

독자들은 《요가수트라》를 읽으며 *citta*가 요가 수행에서 어떤 변화를 겪고, 어떻게 해탈의 과정을 가능하게 하는지를 탐구함으로써 이 철학의 본질을 더 깊이 이해할 수 있을 것이다.

**〈작용, 활동/*vṛtti*〉**

상키야(*Samkhya*) 철학의 관점에서 *vṛtti*(마음의 활동)는 프라크리티(*Prakriti*, 물질적 세계)의 3구나(*gunas*)의 활동을 의미한다. *vṛtti*는 이 3구나(사트바, 라자스, 타마스)의 상호작용으로 인해 발생한다. 즉, *vṛtti*는 3구나의 다양한 조합과 변화의 결과로 볼 수 있다. 구체적으로, 어느 한 구나가 다른 구나들보다 우세해질 때 *vṛtti*가 시작되고, 이로 인해 마음(*citta*)이 활성화된다. 이는 마음의 움직임, 즉 생각, 감정, 지각 등의 정신 활동을 초래한다.

요가의 핵심 목표인 '*citta-vṛtti-nirodhaḥ*'(마음의 활동 멈춤)는 상키야 철학의 결합(*samyoga*-2.17)이라는 관점에서 볼 때, 3구나의 완벽한 균형 상태로 돌아가는 것을 의미할 수 있다. 프라크리티의 3구나가 완벽한 균형을 이룰 때, 마음 작용의 어떠한 변화나 활동도 일어나지 않는다. ***vṛtti***가 완전히 ***nirodhaḥ***(멈춤)되면, 두 원리의 결합(*samyoga*)이 해체되면서 푸루샤(*Purusha*, 순수 의식)는 프라크리티와 분리되면서 자신의 진정한 본성을 인식하게 된다(1.3). 이는 요가의 궁극적 목표인 푸루샤의 완전한 해방(*kaivalya*)으로 이어진다.

따라서 요가의 실천은 3구나의 불균형을 해소하고, 궁극적으로는 푸루샤의 순수한 의식 상태를 실현하는 것을 목표로 한다. 이 과정을 통해 개인은 프라크리티와의 잘못된 결합의 영향에서 벗어나 진정한 본질을 깨닫게 된다.

## 3. tadā draṣṭuḥ svarūpe'vasthānam

(**tadā**: 그때, **draṣṭuḥ**: 보는 자, 관찰자 /1-16, 2-17, 20, 4-23, **svarūpe**: 자신의 본성 안에/1-43, **avasthānam**: 머무름, 확립)

**At that time, the seer rests in its own true nature.**

그때 보는 자는 자신의 본성 안에 머문다.

- **맹부 설명** 마음 활동이 멈춘 그때, '보는 자(*draṣṭuḥ*/푸루샤)'는 자신의 본래 형태(*svarūpe*)로 돌아간다.

**〈상키아철학의 푸루샤 이해하기〉**

푸루샤(*Purusha*)는 산스크리트어로 '*pur*'(앞에, 먼저)와 '*uṣ*'(태우다, 빛나다)의 합성어다. 이는 "앞서 있는 사람"으로 해석되며, 〈모든 창조 이전에 앞서서 있던 사람〉이라는 의미를 내포한다. 고대 문헌인 리그베다에서 푸루샤는 원초적 존재 또는 우주적 인간을 나타내고, 우파니샤드에서는 '최고의 실재', '순수의식' 또는 '이데아'를 의미한다. 시간이 흐르면서 푸루샤는 여러 복합적 의미로 쓰이게 되었다. 그중 특징적인 몇 가지를 살펴보면 다음과 같다. 푸루샤는 '순수한 의식'을 뜻하기도 하고, 물질세계(프라크리티)와 구별되는 '정신적 원리'로 설명되기도 한다. 또한 변화하지 않고 영원한 존재로 여겨지며, 알 수 없는 곳에 있는 영원한 '이데아'의 결정체이거나, 세계를 경험하지만 직접 관여하지 않는 순수한 '관찰자'로 묘사된다.

푸루샤라는 단어는 처음에는 단순한 '사람'이라는 의미에서 출발했다. 그러나 철학적 사유가 깊어지면서 그 의미가 확장되었고, 특히 상키아 철학에서는 '순수의식'이라는 특정한 철학적 의미로 발전했다. 이러한 푸루샤의 개념은 인도 철학의 여러 학파, 특히 요가와 상키아에서 중요한 위치를 차지하며, 인도 사상의 핵심적인 개념 중 하나로 자리 잡았다.

인도인들에게 너무나 자연스러운 푸루샤를 현대인들이 이해하기 위해서는 많은 노력이 필요하다. 그래서 진화적인 관점이나, 마음 챙김 명상의 개념을 활용한 이해를 시도하여 본다면 다음과 같은 설명이 가능할 것이다.

푸루샤는 진화적 관점에서 인간이 발전시킨 '메타인지'의 정수로 볼 수 있다. 마음 챙김에서 '*do* 모드'는 생존을 위해 문제를 해결하고 행동하는 '프라크리티적 측면'을 반영한다. 반면, '*be* 모드'는 현재 순간에 머물며 모든 경험을 관찰하는 '푸루샤적 상태'를 드러낸다. 푸루샤는 변화하지 않는 순수한 관찰자로, 인간이 생각과 감정을 초월해 자기 본질을 깨닫도록 돕는 내적 자각의 중심이다. 이를 통해 인간은 외적 자극에 휘둘리지 않고 내적 평화와 통찰을 얻는 진화적 이점을 확보한다.

## 4. vṛtti-sārūpyam itaratra

(vṛtti: 작용, 활동, sārūpyam/sārūpyam-sa(함께)+rūpa(형태)+-ya):동일시, 유사성, itaratra-itara(다른)+tra(장소): '다른 경우에, 그 외의 상황에서')

**At other times, the seer identifies with the fluctuations (modifications) of the mind.**

그 밖의 때에는, [보는 자가] 변화하는 마음의 상태와 동일시한다.

- **맹부 설명** 마음 활동이 활발할 때, 순수 의식인 드라쉬트리(*draṣṭuḥ*)는 프라크리티의 마음과 혼합[4]되어 활동하며 거주하게 된다. 순수의식의 힘 또는 지혜가 부족하고, 프라크리티의 힘 또는 활동이 강할 때, 발생하는 프라크리티의 의식에 대한 설명이다.

**〈상키아철학의 프라크리티(*Prakriti*) 이해하기〉**

프라크리티는 인도 철학의 핵심 개념으로, 물질세계와 정신세계의 관계, 우주의 창조와 진화, 그리고 인간의 경험과 해방을 설명하는 데 중요한 역할을 한다. 프라크리티(*Prakriti*)는 산스크리트어로 "앞으로 만들어내는 것" 또는 "근원적인 상태"를 의미하며, '*pra*'(앞으로), '*kṛ*'(만들다), '*ti*'(추상명사를 만드는 접미사)의 합성어다.

프라크리티 개념의 기원은 우파니샤드에서 찾을 수 있으나, 상키아 철학에서 가장 체계적으로 발전되었다. 이후 베단타학파에서는 마야(*Maya*)라는 유사한 개념으로 더욱 발전했다. 철학적으로 프라크리티는 푸루샤(순수의식)와 대비되는 물질적 원리로써 이원론적 철학의 기초를 제공한다. 이는 변화하는 세계의 근본 원리로써 현상계를 설명하며, 카르마와 윤회의 작용이 일어나는 영역, 즉 현실 고통이 일어나고 괴로움을 겪는 세계의 실제적인 모습을 옮겨 놓은 것으로 이해된다.

프라크리티의 목적은 다양하다. 먼저, (2.18)푸루샤가 경험하고 궁극적으로 해방될 수 있는 영역을 제공한다. 또한 끊임없이 변화하고 진화하는 물질세계의 근원이 되며, 자신의 본성에 따라 다양한 형태로 전개된다. 프라크리티는 푸루샤가

---

*4.* 2장 23절과 같은 내용이다.

인식하고 관찰할 수 있는 대상을 제공하며, 세 가지 구나(*sattva*, *rajas*, *tamas*)의 균형을 통해 우주의 질서를 유지한다.

궁극적으로, 프라크리티를 이해하고 활동을 멈춤으로써 푸루샤는 궁극적 해방에 이를 수 있다고 여겨진다. 이러한 프라크리티 개념은 인도 철학의 여러 학파, 특히 상키아와 요가 철학에서 중요하게 다뤄지며 핵심적인 위치를 차지한다.

**〈요가의 목적〉**

아쉬탕가 요가의 궁극적 목적은 푸루샤와 프라크리티의 결합(*samyoga*)과 전변의 혼돈으로 본성을 잃어버린 순수의식(푸루샤)의 본질을 깨닫고 완전한 해탈에 이르는 것이다. 이러한 목적을 달성하기 위해 요가는 마음 작용의 전변을 멈추기 위한 수습과 이욕이라는 아쉬탕가 요가를 수련한다.

요가 수행을 통해 수행자는 푸루샤와 프라크리티가 그 시작을 알 수 없는 원인으로 결합(*samyoga*)되어 있음을 분별하여 보는 특별한 지혜를 계발한다. 이 과정에서 순수의식과 프라크리티의 작용 사이의 잘못된 동일시를 해소해 나가게 된다. 수행자는 프라크리티의 올바른 작용(2.18)이 무엇인가를 초연한 관찰자로서 바라보는 능력을 키우며, 궁극적으로는 푸루샤와 프라크리티의 결합에서 발생한 무지에서 온전히 벗어나 순수의식의 본질에 안주하게 된다.

요가는 단순한 이론적 이해를 넘어서는 실천적 체계이다. 직접적인 경험과 깨달음을 통해 카이발야(절대적 자유)를 실현하는 것을 목표로 한다. 이러한 과정을 통해 개인은 자신의 진정한 본성을 인식하게 되고, 현상계의 제약에서 해방되어 궁극적인 자유와 평화를 경험하게 된다.

이처럼 요가는 푸루샤와 프라크리티의 관계에 대한 깊은 이해를 바탕으로, 개인의 의식을 변화시키고 해탈에 이르게 하는 체계적인 수행 방법을 제시한다. 이는 인도 철학의 핵심적인 개념들을 실천적 차원에서 구현하는 중요한 수행 체계로 자리 잡고 있다.

## [요가 심리]

### 5. vṛttayaḥ pañcatayyaḥ kliṣṭākliṣṭāḥ

(vṛttayaḥ: 작용들, 활동들, pañcatayyaḥ: 다섯 가지의, kliṣṭa: 고통을 주는/2-2절의 klesa과 어근이 같음, akliṣṭāḥ: 고통을 주지 않는)

**The fluctuations(modifications) of the mind are fivefold; they are either painful or not painful**

(마음) 활동은 다섯 가지로, 고통을 낳는 것들과 고통을 낳지 않는 것이다.

- **맹부 설명** 이전 수트라(4절)에서 설명된 맥락을 이어받아, 프라크리티(물질적 세계)가 우세한 상태에서 마음(*citta*)이 활동(*vṛtti*)을 시작하면, 이 활동은 다섯 가지 주요 패턴으로 나타난다. 이 패턴들은 우리의 경험 속에서 괴로움(불편함, 속박, 고뇌)을 가져오는 경우와 그렇지 않은 경우로 나뉠 수 있다. 중요한 점은, 프라크리티를 기반으로 형성된 마음의 작용이 모두 고통을 낳는 것은 아니라는 사실을 인식하는 것이다. 어떤 마음의 활동은 고통을 만들어내지만, 어떤 활동은 그렇지 않다. 이를 명확히 이해하는 것은 이 경전을 읽고 요가 수행을 통해 마음의 작용을 관찰하며 깊은 통찰을 얻는 데 있어 매우 중요한 관점이라 할 수 있다.

#### 〈*kliṣṭa*와 *kleśa*(2.2)의 개념 비교〉

《요가수트라》에서는 고통과 괴로움을 설명하는 두 가지 중요한 개념을 제시한다. 바로 *kliṣṭa*(클리쉬타)와 *kleśa*(클레샤)이다. 이 개념을 이해하면, 우리가 왜 스트레스를 받고 불안해하며 괴로움을 느끼는지를 더 깊이 알 수 있다.

*kliṣṭa*(형용사)는 고통을 유발하는 마음의 작용을 뜻한다. 이는 부정적인 감정에 사로잡히거나 스트레스를 받을 때 나타나는 정신적 상태를 의미한다. 시험을 앞두고 불안한 마음이 들거나, 실수로 인해 자책하거나, 타인의 성공을 보고 질투를 느낄 때 나타나는 심리 상태가 이에 해당한다. 요가 철학에서는 이러한 부정적인 마음의 작용을 줄이는 것이 중요하다고 본다.

반면, *kleśa*(명사)는 우리가 경험하는 부정적인 감정과 괴로움의 근본 원인이다. 요가 철학에서는 다섯 가지 *kleśa*(번뇌)를 제시한다. 무지(*avidyā*), 자아의식(*asmitā*), 애착(*rāga*), 혐오(*dveṣa*), 삶에 대한 집착(*abhiniveśa*) 등이 그것이다. 이러한 번뇌가 내면에 깊이 자리 잡고 있기 때문에 우리는 상황을 있는 그대로 받아들이지 못하고, 불안과 스트레스를 쉽게 경험하게 된다. 예를 들어, 누군가가 나를 무시했다고 느낄 때, 단순한 불쾌함(*kliṣṭa*)이 아니라 '나는 인정받아야 한다'는 집착(*kleśa*)이 작용할 수 있다.

요가 수행을 통해 *kliṣṭa*와 *kleśa*를 구분하고 다스릴 수 있다. 자신의 감정을 인식하고, 그것이 순간적인 반응(*kliṣṭa*)인지 근본적인 집착(*kleśa*)에서 비롯되었는지를 판단하는 것이 중요하다. 명상과 호흡법을 통해 불안을 진정시키고(*kliṣṭa* 완화), 비판적 사고를 통해 감정의 근원(*kleśa*)을 탐색하며, 아사나를 통해 신체를 안정시키는 것이 유용하다. 또한, 변화와 흐름을 받아들이는 태도를 기르면 고통을 줄일 수 있다. 이러한 실천을 통해 우리는 고통을 더 깊이 이해하고, 그것을 초월하는 길을 찾을 수 있다.

## 6. pramana-viparyaya-vikalpa-nidra-smrtayah

(pramana:바른 인식, viparyaya -잘못된 인식, vikalpa - 상상, nidra - 수면, smrtayah - 기억들)

**The five types of mental fluctuations (modifications) are: valid cognition, misconception, imagination, sleep, and memory.**

올바른 인식, 오류, 상상, 수면, 그리고 기억이다.

• **맹부 설명** 다섯은 올바른 인식, 오류(그릇된 인식), 상상(개념적 사고), 잠, 기억이다. 다섯을 살펴보면, 괴로움을 주지 않는 것은 올바른 인식 하나이고, 괴로움을 일으키는 마음 활동들은 나머지 넷이다.

## 7. pratyaksa-anumana-agamah pramanani[5]

(①**pratyaksa/praty**: 눈앞에, ~에 대해서+**aksa**: 꿰뚫다, 통과하다. 눈으로 직접보다. 직접 지각,
②**anumana/anu**: ~따라서 + **mana**: 측량하다, 헤아리다. 간접추리 작용, 추론, 숙고,
③A**gamah/a**: 이쪽으로 + **gamah**: 가다, 인도하다, 가르치다. 전통적인 가르침,
④**pramanani/pra**: 앞으로, 탁월한 + **mana**: 측량, 측정하다. 바른 인식 작용)

**Valid cognition is the knowledge acquired through direct experience, inference, or authoritative testimony.**

올바른 인식의 근거는 직접 지각, 추론, 그리고 신뢰할 만한 증언들의 조화에서 발생한다.

• **맹부 설명** 올바른 인식(*pramana*)은 직접적 지각(*pratyaksa*)[6], 논리적 추론(*anumana*), 믿을 수 있는 문헌이나 권위 있는 지식(*agamah*)이다. 특히 이 세 가지의 균형 잡힌 발달과 조화로운 마음 활동이 올바른 인식을 형성한다.

---

5. 바른 인식에 대한 설명이 중요하다. 전통적으로는 감각기관들의 활동 영역의 한계들을 구분하고 그 한계들을 총합하는 것으로 설명한다. 인간은 먼저 감각기관으로 보는 영역이 있다. 감각기관으로 보지 못한 영역은 추리하는 능력으로 대신한다. 그리고 추리의 영역을 넘어서는 것은 전통적인 가르침으로 보완하는 것을 의미한다. 이 셋의 능력을 합하면 바른 인식이 된다는 것이다. 즉, 전통적인 설명은 감각의 구역을 나누고, 그 구역을 합하면 된다는 것이다. 「문을식의 요가-샹캬 철학의 이해, 224쪽」
필자는 이런 설명에는 많은 한계를 가진다고 비평한다. 필자의 주장은 다음과 같다. 바른 인식의 셋은 각자의 장단점을 가진다. 그 때문에 각각의 장점으로 각각의 단점을 보완하는 것이 바른 인식이 출현하는 것으로 설명하여야 한다는 것이다./1장 49절의 삼매 지혜로 발생한 인식의 변화를 참고
6. 1장 48절의 *Ṛtaṃbharā prajñā*(진리를 담고 있는 지혜, 직접적이고 순수한 통찰력)과 3장 43절의 *Akalpitā*를 참고하라.

〈인명론, 정량론에 대하여〉

인명론(因明論/*Pramāṇa-śāstra*)은 "정량론(正量論)"으로도 번역되며, 인도 철학에서 진리를 드러내는 깨달음의 도구를 뜻한다. 이는 논리와 인식의 밝음을 추구하며, 올바른 지식의 기준과 수단을 탐구하는 학문으로, 인도 철학의 모든 체계에서 핵심적인 논증학으로 여겨진다.

각 철학 학파는 독자적인 *Pramāṇa* 체계를 발전시켰다. 니야야(*Nyāya*)는 지각, 추론, 유추, 증언의 네 가지 *Pramāṇa*를 중시하고, 불교는 지각과 추론을 중심으로 하되 증언을 보조 수단으로 다룬다. 특히 붓다는 자신의 직접 지각과 지혜로운 추론을 통해 깨달음에 이르렀지만, 제자들에게는 '문-사-수'라는 3가지의 조화를 중요하게 지도하였다. 한편, 베단타(*Vedānta*)는 경전(*śabda*)을 궁극적 *Pramāṇa*로 삼아 초월적 진리를 강조한다.

《요가수트라》의 인명론/*Pramāṇa*는 '직접 지각(*Pratyakṣa*)', '추론(*Anumāna*)', 그리고 '증언(*Śabda*)'의 조화로운 활동으로 정의된다. 이러한 인식을 통해 마음(*citta*)의 작용을 관찰하고, 그로부터 '통찰-식별지(*Viveka-khyāti*)'을 얻는 것이 강조된다. 이는 마음의 동요를 멈추고, 해탈로 나아가는 길을 탐구하는 데 필수적인 요소로 자리 잡고 있다.

## 8. viparyayo mithya-jnanam atad-rupa-pratistham

(viparyayo=vi+pary+aya-주변을 빙글빙글, 뒤바뀐 생각, 혼재된 생각, 잘못된 인식 mithya - 거짓의, 잘못된, jnanam - 지식, atad - 그것이 아닌, rupa - 본질, pratistham - 근거한)

**Misconception is false knowledge based on a perception of something that does not correspond to its true nature.**

오류는 잘못된 지식으로, 그것은 [대상의] 실제 형태에 근거하지 않는다.

• **맹부 설명** 그릇된 인식은 사물이나 상황을 있는 그대로 보지 못하고, 왜곡된 해석

이나 선입견을 바탕으로 형성된 잘못된 지식(*mithyā-jnānam*)을 의미한다. 이는 대상을 실제 본질에 근거하지 않고 오해하거나 잘못 이해함으로써 발생한다.

올바른 인식(*Pramāṇa*)과 비교해 보면, 그릇된 인식은 지각, 추론, 증언이라는 세 가지 요소가 부조화를 이루며 진리와 어긋난 상태에서 이루어진다. 다시 말해, 그릇된 인식은 올바른 인식의 결핍 또는 왜곡으로 인해 발생하는 반대 개념으로, 참된 통찰을 가로막는 주요 원인으로 작용한다.

## 9. sabda-jnana-anupati vastu-sunyo vikalpah

(**sabda** - 말, **jnana** - 지식, **anupati** - 따르는, **vastu** - 실체, **sunyo** - 공허한, **vikalpah/vi+kalpa** - 상상, 추정 - 상상)

**Imagination is a mental fluctuation (modification) that follows words and knowledge but is devoid of any real substance.**

상상은 말과 지식을 따르지만, 실제 대상이 없는 것이다.

- **맹부 설명** 상상, 즉 개념적 사고는 실제라는 대상 없이 주관적 의식을 바탕으로, 언어로 형성된 실체 없는 내용이다. 주로 관습적 법률이나, 의식 속 개념 등이 이런 것들이다. 위 올바른 인식과 비교해 보면, 직접 자각이 부족한 인식 활동이다.

## 10. abhava-pratyaya[7]-alambana vrttir nidra

(**abhava** - 부재, **pratyaya** - 인식/ 1-18, 19, 2-20, 3-2, 12, 17, 19, 35, 4-27, **alambana** - 의지하는, **vrttir** - 마음의 작용, **nidra** - 수면)

---

7. 철학적 맥락에서는 “순수 의식 상태”나 “비 현상적 의식 상태”가, 일상적 설명에서는 “의식의 공백 상태”나 “의식의 휴지 상태”가 적절할 수 있다.

**Sleep is the mental fluctuation (modification) that has the absence of cognition as its supporting basis.**

대상의 부재에 의지하는 마음의 활동이 수면이다.

- **맹부 설명** 잠은 현실적인 인식 대상이 없는 상태에 지극히 주관적 마음의 자동화된 반응이다.

## 11. anubhuta-visaya-asampramosah smrtih

(anubhuta – 경험된, visaya – 대상, asampramosah – 놓치지 않음, smrtih – 기억하다, 불교의 sati, 현대 마음 챙김 또는 mindfuless/1-20, 43, 47, 4-9, 21)

**Memory is the mental modification that clings to past experiences and refuses to let them go.**

경험된 대상을 놓치지 않는 것이 기억이다.

- **맹부 설명** 기억은 과거에 경험한 대상이나 사건을 의식 속에 유지, 보존하고, 이를 현재의 마음에 투사하여 재현하는 작용이다.

  그리고 이 기억을 의미하는 스므리띠는 불교에서 사띠(*sati*)로 변화되어 사용되었다. 사띠는 현대인들이 가장 많이 수련하는 마음 챙김 명상의 원형이다.

**〈올바른 인식과 그릇된 인식의 비교를 통한 마음 작용의 이해〉**

《요가수트라》에서 언급하는 다섯 가지 마음 작용(*vṛtti*) 가운데, *pramāṇa*(올바른 인식)와 *viparyaya*(잘못된 인식)의 비교는 고통을 주는 것과 고통을 주지 않는 것의 의미를 명확히 드러낸다. 이 두 가지 인식 방식의 비교는 요가 철학에서 마음 작용을 이해하는 데 중요한 통찰을 제공한다. 나머지 세 가지 마음 작용인 *vikalpa*(개념, 상상), *nidrā*(수면), *smṛti*(기억)도 중요하지만, 이 두 가지 인식에 초점을 맞추면 요가 철학의 핵심을 더 잘 이해할 수 있다.

*pramāṇa*는 *pratyakṣa*(직접 지각), *anumāna*(추론), *āgama*(권위 있는 증언)의 조화로운 통합을 통해 형성되는 인식을 의미한다. 이 세 가지가 균형 잡힌 인식은 고통을 주지 않는 마음 작용(*akliṣṭa vṛtti*)으로 형성되어 간다. 이러한 균형 잡힌 인식을 통해 개인은 고통으로부터 멀어지고 지혜로운 삶을 살아가게 된다. 예를 들어, 건강한 식습관에 대해 직접 경험, 과학적 근거, 전문가의 조언을 균형 있게 고려하는 사람은 더 나은 건강과 웰빙을 경험할 수 있다.

반면, *viparyaya*는 이러한 세 가지의 균형이 무너진 상태의 인식을 의미한다. 예를 들어, 자기 경험만을 과도하게 강조하거나, 논리적 추론에만 의존하거나, 또는 권위 있는 증언만을 맹목적으로 따르는 경우가 이에 해당한다. 이러한 불균형 상태에서 발생한 인식으로 마음 작용이 일어나면 삶의 고통이 발생하게 된다. 예를 들어, 개인적 경험만을 근거로 모든 백신을 거부하는 사람은 건강상의 위험에 처할 수 있다.

이러한 해석은 요가 수행자들에게 자신의 인식 과정을 점검하고 개선할 수 있는 실질적인 지침을 제공한다. 올바른 인식을 위해서는 직접 경험, 논리적 추론, 그리고 신뢰할 수 있는 증언을 균형 있게 활용해야 한다. 이는 단순히 '옳고 그름'을 넘어서, 인식의 과정과 구조에 대한 깊은 이해를 요구한다.

이러한 견해는 여러 현대 요가 학자들의 해석과도 일맥상통한다. B.K.S. 아이엥가는 그의 저서 "*Light on the Yoga Sutras of Patanjali*"에서 *pramāṇa*의 세 가지 요소의 균형과 통합을 강조한다. *T.K.V.* 데시카차르 역시 "*The Heart of Yoga*"에서 다양한 인식 방법의 조화로운 사용을 주장한다. 게오르그 호이에쉬타인은 "*The Yoga Tradition*"에서 요가의 인식론을 설명하며, 다양한 인식 수단의 통합적 사용의 중요성을 강조한다. 에드윈 브라이언트도 그의 《요가수트라》 주석에서 *pramāṇa*의 세 가지 요소 간의 상호보완적 관계를 설명하고 있다.

이러한 접근은 요가 수행의 실제적 목표를 명확히 한다. 잘못된 인식(*viparyaya*)

을 줄이고 올바른 인식(*pramāṇa*)을 증진하는 것이 요가 수행의 중요한 측면이다. 이는 단순한 신체 운동이 아닌, 깊은 철학적 체계로서 요가의 본질을 보여준다.

결론적으로, *pramāṇa*와 *viparyaya*의 비교를 통해 우리는 요가 철학에서 말하는 마음 작용의 본질을 더 깊이 이해할 수 있다. 이는 고통을 주는 마음 작용과 고통을 주지 않는 마음 작용의 차이를 명확히 하며, 요가 수행자들에게 올바른 인식을 위한 구체적인 방향을 제시한다. 실제 수행에서는 매일의 경험, 생각, 그리고 배운 지식을 균형 있게 고려하며 자신의 인식 과정을 관찰하고 조정하는 노력이 필요하다. 이러한 이해와 실천은 요가의 궁극적 목표인 *citta-vṛtti-nirodha*(마음 작용의 억제)로 나아가는 중요한 단계가 된다.

**요가의 두 가지 방법론-*abhyasa vairaghyam*[8]**

| 특징 | 올바른 인식(*Pramāṇa*) | 그릇된 인식(*Viparyaya*) |
|---|---|---|
| 진실과의 관계 | 올바름과 일치 | 올바름과 불일치 |
| 근거 | 직접 경험, 논리,<br>권위 있는 이론 | 감각적 오류, 잘못된 선입견,<br>왜곡된 정보 |
| 결과 | 마음의 평온과 진리로의 접근 | 혼란, 무지, 고통 |
| 수행 역할 | 본질에 도달하는 데 도움 | 마음의 장애 발생,<br>고요함을 방해 |

8. 불교의 정정진과 유사하다. 선한 일은 지속하고, 불선한 일들은 멈추는 것 등이다.

## 12. abhyāsa-vairāgyābhyāṁ tan-nirodhaḥ

(abhyāsa: 수행, vairāgya: 이탈, 초연함, ābhyām: ~에 의해, tat - 그것, nirodha-ni: 안으로 + √rudh: 방해, 억제, 막다, 피하다/1-2, 51, 3-9)

**Through practice and detachment, the mind's fluctuations are restrained.**

수행과 초연함에 의해 그것(마음의 작용)의 억제가 이루어진다.

- **맹부 설명** 수행[9]과 이욕[10]에 의해 그 다섯 가지 마음 활동들은 멈추게 된다.

## 13. tatra sthitau yatno 'bhyāsaḥ

(tatra: 그중에서, sthitau: 안정, 확립, yatnaḥ: 노력, abhyāsa:abhi: 가까이, ~에 대하여 + asa: 앉다. 조용히 앉다 / 앉음에 대한 연습, 수련)

**In that (state of stillness), the effort to remain steady is practice.**

그중에서 안정[을 이루기 위한] 노력이 수행이다.

- **맹부 설명** 반복적 수행은 마음 활동이 안정되게 멈출 수 있도록 지속하는 노력이다.

## 14. sa tu dīrgha-kāla-nairantarya-satkārāsevito dṛḍha-bhūmiḥ

(sa: 그것, tu: 그러나, 또한, dīrgha: 긴, 장기적인, kāla: 시간, nairantarya: 지속적으로, satkāra: 존경, āsevitaḥ: 수행된, dṛḍha: 굳건한, bhūmiḥ: 기반)

**Practice becomes firmly rooted when it is carried out with consistent dedication, uninterruptedly, and over an**

---

9. *abhyasa*—마음을 한 곳에 고정시키는 노력, 지속적이고 열정적인 노력, 꾸준한 실천과 자기 관찰
10. *vairaghyam*—세속적 즐거움에 대한 갈망의 부재, 욕망의 소멸, 집착 없는 행동과 마음의 평온, 불필요한 것들을 놓아줌

extended period of time.

그러나 그것은 장기간, 중단 없이, 헌신적으로 수행될 때 굳건한 기반을 갖게 된다.

• **맹부 설명** 반복적 수행(*abhyasa*)은 오랜 시간 동안 끊임없이 실천될 때 견고한 기반을 형성한다. 이는 단기간의 노력이나 몇 번의 경험으로 이루어지는 것이 아니다. 수행자는 진정성과 지속적인 노력을 통해 안정적이고 확고한 기반을 마련할 수 있다. 또한 마음 자세는 필수적이며, 자아를 내려놓고 헌신적으로 임할 때 수행은 견고하게 자리 잡는다.

## 15. dṛṣṭānuśravika-viṣaya-vitṛṣṇasya vaśīkāra-saṁjñā vairāgyam

(**dṛṣṭa**: 보이는 것, 경험된 것, **ānuśravika**: 들어서 알게 된 것, **viṣaya**: 객체, **vitṛṣṇasya**: 갈망이 없는 사람의, **vaśīkāra**: 통제, **saṁjñā**: 의식, **vairāgyam**: 초연함)

**Non-attachment (vairāgya) is the state of mastery over desires for objects perceived directly or learned through tradition.**

경험된 것과 들어서 알게 된 것의 대상들에 대한 갈망이 없는 사람의 통제에 대한 의식(*saṁjñā*)이 초연함이다.

• **맹부 설명** 이욕(*Vairāgya*)은 감각적 경험(*dṛṣṭa*)이나 전승된 지식(*anuśravika*)에서 비롯된 모든 욕망에 대해 완전히 초연한 상태를 의미한다. 이는 단순히 욕망을 억제하는 것이 아니라, 더 이상 욕망이 생기지 않는 내적 자각 상태(*saṁjñā*)로, 내면의 고요함과 평온함을 체험한 상태를 뜻한다.

## 16. tat paraṁ puruṣa-khyāter guṇa-vaitṛṣṇyam

(**tat**: 그것, **param**: 최고의, **puruṣa**: 순수의식, **khyāteḥ**: 깨달음, **guṇa**: 근본적 성질, **vaitṛṣṇyam**: 욕망의 부재)

Supreme non-attachment is the state where, through realization of the true Self (puruṣa), one becomes free from desire even for the fundamental qualities (guṇas) of nature.
그것의 최고[단계]는 순수 의식에 대한 깨달음으로부터 [오는] 구나(*guṇa*/사트바, 라자스, 타마스)들에 대한 욕망의 부재이다.

• **맹부 설명** 이욕의 최상급(*para vairāgya*)은 순수 정신(*puruṣa*)에 대한 깨달음에서 비롯되는 깊은 내적 자각(*saṁjñā*)이다. 이러한 내적 자각은 구나(*guṇa*–프라크리티의 속성)들에 대한 완전한 무욕(*vaitṛṣṇyam*/갈망의 부재)으로 나타난다.

**[유상- 무상 삼매, 수행자의 조건과 자질]**

## 17. vitarka-vicāra-ānanda-asmitā-rūpa-anugamāt samprajñātaḥ

(**vitarka**: 尋, 찾다, 구하다, 추론, **vicāra**:伺, 살피다, 관찰하다, 숙고, **ānanda**: 환희, **asmitā**: 개별적 존재감, **rūpa**: 형태, **anugamāt**: ~을 따르는, **samprajñātaḥ**: 유상삼매)

Saṁprajñāta samādhi is the state accompanied by reasoning (vitarka), reflection (vicāra), bliss (ānanda), and the sense of pure being (asmitā).
주의 초점, 주의의 지속성, 환희, 자아의식의 형태를 수반하는 유상삼매이다.

• **맹부 설명** 수행과 이욕의 지속적인 수련은 삼매를 경험하게 한다. 그중 유상삼매(*samprajñāta samādhi*)는 네 가지 의식 상태를 순차적으로 경험하며 형성되는 깊은 명상 상태이다. 먼저 *vitarka*(尋)는 명상 주제나 대상에 대한 초점이 형성된 주의력을 뜻한다. 이어서 *vicāra*(伺)는 *vitarka*(尋)로 형성된 주의력이 지속성을 얻어, 깊은 숙고와 분석이 이

루어지는 마음 상태를 의미한다. 이러한 ***vitarka***(尋)와 ***vicāra***(伺)가 정립된 수행자의 마음에서는 자연스럽게 고요해진다. 그러면 수행자의 마음에는 고요함에서 아주 섬세하게 형성되는 이완과 ***ānanda***(환희)가 일어난다. 이러한 이완과 환희심을 다시 ***vitarka***(尋)와 ***vicāra***(伺)할 수 있어야 한다. 이완과 환희심이 ***vitarka***(尋)와 ***vicāra***(伺)로 점검되어지면 거기에서 마음은 이로 인해 자연스럽게 ***asmitā***(순수 존재감)에 도달한다. 이 상태에서 수행자는 삼매 상태의 순수한 의식적 존재감을 체험하게 된다.

## 18. virāma-pratyaya-abhyāsa-pūrvaḥ saṁskāra-śeṣo 'nyaḥ

(**virāma**: 중지, 정지, **pratyaya**: 인식, **abhyāsa**: 수행, **pūrvaḥ**: 이전의, **saṁskāra**: 잠재적 인상, **śeṣaḥ**: 남은 것, **anyaḥ**: 다른)

**Another type of samadhi is attained through the practice of cessation of all mental activities, where only latent impressions (saṁskāras) remain.**

[사고의] 중지에 대한 수행이 선행하고, [오직] 잠재 형성력만이 남아있는 다른 [아삼프라갸타 삼매(무상삼매)가 있다].

- **맹부 설명** 반복적인 수행의 결과로 유상삼매의 *vitarka*(尋)를 포함한 모든 사고가 중지되고, 오직 잠재 형성력(*saṁskāra*)[11]만이 남아있는 다른 삼매, 즉 무상삼매(*asamprajñāta samādhi*)가 있다.

### 〈잠재형성력(*Saṁskāra*)에 대하여〉

'삼스카라(*Saṁskāra*)'는 산스크리트어로 "함께(*sam*-)"를 의미하는 접두사와

---

*11.* 삼스카라는 무상삼매에서도 완전히 사라지지 않고 남아있는 잠재적 인상은 수행자가 삼매 상태에서 일상 의식으로 돌아올 수 있게 하는 연결고리 역할을 한다.

"만들다($\sqrt{kṛ}$)"라는 동사의 결합으로 이루어진 단어로, 문자 그대로 "함께 만들어진 것" 또는 "형성된 것"을 뜻한다. 이 개념은 힌두교와 불교 철학에서 인간의 심리적 · 영적 발전을 설명하는 데 중요한 역할을 한다.

《요가수트라》에서 삼스카라는 주로 마음에 남아 있는 잠재적 인상이나 내적 경향성을 의미하며, 인간의 정신 활동과 변화를 이해하는 핵심적인 개념으로 사용된다. 삼스카라는 과거 경험의 흔적으로, 미래의 행동이나 반응을 유발하는 형성적 힘으로 묘사된다. 수행을 통해 이러한 삼스카라는 소멸되거나 정화될 수 있으며, 이는 요가 수행의 중요한 목표 중 하나로 다뤄진다.

삼스카라의 번역과 의미 삼스카라는 다양한 맥락에서 다음과 같이 번역될 수 있다:

① 잠재 인상: 과거 경험이 남긴 심리적 흔적을 강조한다.
② 잠재 형성력: 미래의 행동이나 반응을 유발하는 내적 경향성을 강조한다.
③ 습관적 경향: 반복된 행동과 생각으로 형성된 내면적 패턴을 뜻한다.
④ 잠재적 흔적: 의식적으로는 드러나지 않지만, 무의식적으로 작용하는 흔적을 의미한다.

이 중 필자는 "잠재 형성력"이 삼스카라의 본질을 가장 적절히 반영하는 번역어라고 판단한다. 이는 삼스카라가 과거의 경험에서 비롯되어 미래의 행동과 반응을 형성하는 내적 경향성을 잘 표현하기 때문이다. 삼스카라는 단순히 과거의 흔적에 머무르지 않고, 그것이 어떻게든 미래에 영향을 미친다는 점에서, "형성력"이라는 단어는 이 개념의 동적인 측면을 강조한다.

결론적으로, "잠재 형성력"은 삼스카라의 본질을 명확히 전달하며, 인간의 내면적 발전과 변화를 설명하는 데 가장 적합한 번역어로 여겨진다. 이는 요가 수행의 철학적 이해와 실천적 적용 모두에서 삼스카라의 중요성을 효과적으로 표현할 수 있다.

–*Saṁskāra*–2장 15절, 2장 35절, 3장 18절, 4장 27절

## 19. bhava-pratyayo videha-prakṛti-layānām

(**bhava**: 육체를 벗어난 존재, **pratyaya**: 믿음, 인식/1-10, **videha**: 육체가 없는/해탈한 영혼, **prakṛti-laya**: 자연과 합일된, 흡수된, **ānām**: ~의)

**For those who are disembodied or merged in nature, samadhi is attained through inherent tendencies.**

육체가 없는 존재들과 자연에 융해된 자들에게는 [그들의] 존재 상태가 [무상삼매의] 원인이다.

- **맹부 설명** 육체를 초월한 고차원의 존재(*videha*)는 수행을 통해 순수 의식에 도달한 이들을 의미하며, 자연과 하나 된 깊은 존재(*prakṛti-laya*)는 물질적 자연과 완전한 조화를 이루는 이들을 가리킨다. 이들은 무상삼매(*asamprajñāta samādhi*)를 경험하고자 할 때, 이미 순수 의식의 경계에 도달해 있기 때문에 별도의 노력 없이도 자신 존재의 본질에 대한 자각(*bhava-pratyaya*)만으로 삼매 상태에 이를 수 있다.

## 20. śraddhā-vīrya-smṛti-samādhi-prajñā-pūrvaka itareṣām

(**śraddhā**: 믿음, **vīrya**: 활력, **smṛti**: 기억, **samādhi**: 삼마디, **prajñā**: 지혜, **pūrvaka**: ~에 의해 선행되는, **itareṣām**: 다른 이들의)

**Faith(śraddhā/Confidence), effort(vīrya/Perseverance), memory(smṛti/Mindfulness), meditation(samādhi), and wisdom(prajñā) are the prerequisites for others to attain samādhi.**

다른 이들에게는 신념, 활력, 마음 챙김, 삼매, 지혜가 선행한다.

- **맹부 설명** 위의 두 존재가 아닌 다른 수행자들이 무상삼매(*asamprajñāta*

*samādhi*)를 경험하기 위해서는 신념(*śraddhā*), 정진(*vīrya*), 기억/마음 챙김(*smṛti*), 삼매(*samādhi*), 예지/통찰(*prajñā*)이 동반된 마음 준비가 필요하다.[12]

## 21. tīvra-saṁvegānām āsannaḥ

(tīvra: 강렬한, saṁvega: 정신적 충동, āsannaḥ: 가까운)

**The attainment of this state [Samadhi] is near for those who apply themselves intensely.**

강렬한 열망을 가진 이들에게 [목표는] 가깝다.

• **맹부 설명** 해탈을 향한 강렬한 열정(*tīvra-saṁvega*)을 가진 참된 수행자들에게는 무상 삼매(*asamprajñāta samādhi*)가 가까이 있다.

## 22. mṛdu-madhya-adhimātratvāt tato 'pi viśeṣaḥ

(mṛdu: 약한, madhya: 중간의, adhimātra: 강한, tvāt: ~때문에, tataḥ: 그로부터, api: 또한, viśeṣaḥ: 차이)

**The time necessary for success further depends on whether the practice is mild, moderate, or intense.**

약함, 중간, 강함에 따라 거기에서도 [더] 차이가 있다.

• **맹부 설명** 열정과 노력에 따라 약, 중, 강이 있기에 도달하는 것에 차이가 있다.[13]

---

*12.* 19절, 20절의 의미는 명상 경험은 기술적인 것이 아니라 개인의 전체적인 심리적 상태, 믿음 체계, 그리고 준비 정도에 따라 크게 달라질 수 있다는 것을 설명한다.

*13.* 21절과 22절은 수행자의 노력과 성의에 따라 삼매 경험의 차이가 나타난다는 것을 설명한다.

## [명상 주제와 장애]

## 23. īśvara-praṇidhānād vā

(**īśvara**: 신, 최고의 존재, **praṇidhānāt**: 헌신, **vā**: 또는, 혹은)

또는 신에 대한 헌신을 통해서

• **맹부 설명** 절대적 실제나 초월적 존재, 또는 진리(*Īśvara*)를 향해 자아의 한계를 인정하고 자신을 내려놓음으로써 내면의 고요인 삼매에 이를 수 있다.

## 24. kleśa-karma-vipākāśayair aparāmṛṣṭaḥ puruṣa-viśeṣa īśvaraḥ

(**kleśa**: 괴로움, 번뇌, **karma**: 행위, **vipāka**: 결과, **āśayair**: 잠재적 인상들에 의해, **aparāmṛṣṭaḥ**: 영향받지 않는, **puruṣa**: 순수의식, **viśeṣa**: 특별한, **īśvaraḥ**: 신)

**Īśvara (the Supreme Being) is a unique Purusha (spiritual entity) who is untouched by afflictions, actions, their fruits, and latent impressions.**

고통, 업, 그 결과들[14], 그리고 잠재적 인상들에 의해 영향받지 않는 특별한 순수의식이 이슈와라(신)이다.

• **맹부 설명** 순수 의식에 대한 설명이다. 이슈와라(신)는 무지(*avidyā*)에서 비롯된 번뇌(*kleśa*)들, 그 번뇌로 인한 행위(*karma*), 그 행위의 결과(*vipākā*), 그리고 미래에 발현될 잠재된 업(*āśaya*)들로부터 완전히 자유로운 특별한 순수의식(*puruṣa-viśeṣa*)이다.

이슈와라는 인간의 의식과는 달리 무지에 의해 영향받지 않는다. 따라서 번뇌를 겪지 않는다. 번뇌가 없으므로 그로 인한 행위도 없다. 행위가 없으므로 그 결과

---

14. 과보/*Vipāka*:시간이 지나면서 '무르익어' 나타나는 행위의 장기적인 영향을 의미한다. 현재의 행동이 미 래에 어떤 결과를 가져올지를 설명하는 개념이다. 불교의 연기철학에서도 상당히 중요한 개념이다.

도 없다. 또한 미래에 발현될 잠재의식의 영향도 받지 않는다.

**〈이슈와라(*Ishvara*)에 대하여〉**

이슈와라는 산스크리트어로 "최고의 주인" 또는 "지배자"를 의미한다. 이 단어는 "*Isha*"(주인)와 "*Vara*"(최고)의 결합으로 이루어져 있다. "*Isha*"는 지배하거나 통치하는 권위를, "*Vara*"는 선택된 것, 탁월한 것을 나타낸다. 따라서 이슈와라는 "모든 것을 초월하여 지배하는 존재"로 해석될 수 있다.

이슈와라의 개념은 파탄잘리가 『요가수트라』를 편찬하던 시대적 배경 속에서 등장한 것으로 보인다. 삼키아 철학은 우주와 인간의 심리적 구조를 설명하는 데 초점을 맞췄지만, 절대적 초월자를 포함하지 않았다. 이에 요가 철학은 이슈와라를 도입하여 초월적 존재로서의 역할을 부여했다. 『요가수트라』에서 이슈와라는 우주적 의식의 특정 표현으로 간주되며, 모든 업(카르마)과 번뇌(클레샤)를 초월한 순수한 존재로 설명된다.

현대 독자들에게 이슈와라는 초월적 존재라기보다는 내적 질서와 조화의 상징으로 접근할 수 있다. 이슈와라는 자신의 내면 깊은 곳에 자리한 평화와 고요를 발견하도록 돕는 길잡이로 작용할 수 있다. 이를 통해 수행자는 삶의 혼란 속에서도 중심을 유지하고, 더 큰 목적과 연결될 수 있다. 이러한 내적 성찰과 조화는 요가 수행의 궁극적 목표인 삼매(*Samadhi*)에 도달하는 데 중요한 역할을 한다.

## 25. tatra niratiśayaṁ sarvajña-bījam

(**tatra**: 거기에, **niratiśayaṁ**: 무한한, **sarvajña**: 전지한, **bījam**: 씨앗)

**Within Him [Ishvara], the seed of omniscience is unsurpassed.**

그 안에 전지(全知)의 무한한 씨앗이 있다.

• **맹부 설명** 절대적 존재인 이슈와라는 시-공간의 한계를 초월하며, 인간의 한정된 의식으로는 측량할 수 없는 완전하고 무한한 지혜의 근원을 품고 있다.

**〈전지(全知/*Sarvajña*)에 대하여〉**

이슈와라(*Īśvara*)의 전지(*Sarvajña*)는 절대적이며, 시간과 공간을 초월한 완전한 앎이다. 그는 클레샤(번뇌)와 업(카르마)에서 자유롭고, 모든 존재의 본질을 꿰뚫는 무한한 지혜를 지닌다. 반면, 요가 수행자는 식별지(*Viveka-Khyāti*)를 통해 푸루샤와 프라크리티의 차이를 깨닫는다. 이는 수행자가 삼야마를 통해 얻는 통찰로, 해탈을 위한 필수 단계이다. 그러나 식별지는 제한적이며, 완전한 전지는 오직 이수와라에게만 속한다.

한편, 불교에서 전지(*Sarvajñāna*)는 연기(緣起)와 무아(無我)의 진리를 완전히 깨닫는 지혜를 의미한다. 부처는 모든 존재의 인과와 실상을 통찰하지만, 세속적 지식의 총합을 아는 것은 아니다. 이는 깨달음의 결과이며, 해탈로 이끄는 궁극적 앎이다.

## 26. sa eṣa pūrveṣām api guruḥ kālena anavacchedāt

(**sa**: 그, **eṣa**: 이, **pūrveṣām**: 이전의, **api**: 또한, **guruḥ**: 스승, **kālena**: 시간에 의해, **anavacchedāt**: 제한되지 않음으로 인해)

**He (Iśvara) is indeed the guru even of the ancients, being unconditioned by time.**

그는 시간에 의해 제한되지 않으므로, 옛사람들의 스승이기도 하다.

---

*15.* 바가바드 기타 4장 1~4절을 함께 읽기–시간을 초월하는 지혜를 말한다. 《요가수트라》에서는 이슈와라가 시간에 의해 제한되지 않는다고 말하고, 바가바드기타에서는 크리슈나가 태초부터 이 지식을 알고 있었다고 하여 시간을 초월하는 성격을 보여준다. 두 경전은 영원한 지혜, 시간을 초월하는 스승의 개념, 그리고 영적 지식의 전승이라는 주제에서 상당한 유사성을 보인다.

• **맹부 설명** 이슈와라는 시간과 공간을 초월한 존재이다. 불변성과 영원성의 본질을 지닌 그는 우주 질서와 모든 지혜의 근원이며, 과거와 현재, 미래의 모든 존재에게 가르침을 주는 영원한 스승이다. 그의 지혜와 가르침은 시대를 초월하여 언제나 유효하고 변함없는 힘을 발휘한다.[15]

## 27. tasya vācakaḥ praṇavaḥ[16]

(**tasya**: 그의, **vācakaḥ**: 지시하는 것, **praṇavaḥ**: 옴(Oṃ))

**His expression is the sacred syllable Om.**

그를 나타내는 말은 '프라나바(옴/*om*)'이다.

• **맹부 설명** 이슈와라를 경배하기 위한 찬양의 성스러운 소리 '***pranavah***(옴/***Om***)'이 그의 상징이다.

## 28. taj-japas tad-artha-bhāvanam

(**taj**: 그것의, **japas**: 암송, **tad**: 그것의, **artha**: 의미, **bhāvanam**: 깊이 생각함, 명상)

**The repetition of that (Om) and contemplation of its meaning.**

그것(옴)을 반복적으로 읊고, 그 의미에 대해 깊은 명상을 한다.

• **맹부 설명** 이슈와라에 대한 헌신(***īśvara-praṇidhāna***)을 실천하는 구체적인 방식은 ***Om***을 반복(***japa***)하며, 이슈와라의 본질과 의미(***tad-artha***)를 마음속에 깊이 새기고 숙고(***bhāvanam/contemplation***)하는 것이다.

---

16. 프라나바(*Pranava*)는 '*pra-*'와 '*nava*'의 결합으로 이루어진 산스크리트어 단어다. '*pra-*'는 '앞으로', '강조', '위로'를 뜻하며 에너지를 불러일으키고 전진하는 힘을 나타낸다. '*nava*'는 '소리 내다', '찬양하다'를 뜻하는 어근 '*nū*'에서 유래한다. 따라서 '*pranava*'는 '경배하기 위해 발성된 소리' 또는 '우러러 찬양하기 위해 울려 퍼지는 소리'로 해석된다.
베다 시대에는 신성한 찬송가의 시작과 끝에 사용되며 신성함을 상징했으나, 우파니샤드 시대에 이르러 옴은 우주의 본질(브라만), 절대적 실재, 그리고 인간의 참된 자아(아트만)를 연결하는 상징적 도구로 확립되었다. 《요가수트라》에서는 이러한 전통을 계승하며 옴을 명상의 핵심으로 삼고, 이를 통해 수행자가 이슈와라(절대적 존재)와 연결되고 궁극적 깨달음에 이를 수 있다고 가르친다.

이 헌신은 자신을 절대적 존재(이슈와라)에게 내맡기고, 그의 뜻과 본질에 몰입하며, 내적 평화와 깨달음을 추구하는 적극적인 영적 태도를 포함한다.

## 29. tataḥ pratyak-cetanādhigamo 'py antarāyābhāvaś ca

(tataḥ: 그로부터, pratyak: 내면의, cetanā: 의식, adhigamaḥ: 획득, api: 또한, antarāya: 장애물, abhāvaḥ: 부재, ca: 그리고)

**From that (practice), there is the attainment of inner consciousness and also the removal of obstacles.**

그 결과로 내면의 의식에 대한 이해와 장애물들의 제거가 있다.

- **맹부 설명** 이슈와라에 대한 헌신을 통해 부정적인 감정이 사라지고 생각들이 고요 지며 내적 평화와 순수의식을 직접 체험하게 된다. 동시에 삼매(*samādhi*)로 가는 수행 과정에서의 장애물들이 제거된다.

## 30. Vyādhi-styāna-saṁśaya-pramāda-ālasy-āvirati-bhrānti darśanā-Alabdha bhūmikatvā - Anavasthitatvā ni citta-vikṣepās te'ntarāyāḥ

(vyādhi: 질병, styāna: 침체, 무기력, saṃśaya: 의심, pramāda: 부주의, 방심, ālasya: 나태, 게으름, avirati: 절제력 부족, 자제하지 못함, bhrāntidarśana: 착각된 인식, 오해, alabdhabhūmikatva: [요가의] 경지에 도달하지 못함, anavasthitatva: 불안정함, cittavikṣepa: 마음의 산란함, antarāya: 장애물)

**Disease, dullness, doubt, carelessness, laziness, non-abstinence, erroneous perception, failure to attain stages [of concentration], and instability are the distractions of the mind; they are the obstacles.**

질병, 침체, 의심, 부주의, 나태, 절제력 부족, 착각된 인식, [요가의] 경지에 도달하지 못함, 불안정함 – 이것들은 마음의 산란함이며, [그것들이] 장애물들이다.

• **맹부 설명** 장애물(*antaraya*)들이란? 마음을 산란(*Citta-vikṣepāḥ*)[17]하게 하여 내면의 평화나 삼매에 이르는 것을 방해하는 것이다. 건강 문제, 무기력, 자신감 부족, 지나친 부주의와 나태, 끝없는 욕망, 왜곡된 시각, 목표에 도달하지 못한 좌절감, 그리고 불안정한 마음이 그 예이다. 이러한 장애들은 우리를 삼매(깊은 집중과 평화)로 가는 길에서 멀어지게 만든다.

## 31. Duḥkha[18]-daurmanasyāṅgamejayatva-śvāsa-praśvāsā vikṣepa-sahabhuvaḥ

(**duḥkha**: 고통, 불편함, **daurmanasya**: 우울함, 낙담, **aṅgam-ejayatva**: 신체의 떨림, **śvāsa**: 들숨, **praśvāsā**: 날숨, **vikṣepa**: 산란함, 방해, **sahabhuvaḥ**: 동반되는 것들)

**Pain, depression, instability of the body, and irregular breathing accompany the distractions of the mind.**

고통, 우울함, 신체의 떨림, 들숨과 날숨은 [마음의] 산란함과 함께 나타나는 것들이다.

• **맹부 설명** 장애물들은 마음의 산란을 일으키며, 그 결과로 고통, 낙담, 신체의 동요, 들숨, 날숨의 불규칙함이라는 정신적, 신체적 장애가 추가적인 고통(두 번째 화살[19])으로 동반된다.

---

17. *vikṣepa*는 *vi*: '분리', *kṣepa*: '던지다', '보내다', '분산시키다'라는 뜻으로 '흩어짐', '분산', '산만함'을 의미하며, 현대 심리학의 주의력 분산과 유사한 개념이다.

18. *dukkha*는 *du+kha*로 '불안한 마차 바퀴'라는 의미이다. 반대어인 *sukkha*는 *su+kha*로 '안전한 바퀴'가 된다.

19. 두 번째 화살은 초기 불교의 가르침에서 유래한 비유로, 인간이 고통을 경험하는 방식을 설명한다. 첫 번째 화살은 삶에서 피할 수 없는 신체적, 정신적 고통을 의미한다. 그러나 두 번째 화살은 첫 번째 고통에 대한 반응으로 스스로 만들어낸 고통이다. 예를 들어, 첫 번째 화살이 육체적 상처라면, 두 번째 화살은 그 상처로 인해 느끼는 분노, 불안, 좌절 같은 감정적 고통이다. 이는 불필요한 고통을 만들어내는 마음의 산란이나 부정적 반응을 경계하라는 가르침으로 해석된다. 수행은 이 두 번째 화살을 만들지 않으려는 목적성이 강하다.

## 32. tat-pratiṣedha-artham eka-tattva-abhyāsaḥ

(tat: 그것, 장애물들, pratiṣedha: 제거, 방지, artham: ~를 위해, eka: 하나의, tattva: 진리, 원리, abhyāsaḥ: 수련, 연습)

**For the prevention of these disturbances, practice focusing on a single principle.**

그것들(장애물들)의 제거를 위해 하나의 진리에 대한 수련[이 필요하다].

- **맹부 설명** 그 장애들을 제거하기 위해 수행자는 특정 신성한 대상, 만트라, 호흡, 또는 요가 철학의 핵심 원리(*principle*) 등을 명상의 중심 주제로 삼아 꾸준히 수행(*abhyasa*)을 해야 한다.[20]

## 33. maitrī, karuṇā, muditā, upekṣāṇāṁ, sukha duḥkha puṇya apuṇya viṣayāṇāṁ bhāvanātaś citta-prasādanam

(maitrī: 우정, 친절, karuṇā: 연민, muditā: 기쁨, 즐거움, upekṣāṇāṁ: 평정, 평온, sukha: 행복, duḥkha: 고통, puṇya: 덕, 선, apuṇya: 악, 부덕, viṣayāṇāṁ: ~에 대하여, bhāvanātaś: 수련을 통해, citta: 마음, prasādanam: 맑아짐, 정화)

**By cultivating attitudes of friendliness toward the happy, compassion for the suffering, joy for the virtuous, and equanimity toward the non-virtuous, the mind becomes serene.**

행복, 고통, 덕, 악에 대하여 우정, 연민, 기쁨, 평정을 [각각] 수련함으로써 마음이 맑아진다.

- **맹부 설명** 행복한 이들에게 우정을, 고통받는 이들에게 연민을, 덕이 있는 이들에게

20. '하나의 원리'에 집중하는 것을 부정적 사고 패턴을 바꾸는 *CBT* 기법과 연관 지을 수 있고, 지속적인 수행(*abhyāsa*)의 개념은 현대 심리학의 습관 형성 이론과 관련이 있다.

기쁨을, 악한 이들에게 평정을 품으면서 4 무량심을 수련함(*bhavana*) 하면, 마음은 행복, 고통, 선함, 불선함 등으로부터 자유로워져서 평화롭고 맑아진다.

## 34. pracchardana-vidhāraṇābhyāṁ vā prāṇasya

(**pracchardana**: 내쉼, **vidhāraṇābhyāṁ**: 유지함, 보유함, **vā**: 또는, **prāṇasya**: 프라나의, 생명력의)

**Or, by the practice of exhalation and retention of the breath (prāṇa), [the mind becomes serene].**

또는 프라나의 내쉼과 유지[21]를 통해 [마음이 맑아진다].

• **맹부 설명** 또, 날숨이나 숨을 멈추는 등의 호흡 수련법은 마음을 안정시키고 평화를 가져온다.

### 〈호흡-*prāṇa*〉

요가에서 호흡은 고대부터 현대 요가까지 이어진 핵심이다. 《요가수트라》에서 언급된 기본적인 호흡 개념들은 1장 31절과 34절에 나타난다. 이 두 개념을 정리해보자.

⑴ 1장 31절의 '*śvāsa*'(들숨)와 '*praśvāsā*'(날숨)는 《요가수트라》에서 설명하는 기본적인 호흡 용어이다. 이는 일상적인 호흡을 의미하며, 이러한 호흡의 불규칙성은 마음의 동요와 연관될 수 있는 것이다.

⑵ 1장 34절의 '*pracchardana*'(강한 날숨)와 '*vidhāraṇa*'(호흡 유지)는 수트라에서 소개하는 특정 호흡 기법이다. 이는 의도적으로 강하게 숨을 내쉰 후 호

---

*21.* 날숨과 숨 멈춤은 부교감신경계를 활성화하여 심박수와 혈압을 낮추고, 이산화탄소 농도를 조절하며, 심박변이도를 높여 신체를 안정시킨다. 이는 뇌파를 안정화하고 스트레스 호르몬 분비를 억제함으로써 내적 평화와 이완을 유도한다. 그리고 2장 53절의 아쉬탕가 요가의 프라나야마와 연관 지어서 읽으면 더욱 좋다.

흡을 멈추고 유지하는 방법으로, 마음을 안정시키는 데 도움이 되는 것이다.

중세 하타 요가는 이러한 개념들을 더욱 발전시켰다. '*pūraka*'(들숨), '*recaka*' (날숨), '*kumbhaka*'(호흡 유지)라는 프라나야마의 용어들은《요가수트라》의 개념들을 더 체계화하고 구체화한 것이다.

## 35. viṣayavatī vā pravṛttir utpannā manasaḥ sthiti-nibandhinī

(**viṣayavatī**: 감각적 대상을 가진, 감각 경험과 관련된, **vā**: 또는, **pravṛttiḥ**: 활동, 기능, **utpannā**: 생겨난, 발생한, **manasaḥ**: 마음의, **sthiti**: 안정, 고정, **nibandhinī**: ~에 도움이 되는)

**Or, by focusing on a sense object, the mind becomes steady.**

또는 감각적 대상과 관련된 활동 역시, 마음의 안정에 도움이 된다.

- **맹부 설명** 마음을 안정시키는 또 다른 방법으로는 감각 대상과 관련된 주의를 집중하는 것이다. 예를 들어, 코로는 향기를, 시각으로는 촛불이나 만다라를, 청각으로는 만트라를, 촉각으로는 호흡 감각이나 몸의 특정 부위를 자극하며 주의를 기울이면 마음에 안정을 가져올 수 있다.

## 36. viśokā vā jyotiṣmatī

(**viśokā**: 슬픔이 없는, 고통이 없는, **vā**: 또는, **jyotiṣmatī**: 빛나는, 빛을 가진)

**Or, by focusing on the inner light, which is beyond sorrow.**

또는 슬픔이 없는 빛을 가진 [경험을 통해 마음의 안정을 얻는다]

- **맹부 설명** 빛은 현재와 내면의 진리를 드러낸다. 명상을 통해 내적 빛을 경험하는 순간, 물질적 의식이 만들어낸 무지, 탐욕, 분노와 같은 부정적 감정이 사라지며, 마음은 고요와 평화로 들어선다. 이 빛은 단순한 시각적 현상이 아니라, 내면의 깊은 깨달음과 통찰을 상징한다. 숙고(1–28절, *bhāvanam*) 또는 수행(1–32절, *abhyasa*)을 통해 빛을 경험한 마음은

외적 대상에 흔들리지 않고, 순수한 존재 상태를 유지한다. 이러한 빛의 경험은 내적 의식의 밝음을 통해 인간의 고통을 초월하고, 진정한 자유와 평화를 발견하도록 돕는다.

## 37. vīta-rāga-viṣayaṁ vā cittam

(**vīta**: 자유로운, 없어진, **rāga**: 애착, 욕망, **viṣayaṁ**: 대상, 주제, **vā**: 또는, **cittam**: 마음)

**Or, by focusing the mind on an object free from attachment.**

또는 [애착이] 없어진 대상에 마음 [을 집중함으로 안정을 얻는다]

• **맹부 설명** 마음이 산란할 때, 집착과 욕망에서 자유로운 대상을 선택하여 마음을 그 대상에 고정하라. 이 대상은 깨달음을 이룬 스승, 초월적 존재, 우주의 근본 소리인 옴, 또는 내면의 순수한 의식과 같은 신성하고 초월적인 것일 수 있다. 이러한 대상을 통해 마음은 세속적 욕망에서 벗어나 고요와 안정에 도달할 수 있다.

## 38. svapna-nidrā-jñānālambanam vā

(**svapna**: 꿈, **nidrā**: 수면, **jñāna**: 지식, 인식, **ālambanaṁ**: 지지, 기반, **vā**: 또는)

**Or, by taking as a support the knowledge gained from dreams and deep sleep.**

또는 꿈과 수면, 인식을 [명상의] 대상으로 [삼는 것이다]

• **맹부 설명** 혹은 꿈이라는 의식 활동, 수면이라는 잠재인식 상태를 활용하거나, 이러한 인식을 기반으로 명상할 때, [마음은 안정을 얻는다.]

## 39. Yathābhimata-dhyānād vā-

(**yathā**: ~에 따라서, ~대로, **abhimata**: 원하는, 선호하는, 마음에 드는, **dhyānāt**: 명상으로부터, **vā**: 또는)

**Or, by meditating on any desired object.**

또는 원하는 대로의 [대상에 대한] 명상을 통해 [마음의 안정을 얻는다]

• **맹부 설명** 또는 주제를 특정하지 않고 마음이 원하는 대상을 자유롭게 관찰하거나, 그 순간 몸과 마음에서 자연스럽게 일어나는 것을 선택 없이 알아차리는 명상을 통해 마음의 안정을 얻는다.

### [명상가의 능력]

## 40. paramaṇu-parama-mahatvāntaḥ asya vaśīkāraḥ

(paramaṇu: 극미, 원자 (atom), parama: 최고, 궁극적인 (supreme), mahat: 거대한, 넓은, vāntaḥ: 끝, 범위, asya: 그의, vaśīkāraḥ: 통제, 제어, 지배)

**His mastery extends from the smallest atom to the greatest magnitude.**

그(요기의) 통제는 가장 미세한 것에서 가장 거대한 것에 이르기까지 미친다.

• **맹부 설명** 안정을 얻은 요가 수행자는 가장 작은 것에서 큰 것에 이르기까지 모든 것들을 숙달하여 명상의 대상으로 삼을 수 있다.

### [삼매 설명]

## 41. Kṣīṇa-vṛtter abhijātasyeva maṇer grahītṛ-grahaṇa-grāhyeṣu[22] tat-stha-tad-añjanatā samāpattiḥ

22. *grahītṛ-grahaṇa-grāhyeṣu*: *grahītṛ*: 인식하는 자, 관찰자 (*perceiver*), *grahaṇa*: 인식 행위, 관찰 (*act of perception*), *grāhya*: 인식 대상, 관찰되는 것 (*object of perception*)

(**kṣīṇa-vṛtter**: **kṣīṇa**: 약화된, 감소된, **vṛtti**: 마음의 움직임, 활동/마음의 움직임(변동)이 약화된, 억제된, **abhijātasya**: 정화된, 순수한, **iva**: 마치, **maṇeḥ**: 보석, 수정, **grahītṛ**: 인식하는 자, 주체, **grahaṇa**: 인식, 인지, **grāhyeṣu**: 인식되는 대상들, **tat-stha**: 그 안에 위치한, **tad-añjanatā**: 그것과 동일하게 물들여진 상태, **samāpattiḥ**: 완전한 동일화, 흡수, 몰입)

**When the mind becomes clear and still, like a polished crystal, it reflects the object of concentration (whether it be the perceiver, the process of perception, or the perceived object) without distortion.**

마음 활동이 약화되어 본래 순수한 상태의 수정처럼, 인식하는 자, 인식 과정, 인식 대상이 하나로 동일화되는 상태가 사마파띠(삼매)이다.

- **맹부 설명** 32절에서 설명된 장애물을 극복하기 위한 수행을 통해, 마음의 작용(파동)이 점차 줄어들고 소멸하여 고요해지면, 마음은 수행을 통해 투명한 수정과 같이 되어 그 본질적 투명함이 드러난다. 수행으로 정화된 마음은 인식의 주체, 과정, 그리고 대상 간의 경계가 사라지고 하나로 경험되어, 모든 대상을 왜곡 없이 있는 그대로 비추며 대상과 완전히 하나가 되는 상태가 된다. 마음의 작용이 완전히 멈추고, 인식의 주체와 대상의 경계가 사라져 하나가 되는 이 상태를 '삼매(*Samadhi*)'라 한다.

**[《요가수트라》 삼매 도표]**

<table>
<tr><th>분류</th><th>세부</th><th colspan="2">설명</th></tr>
<tr><td rowspan="3">유종<br>Sa bīja<br>Samādhi</td><td colspan="3">대상(씨앗, bīja)이 남아 있는 삼매로, 마음이 특정 대상에 집중하여 명상이 이루어지는 상태.</td></tr>
<tr><td rowspan="2">유상/17절<br>Sam<br>prajñāta</td><td colspan="2">개념적 요소(언어, 대상, 지식)가 포함된 삼매로, 명확한 인식이 이루어지는 단계</td></tr>
<tr><td>유심-42절<br>/Sa vitarka</td><td>명상 대상에 대해 논리적 사고와 분석이 포함된 초기 삼매 단계.</td></tr>
</table>

<table>
<tr><td rowspan="3">유종<br>*Sa bīja*<br>*Samādhi*</td><td rowspan="2">유상/17절<br>*Sam*<br>*prajñāta*</td><td>무심-434절<br>/*Nir vitarka*</td><td>논리적 사고가 사라지고 대상을 직관적으로 경험하는 상태</td></tr>
<tr><td>유사-44절<br>/*Sa vichāra*</td><td>미세하고 추상적인 대상(예: 빛, 에너지 등)에 대해 섬세한 사고와 관찰이 이루어지는 단계.</td></tr>
<tr><td>무상/18절<br>*Asam*<br>*prajñāta*</td><td colspan="2">개념적 요소와 인식의 흔적이 모두 사라진 상태로, 순수 의식만이 남아 있는 상태. 해탈(*Kaivalya*)로 나아가는 관문.</td></tr>
<tr><td>무종-51절<br>*Nir bīja*<br>*Samādhi*</td><td colspan="3">'씨앗'조차 사라진 상태로, 모든 마음의 작용(*vṛtti*)이 멈추고, 완전한 해탈(*Kaivalya*)에 이른 상태.</td></tr>
</table>

***맹부가 정리한 도표**

**〈삼매-*Samādhi*에 대하여〉**

삼매(*Samādhi*)는 '함께(*Sam*) 고정하다(*Dhi*)'라는 합성어이며, 수행을 통해 정신을 완전히 대상과 하나 되게 하는 상태를 의미한다. 베다 시대에는 신과의 합일 개념이 있었고, 우파니샤드에서는 아트만과 브라만의 합일로 해석되었다. 불교에서는 팔정도의 정정(正定)으로 선정(四禪)을 통해 깨달음에 이르는 과정이며, 자이나교에서는 케발라 지냔(완전한 지식)에 필수적인 수행이다.

요가에서 삼매는 8지 요가의 최종 단계로 설명한다. 삼매(*Samādhi*)는 단순히 하나의 고정된 상태가 아니라, 마음이 점차 정제되고 깊어지는 과정을 통해 이루어지는 고요하고 깊은 심리적 상태로 여러 층위를 가지고 있다.

요가 삼매는 명상의 결과로 나타나는 내면의 집중 상태로, 각 단계마다 고유한 특징을 지닌다. 크게는 사비칼파 삼매(*Savikalpa Samadhi*)와 니르비칼파 삼매(*Nirvikalpa Samadhi*)로 나뉜다.

사비칼파 삼매는 마음이 여전히 언어(말), 대상(사물), 그리고 지식(이해)과 같은 개념적 요소에 의존하는 단계로, 네 가지 세부 단계로 이루어져 있다. 니르비칼파 삼매는 개념적 틀과 마음의 작용이 완전히 멈춘 상태로, 순수한 의식만이 남아 있는 삼매의 최종 단계이다.

그러나 삼매의 궁극적인 목적은 단순한 집중 상태가 아니라, 1장 2절, '요가란 마음의 작용을 멈추는 것이다(*Yogaḥ citta-vṛtti nirodhaḥ*)'라는 근본 원리를 실현하는 데 있다. 삼매는 마음의 움직임을 멈추고, 찰나적 인식과 혼란에서 벗어나 순수한 의식(푸루샤)으로 돌아가는 과정이다. 삼야마(*Samyama*, 다라나 · 디야나 · 삼매의 통합 수행)를 통해 수행자는 점진적으로 마음의 작용을 소멸시키고, 궁극적으로 푸루샤와 프라크리티의 분리를 깨달아 해탈에 이른다. 즉, 삼매는 단순한 심리적 상태가 아니라, 요가 수행의 핵심 목적이며, 의식이 본래의 고요함으로 돌아가기 위한 실천 과정이다.

## 42. Tatra śabdārtha-jñāna-vikalpaiḥ saṅkīrṇā savitarkā samāpattiḥ

(**tatra**: 거기에서, 그 상태에서, **śabda**: 말, **artha**: 의미, 대상, **jñāna**: 앎, **vikalpaiḥ**: 개념적 구분/분별에 의한, **saṃkīrṇā**: 뒤섞인, 혼합된, **savitarkā**= 유심사(有尋), 분별을 동반한, **samāpattiḥ**: 삼매에 든 상태, 완전한 합일 상태)

**In this state, the meditative absorption (Samāpatti) is associated with reasoning (Savitarkā), where the mind intermingles the sound, the meaning, and the knowledge of the object being meditated upon, creating a blended perception.**

그 상태에서, 말(소리)과 의미(대상)와 지식에 대한 개념적 분별이 뒤섞여 있는 것이 유심 삼매이다.

- **맹부 설명** 41절에서 설명된 삼매는 사비칼파 삼매의 첫 번째 단계, 즉 유심(有尋) 삼매(*Savitarka Samadhi*)이다. 유심 삼매는 마음속에 언어(말), 대상

(사물), 그리고 지식(대상에 대한 이해)의 개념들이 여전히 혼재하는 상태를 의미한다. 이 상태에서 마음은 대상을 깊이 관조하고 몰입하지만, 대상을 언어적 표현이나 개념적 틀로 이해하려는 흔적이 남아 있다. 이는 삼매의 초기 단계로, 이후 단계에서는 이러한 개념적 요소가 점차 줄어들며, 더 깊고 순수한 몰입 상태로 나아가게 된다.

## 43. Smṛti-pariśuddhau svarūpa-śūnyevārtha-mātra-nirbhāsā nirvitarkā

(smṛti: 기억, pariśuddhau: 완전히 정화된 상태에서, svarūpa: 자신의 본성, 진정한 형태, śūnya: 비어있는, 공, iva: 마치 ~와 같이, artha: 대상, mātra: ~만, nirbhāsā: 비추는, 나타나는 (nir[밖으로] + bhāsa[빛]), nirvitarkā: 무심(無尋), 분별이 없는)

**When memory is purified, and the mind is devoid of its own form, the essence alone shines forth as the object, and this is Nirvitarka.**

기억이 완전히 정화되었을 때, [의식이] 마치 자신의 본성이 비어있는 것처럼 대상만을 비추는 것이 무심(無尋) [삼매]이다.

• **맹부 설명** 기억이 완전히 정화되었을 때, 왜곡된 기억에서 기인한 분별적 사고, 즉 말과 대상, 지식의 개념들이 사라지고 마치 자신의 형태마저 텅 비워진 듯이, 순수한 대상의 본질만이 빛나는 것이 무심(無尋)의 [삼매]이다.

## 44. Etayaiva savicārā nirvicārā ca sūkṣma-viṣayā vyākhyātā

(etayā : 이것에 의해서, 이와 같이, eva : 바로, 정확히, vicārā : 사(伺), 깊은 관찰, avicārā : 무사(無伺), 깊은 관찰이 없는, ca : 그리고, sūkṣma-viṣayā : 미세한 대상을 가진, sūkṣma: 미세한, 섬세한, viṣaya: 대상, vyākhyātā : 설명된)

**In this very way, Savicara (meditation with subtle deliberation) and Nirvicara (meditation without subtle**

**deliberation) have been explained, both dealing with subtle objects.**

바로 이와 같은 방식으로 유사(有伺)와 무사(無伺)의 [삼매]도 미세한 대상에 대해 설명된다.

- **맹부 설명** 이 구분은 삼매 상태에서 발생하는 '*vicārā*'라는 미세한 심리현상의 '유–무'에 따라 구분되는 설명이다. '*vicārā*'는 사(伺)로 번역되는 개념이다.

**〈위따까 (*Vitakka*)와 위짜라 (*Vicara*)에 대하여〉**

인도 요가와 불교 수행에서 삼매(*Samadhi*)는 수행자가 도달할 수 있는 매우 특수하고 중요한 정신적 상태로 간주된다. 삼매는 마음이 완전히 고요해지고 대상을 초월하여 본질적 깨달음에 이르는 경지를 의미한다. 이 상태에 도달하는 과정에서 필수적으로 등장하는 두 가지 중요한 심리적 요소가 있다. 바로 '위따까(*Vitakka*)'와 '위짜라(*Vicara*)'이다.

(1) 위따까: 마음의 초점 맞추기

위따까는 마음을 명상의 대상으로 처음 이끌어오는 초기 주의 과정이다. 이는 마음이 대상과 연결되는 첫 단계로, "마음이 대상을 붙잡는 초점 맞추기의 시작"이라 할 수 있다. 예를 들어, 호흡을 관찰하는 명상에서 마음이 딴생각으로 산만해졌을 때, 다시 호흡으로 돌아오는 행위가 위따까에 해당한다. 이러한 작용은 비교적 거칠고 의식적인 수준에서 이루어지며, 명상의 초기 단계를 안정적으로 시작할 수 있도록 돕는다. 이 과정은 마치 망원경으로 관찰할 대상을 조준하는 것과 같다.

(2) 위짜라: 집중의 세밀한 유지

위짜라는 마음이 대상을 붙잡은 후, 그것을 세밀하게 탐구하고 지속적으로 유지하는 과정이다. 이는 대상에 머물며 그 본질과 세부적인 속성을 관찰하고 깊이 이해하려는 섬세한 정신적 작용을 의미한다. 예를 들어, 호흡 명상에서 숨의 길이, 깊이, 온도 등을 세밀히 느끼며 관찰하는 상태가 위짜라에 해당한다. 위짜라는 마음의 안정과 집중을 유지하고 심화하는 데 핵심적인 역할을 하며, 이는 마치 망원경으로 대상을 조준한 후 그 세부를 명확히 관찰하는 과정과 유사하다.

(3) 위따까와 위짜라의 상호작용

이 두 요소는 명상 초기 단계에서 산만함을 제거하고, 부드럽지만 분명한 방식으로 주의를 대상을 향하게 만든다. 위따까는 대상을 찾아 산만해진 마음을 이끌어오며, 위짜라는 그 대상을 지속적으로 유지하고 세밀히 탐구한다. 이러한 상호작용을 통해 명상은 점차 안정되고 깊어지며, 고요함과 명징함에서 발생하는 내면의 기쁨과 행복을 경험하게 된다.

명상이 중심을 잡고 안정화되면 자연스럽게 마음속에서 기쁨과 행복이 생겨나며, 이는 온몸으로 확산된다. 이 상태에서 위따까와 위짜라는 이러한 기쁨과 행복을 확인하고 더욱 심화시켜 명상이 삼매로 전환되도록 돕는다. 이는 명상의 기초적 단계에서 깊은 삼매 상태로의 변화가 이루어지는 중요한 계기이다.

(4) 삼매로의 진입을 돕는 관문

위따까와 위짜라는 명상과 삼매 과정에서 서로 보완적인 역할을 하며, 수행의 심화를 돕는 필수적인 요소이다. 위따까는 마음을 집중의 시작점으로 이끌어 대상과 연결시키는 역할을 하고, 위짜라는 그 집중을 유지하며 대상을 더 깊이 탐구하게 한다. 이 두 심리적 요소는 초보적인 명상 단계에서 심화된 삼매 상태로의 전환을 가능하게 하는 중요한 관문으로 작용한다.

결론적으로, 위따까와 위짜라는 삼매와 명상의 심화 과정에서 핵심적인 역할을 하며, 수행자가 깊은 내면의 고요와 깨달음에 도달하도록 돕는 중요한 심리적 기반이 된다.

| 특징 | 위따까 (*Vitakka*) | 위짜라 (*Vicara*) |
|---|---|---|
| 의미 | 대상에 마음을<br>가져가는 초기 주의 | 대상에 마음을<br>머물게 하며 탐구하는 상태 |
| 역할 | 집중의 시작 | 집중의 유지와 안정화 |
| 마음의 상태 | 〈위짜라〉보다 거침 | 〈위따까〉보다 섬세함 |
| 시간적 적용 | 주의의 초기 단계 | 〈위따까〉 다음으로 이어지는 단계 |
| 비유 | 종을 칠 때의 부딪침 | 종소리가 이어지는 과정 |

## 45. Sūkṣma-viṣayatvaṁ cāliṅga-paryavasānam

(**Sūkṣma**: 미세한, **viṣayatvaṁ**: 대상성, ~라는 특성, **ca**: 그리고, **aliṅga**: 표시가 없는, 무상(無相), **paryavasānam**: 끝, 종착점)

**The subtle objects of meditation culminate in the unmanifest (aliṅga), where even the subtlest forms dissolve.**

미세한 대상의 특성은 무상(無相)에서 끝난다.

- **맹부 설명** 미세한 삼매는 어떠한 형태나 개념의 있고 없음의 이원성을 떠난 근원적 상태에서 완성된다.

**〈무형삼매에 대하여〉**

45절의 무형 삼매는  유상삼매(*Samprajñāta Samadhi*)의 마지막 단계이자, 무상삼매(*Asamprajñāta Samadhi*)로 진입하기 직전의 상태로 볼 수 있다.
이는 마치 새벽과 같은 위치에 있다. 새벽은 밤과 낮을 잇는 경계선이지만, 아직 완전한 낮은 아니다. 마찬가지로, 무형 삼매는 형상을 가진 대상과의 관계가 거의 소멸된 상태이지만, 아직 완전히 대상이 사라져 순수 의식 상태에 도달한 무상삼매는 아니다.
무형 삼매는 수행자가 미세한 대상을 초월하는 과정을 통해 명상의 더 깊은 상태로 전환하는 중요한 문턱이다. 이 단계에서 마음은 대상과의 모든 연결이 끊어지기 직전까지 도달하며, 이는 무상삼매로 이어지는 준비 단계 역할을 한다.

## 46. tā eva sabījaḥ samādhiḥ

(tā: 그것들은, eva: ~만, 바로, sabījaḥ: 종자를 가진, 씨앗이 있는, samādhih: 삼매, 경상)

**These (samadhis) are with seed.**

이러한 것들이 바로 유종삼매(有種三昧/씨앗이 있는 삼매)이다.

• **맹부 설명** 42절의 유사/*savitarkā*, 43절의 무사/*nirvitarkā*, 44절의 유소, 무심/*savicārā nirvicārā*, 45절의 무상/*āliṅga* 등은 곧 유종자(有種子[23]) 삼매이다.

**[삼매로 기인한 지혜]**

## 47. Nirvicāra-vaiśāradye'dhyātma-prasādaḥ

(nirvicāra: 무사(無伺), vaiśāradye : 숙달, adhyātma: 내적인, prasādaḥ: 청정, 평온)

**In the clarity of Nirvicara (meditation), the purity of the inner self is realized.**

무사(삼매)의 숙달로부터 내적 청정함이 (생긴다/일어난다).

• **맹부 설명** 완전히 고요한 무사 삼매 상태에 숙달되면, 내면이 맑아지고, 깊은 평온이 나타난다.

---

*23.* '종자'는 잠재적 인상, 습기(*saṃskāra*)를 의미한다.

**〈45절 무형 삼매와 47절 무사 삼매의 연관성〉**

45절과 47절의 연관성 이해는 《요가수트라》의 삼매를 전체적으로 이해하는데 무척 중요한 수트라이다. 45절의 무형 삼매(*Alinga Samadhi*)는 모든 형상과 표상을 초월하는 삼매 상태이다. 이는 "미세한 대상"에 대한 명상을 넘어, 명상의 대상을 완전히 제거하는 단계로 이해된다. 이 과정을 통해 수행자는 47절에서 언급된 무사 삼매(*Nirvicara Samadhi*)에 도달하게 된다.

무형 삼매는 명상 대상의 소멸을 목표로 하지만, 무사 삼매는 이를 초월하여 내적 평온과 명료성을 완성하는 단계이다. 무형 삼매가 대상을 초월하기 위한 다리라면, 무사 삼매는 대상을 초월한 상태에서 내면의 순수함(*adhyatma-prasada*)을 경험하는 심화된 경지로 나아가는 것이다.

결국, 무형 삼매와 무사 삼매는 수행자가 무종자 삼매(*Nirbīja Samadhi*)로 나아가기 위한 연속적 단계로, 이 둘은 요가 삼매의 완성으로 가는 중요한 연결 고리들이 된다.

## 48. Ṛtaṃbharā tatra prajñā

(**Ṛtaṃ**: 진리, 자연의 법칙, **bharā**:~로 가득 찬, ~을 담고 있는, **tatra**: 그곳에, 그 상태에서, **prajñā**: 지혜, 직관적 통찰)

**In that state (of Samadhi), wisdom is truth-bearing.**

그곳에서 진리를 담고 있는 지혜가 나타난다.

- **맹부 설명** 리타(*ṛta*)는 우주적 질서와 조화, 보편적 진리를 의미하는 베다 철학의 핵심 개념이다. '암바라(*ambara*)'는 '담고 있는' 또는 '가득 찬'이라는 뜻을 가진다. 이 두 단어가 결합된 '특별한 지혜(*Ṛtaṃbharā prajñā*)'는 '진리를 담고 있는 지혜' 또는 '진리로 가득 찬 의식'을 뜻한다. 이는 모든 존재와 자연의 조화를 직관적으로 깨닫는 상태를 나타낸다.

특히 '사마디' 상태에서는 지혜가 우주의 원리와 보편적 진리로 가득 차 있으며, 이는 개인적인 인식이나 제한된 감각적 경험을 초월하여 모든 존재와 자연의 질서와 조화를 완전하고도 직관적으로 이해하게 되는 상태이다. 이 지혜[24]는 일상적인 논리나 사고의 범주를 넘어선, 근본적이고 변치 않는 우주적 질서를 깨닫는 상태에서 열리는 것이다.

**〈특별한 지혜(*Ṛtaṃbharā prajñā*)〉**

많은 주석과 해석들에서 특별한 지혜의 〈직접성, 순수성, 전체성, 즉시성〉 등을 다음과 같이 설명하고 있다.

- 직접성: 이 지혜는 매개 없이 직접적으로 진리를 인식한다.
- 순수성: 개인적 편견이나 조건화된 사고 패턴에서 자유롭다.
- 전체성: 부분이 아닌 전체적 진리를 파악한다.
- 즉시성: 시간의 제약 없이 즉각적으로 진리를 인식한다.

## 49. Śrutānumāna-prajñābhyām anya-viṣayā viśeṣārthatvāt

(Śruta: 전해 들은 지식, 증언량, Anumāna: 추론/비량, Prajñābhyām: 지혜로부터, Anya: 구별되는, Viṣayā: 영역, Viśeṣa: 특별한, Arthatvāt: ~의 의미를 가지므로)

**This wisdom is distinct from knowledge gained through tradition or inference, as it has a specific object and reveals its unique essence.**

이 지혜는 전해 들은 지식과 추론에 의한 앎과는 다른 [아는 것이며], [그것은] 특별한 목적을 가지기 때문이다.

---

*24.* 1장 7절의 프락탁샤와 *Akalpitā*(3장 43절)과 연관 지어 읽어 볼 것을 권한다.

• **맹부 설명** 48절에서 설명된 특별한 지혜(*Ṛtaṃbharā prajñā*)는 삼매의 경험을 통해 발현되는 직접적이고 순수하며 통합적인 지혜이다. 이 지혜는 책이나 가르침에서 얻어진 지식(증언량)이나 논리적 사고를 통한 이해(추론량)와는 근본적으로 다르며, 이러한 방법들로는 도달할 수 없는 깊은 통찰과 전체성을 가진다.

*Ṛtaṃbharā prajñā*는 단순히 배워서 아는 지식이나 분석적 이해와는 달리, 삼매 상태에서 존재의 진리를 직접 깨닫는 직관적 지혜이다. 이는 외부 증언이나 추론에 의존하지 않고, 내면의 깊은 통찰과 진리의 즉각적 드러남을 통해 얻어진다.

**〈직접 지각(*Pratyakṣa*)과 특별한 지혜(*Ṛtaṃbharā prajñā*)에 대하여〉**

(1) 두 종류의 경험에 대하여

1장 7절에서 언급되었던 '올바른 인식'을 형성하고 있는 '직접 지각(*Pratyakṣa*)'와 삼매의 지혜의 정수인 '특별한 지혜(*Ṛtaṃbharā prajñā*)'는 우리가 경험하는 것으로는 같을 수 있으나, 그 내용을 바라보면 본질적으로 다른 차원의 경험이다.

직접 지각(*Pratyakṣa*)은 감각적 경험을 통해 얻어지는 직접적이고 실질적인 경험 지식이다. 이는 물리적 신체에 기반하며, 감각기관과 각 개체의 마음 해석에 따라 얻어진다. 따라서 직접 지각은 때로는 주관적 편견이나 외부 조건에 의해 왜곡될 가능성이 있어서 100% 신뢰할 수 없다. 예를 들어, 한 사람이 물체를 보거나 소리를 듣는 경험은 경험 당시의 환경적 요인이나 개인의 감각 상태에 따라 달라질 수 있다.

반면, 특별한 지혜(*Ṛtaṃbharā prajñā*)는 삼매의 상태에서 발현되는 초월적이고 순수한 지혜이다. 이는 감각적 경험을 초월하며, 존재의 본질적 진리를 즉각적으로 깨닫는 경험을 통해 얻어진다. 특별한 지혜는 논리적 사고나 추론의 과정을 배제하고, 내면의 깊은 통찰과 조화를 통해 모든 왜곡을 제거한 순수한 진리로 드러난다. 이 지혜는 모든 편견에서 자유롭고, 보편적이고 절대적인 본질을 인식한다는 점에서 프라닥샤와 본질적으로 다르다.

낮은 수준의 수행자의 직접 지각은 일반적인 사람들과 크게 다르지 않으며, 감각적 왜곡과 주관적 편견에 의한 불완전함이 존재한다. 그러나 수행을 깊이 쌓고 삼매에 이른 수행자의 직접 지각은 감각기관과 마음이 정화되어 높은 신뢰도를 가진다. 이는 감각적 경험과 초월적 통찰이 결합된 특별한 지혜(*Ṛtaṃbharā prajñā*)의 발현으로 이어지며, 왜곡된 인식이 제거되고 존재의 본질에 대한 순수한 이해를 가능하게 한다. 이로써 수행자의 직접 지각은 감각적 한계를 넘어 진리를 드러내는 도구로 작용하게 된다.

⑵ 요가 수행과 두 경험의 경계

《요가수트라》 제1장 12절에서 언급된 "수습(*Abhyāsa*)"과 "이욕(*Vairāgya*)"은 이러한 경계를 이해하고 초월하기 위한 핵심 도구이다. 수습은 끊임없이 노력하여 마음을 안정시키고, 이욕은 외부 대상에 대한 집착을 내려놓는 것을 의미한다. 이 두 가지 실천은 삼매(*Samadhi*)로 이어지며, 삼매는 감각적 경험(프라닥샤)에서 초월적 지혜(리탐바라 프라즈냐)로의 전환을 가능하게 한다.

삼매를 통해 경험된 깊은 내적 명료성은 단순히 감각을 통해 얻어진 인식(프라닥샤)을 넘어선다. 삼매 상태에서 형성된 특별한 지혜(*Ṛtaṃbharā prajñā*)는 수행자가 존재의 본질적 진리를 경험하도록 돕는다. 이는 수행자가 외부 감각적 경험에서 내면의 초월적 지혜로 나아가는 과정을 완성시킨다.

결론적으로, 요가 수행은 프라닥샤와 특별한 지혜(*Ṛtaṃbharā prajñā*) 사이의 경계를 명확히 하고, 수습과 이욕을 통해 삼매를 경험하며, 이를 통해 존재의 본질적 진리를 깨닫게 하는 여정을 제공한다. 삼매의 경험은 단순한 감각적 인식을 넘어선 직관적 지혜를 형성하며, 이는 요가 수행의 궁극적 목표 중 하나로 볼 수 있다.

## 50. Taj-jaḥ saṃskāro'nya-saṃskāra-pratibandhī

(**Taj-jaḥ**: 그것으로부터 생긴, **Saṃskāraḥ**: 잠재형성력/1-18, 3-10, 4-6, 7, 27, **Anya**: 다른, **Pratibandhī**: 저지하는)

**The impression (saṁskāra) born from that (supreme knowledge) inhibits other impressions (saṁskāras).**

이는 다른 모든 잠재 형성력(*samskāra*)을 제압하는 새로운 잠재형성력(*samskāra*)을 생성한다.

- **맹부 설명** 삼매로부터 발현된 특별한 지혜(*Ṛtaṃbharā prajñā*)는 고통을 일으키지 않는 새로운 잠재 형성력(*samskāra*)을 형성하여, 무지와 탐욕으로 인해 형성된 과거의 잠재 형성력을 압도하고 정화한다. 이 새로운 지혜로운 잠재 형성력은 기존의 모든 잠재 형성력을 초월하며, 우리 내면에 깃든 진리와 일치하는 통합적이고 순수한 지혜로 자리 잡게 된다.

**〈특별한 지혜(*Ṛtaṃbharā prajñā*)의 영향력〉**

- 새로운 잠재 형성력(*samskāra*)의 형성: 깊은 삼매 상태에서 경험되는 직접적 통찰은 새로운 형태의 잠재 형성력을 만들어낸다.
- 기존 잠재 형성력(*samskāra*)의 억제: 새로운 잠재 형성력은 과거의 경험이나 일반적인 지식으로부터 형성된 기존의 잠재 형성력들을 억제하거나 대체한다.
- 마음의 변형: 수행자의 마음이 근본적으로 변화함을 의미한다. 과거의 조건화된 반응 패턴이 새로운 통찰력에 의해 대체된다.
- 해탈로의 진전: 이 과정은 궁극적으로 해탈(*kaivalya*)로 향하는 중요한 단계이다. 일상적인 경험에서 비롯된 제한적인 인식 패턴이 점차 사라지고, 보다 순수하고 직접적인 인식이 자리 잡게 된다.
- 지속적인 변화: 깊은 명상 경험이 일시적인 것이 아니라, 지속적으로 수행자의

의식을 변화시킨다는 것을 시사한다.

## 51. Tasyāpi nirodhe sarva-nirodhān nirbījaḥ samādhiḥ

(Tasya: 그것의 (앞서 언급된 것의), Api: 또한, ~조차도, Nirodhe: 억제됨에 있어서, SARVA: 모든, Nirodhāt: 억제로부터, Nirbījaḥ: 씨앗 없는, Samādhiḥ: 삼매)

**When even this (samskara born of wisdom) is restrained, there is absolute cessation of all mental modifications, and the seedless (nirbīja) samadhi is attained.**

그것조차도 억제되면, 모든 것이 억제됨으로써 씨 없는 삼매(무종자 삼매/*Nirbīja Samadhi*)에 이르게 된다.

• **맹부 설명** 무종자 삼매(*nirbīja samādhi*)는 지금까지 설명된 모든 삼매의 심리적 활동—즉, 위따르까(*Vitarka*)와 위짜라(*Vicāra*)는 물론, 잠재적 형성력과 특별한 지혜 자체까지—완전히 제어된 상태이다. 이로써 모든 흔적이 사라지고, 순수한 깨달음의 최고 경지가 실현된다.

### 〈무종자 삼매(*nirbīja samādhi*)에 대하여〉

무종자 삼매는 모든 심리적 활동과 흔적을 완전히 초월한 상태를 의미한다. 이 단계에서는 1장 48절에서 언급된 고차원적 지혜(*ṛtaṃbharā prajñā*)와 같은 긍정적인 잠재 형성력(*samskāra*)조차도 더 이상 남아 있지 않다. 수행자는 마음의 모든 활동을 완전히 정지시키는 최후의 과정을 통해 이 상태에 도달한다.

무종자 삼매는 1장 17절에서 설명된 유상삼매(*samprajñāta samādhi*)와 구별된다. 유상삼매에서는 위따르까(*Vitarka*), 위짜라(*Vicāra*), 아난다(*Ānanda*), 아스미타(*Asmita*)와 같은 심리적 활동이 남아 있지만, 무종자 삼매에서는 이러한 모든 활동이 완전히 초월된다. 어떠한 개념적 사고나 대상도 남아 있지 않으며,

이는 순수한 의식의 상태를 나타낸다.

또한, 유종자 삼매(*sabīja samādhi*)와의 차이점은 명확하다. 유종자 삼매는 여전히 특정 대상('씨앗')을 기반으로 하지만, 무종자 삼매는 모든 대상과 개념, 그리고 잠재 형성력마저 제거된 상태이다. 이로써 마음은 완전한 고요를 통해 순수한 존재의 상태를 경험하게 된다.

무종자 삼매는 모든 조건화된 존재 방식으로부터의 완전한 자유를 의미하며, 요가 수행의 궁극적 목표인 카이발랴(*Kaivalya*, 고독의 자유) 직전 단계로 여겨진다. 이는 완전한 깨달음과 해탈의 상태로, 수행자가 모든 심리적 활동을 초월하여 궁극적인 자유를 실현할 수 있는 경지이다.

이와 같이 빠딴잘리는 설한 요가 수뜨라의 제1장 삼매품을 마친다.

# 2. 수행품 / *sadhana padah*

**[정화 요가]**

## 1. tapah svadhyaya ishvara-pranidhana kriya-yogah

(tapah: 고행, 열정적인 수행, svadhyaya: 자아에 대한 탐구, ishvara-pranidhana: 신에 대한 헌신, kriya:실천적, √kr/ 만들다. 같은 어원=프라크리티, 까르마. 지배)

**Dedication, self-study, and devotion to the divine constitute the practice of action-oriented yoga.**

고행과 자기 학습과 이슈와라에 대한 봉헌이 크리야 요가이다.

- **맹부 설명** 일상에서의 의식적 절제와, 끊임없는 자아 탐구, 그리고 삶의 근본 원리를 향한 진정성 있는 노력이 실질적인 성장과 변화의 길이다.

## 2. samadhi-bhavana-arthah klesha-tanukarana-arthas cha

(samadhi: 삼매, bhavana: 계발, 수련, arthah: ~의 목적으로, klesha: 고통, 번뇌/1-24, 2-12, 4-28, 30, 1장 5절의 klista과 어근이 같음, tanukarana: 감소시키는 것, cha: 또한)

**The purpose is the cultivation of meditative absorption and the attenuation of afflictions.**

삼매를 계발하고 고통의 원인(*kleśa*)을 약화시키기 위한 것이다.

- **맹부 설명** 크리야 요가는 의식적 노력으로 두 가지 목적을 가진다. 첫째, 흔들리지

않는 내면의 안정성을 기르고, 둘째, 마음을 오염시키는 정신적 장애물들을 점진적으로 해소하는 것이다.[9]

〈크리야요가의 독립적 설명에 대한 파탄잘리의 의도 분석〉

(1) 통합과 존중

파탄잘리는 《요가수트라》를 통해 당시 존재하던 다양한 요가 전통들을 통합하고 체계화하려는 의도가 있다. 크리야요가를 별도로 언급함으로써 이전부터 존재하던 실천적 요가 전통을 인정하고 존중하는 태도를 보여주고 있다.

(2) 수준별 방식 제공

크리야 요가와 아쉬탕가 요가를 별도로 제시함으로써 파탄잘리는 수행자의 수준과 상황에 따라 적용할 수 있는 차등적 접근 방식을 제공하고 있다. 크리야 요가는 보다 간단하고 직접적인 실천 방법으로, 초보자나 중급 수행자들에게 적합한 시스템이다.

(3) 핵심 요소의 강조

크리야요가의 세 가지 요소(타파스, 스와디아야, 이슈와라 프라니다나)는 아쉬탕가 요가의 일부 요소와 중복되지만, 이를 독립적으로 강조함으로써 이들 요소의 중요성을 부각하고 있다. 이는 요가 수행의 근본적인 태도와 접근 방식을 강조하려는 의도로 해석된다.

(4) 수행자의 마음가짐 중시

크리야요가를 수행품의 시작 부분에 배치함으로써 파탄잘리는 요가 수행에 있어 올바른 마음가짐과 공부의지의 중요성을 강조하고 있다. 이는 수행의 기초를 다지는 데 있어 정신적 준비의 중요성을 부각하는 것이다.

---

*25.* 다섯 가지 마음작용에서 계발은 올바른 인식, 약화는 그릇된 인식 등 4가지를 대상으로 한다.

(5) 실천의 우선성 강조

수행품(사다나 파다)의 시작 부분에 크리야요가를 배치한 것은 요가 철학에서 실천의 중요성을 강조하는 파탄잘리의 의도를 보여준다. 이는 이론적 이해보다 실제적인 수행이 우선되어야 함을 나타내는 것이다.

(6) 유연하고 포괄적인 교육 방식

다양한 배경과 성향을 가진 수행자들을 고려하여 여러 접근 방식을 제시하는 파탄잘리의 교육적 의도가 드러나고 있다. 이는 요가 철학의 유연성과 포용성을 보여주는 것으로, 다양한 수행자들이 각자의 상황에 맞는 방식으로 요가를 실천할 수 있도록 하는 배려이다.

파탄잘리가 크리야요가를 별도로 독립하여 설명한 것은 단순한 반복이 아니라, 요가 철학의 핵심을 강조하고 다양한 수행자들의 필요를 충족시키기 위한 의도적인 구성이라고 볼 수 있다. 이러한 접근은《요가수트라》의 실용성과 포괄성을 높이며, 고전 텍스트로서의 가치를 더욱 풍부하게 만들고 있다.

**[번뇌에 대하여]**

## 3. avidya-asmita-raga-dvesha-abhiniveshah kleshah

(**avidya**: 무지, **asmita**: 자아의식, **raga**: 애착, 욕망, **dvesha**: 혐오, **abhiniveshah**: 생에 대한 집착, 죽음에 대한 두려움, **kleshah**: 고통, 번뇌)

**Ignorance, egoism, attachment, aversion, and fear of death are the causes of suffering.**

무지, 자아의식, 애착, 혐오, 생에 대한 집착은 고통의 원인이다.

• **맹부 설명** 고통을 낳는 근본 원인은 근본을 모르는 어리석음, 과도한 자아집착, 목

마른 갈망, 부정적 판단, 죽음을 거부하는 두려움이다.

## 4. avidya kshetram uttaresham prasupta-tanu-vicchinna-udaranam

(**avidya**: 무지, **kshetram**: 기반, 토대, **uttaresham**: 다른 것들의, **prasupta**: 잠재된, **tanu**: 약한, **vicchinna**: 간헐적인, **udaranam**: 완전히 발현된)

**Ignorance is the field from which the other afflictions arise, whether dormant, attenuated, interrupted, or active.**

무지는 나머지 [클레샤들]의 토대이며, 그것들은 잠재적이거나, 미약하거나, 중단되거나, 완전히 발현된 상태로 존재한다.

- **맹부 설명** 무지(*avidya*)는 모든 심리적 고통의 근원이며, 마치 게릴라처럼 전략적으로 의식을 공략한다. 때로는 잠재의식 깊숙이 잠복해 있다가, 때로는 일상의 작은 편견으로 스며들며, 때로는 의식적 노력으로 억제되었다가 예기치 않은 순간 불쑥 나타나고, 결정적 순간에는 완전히 드러나 우리의 판단과 행동을 지배한다.

## 5. anitya-ashuchi-duhkha-anatmasu nitya-shuchi-sukha-atma-khyatir avidya

(**anitya**:영원하지 않은, **ashuchi**:깨끗하지 않은, **duhkha**:불완전, **anatma**:참자아가 아닌 것, **nitya**:변하지 않는, **shuchi**:깨끗한, **sukha**:행복, ATMA: 참자아, **khyati**: 잘못된 인식, **avidya**: 무지)

**Ignorance is perceiving the impermanent as permanent, the impure as pure, suffering as happiness, and the non-self as the self.**

무상한 것을 영원하다고, 부정한 것을 청정하다고, 고통스러운 것을 즐겁다고, 비아(非我)를 아(我)라고 보는 것이 무지이다.

• **맹부 설명** 현실을 있는 그대로 보지 못하고 왜곡되게 인식하는 것이 무지이다. 그것은 네 가지 형태로 나타난다. 부분적이며 일시적인 것을 영원하다고 착각하고, 본질적으로 불완전한 것을 완벽하다고 여기며, 결국에는 고통을 가져오는 것을 진정한 행복이라 믿고, 진정한 자아가 아닌 것을 자신의 본질이라고 오해하는 것이다.

## 6. drig-darshana-shaktyor ekatmata-iva asmita

(**drig**:순수 의식, 보는 자, **darshana**:지성, 붇디, 보는 것, **shaktyor**:두 가지 힘의, **ekatmata**:동일시, 하나 됨, **iva**:~처럼, **asmita**:**asmi**는 나는 ~~이다. **ta**는 추상명사. '나는 그이다'라고 자신을 추상하는 것)

**Egoism is the identification of the seer with the power of seeing.**

'순수 의식과 붇디 능력이 동일하다'고 여기는 것이 아스미타(자아감)이다.

• **맹부 설명** 순수 의식의 관찰 능력(*dṛg*)과 프라크리티의 지성(*buddhi*)에서 비롯된 인식 기능(*darśana*)을 동일시하는 착각이 바로 자아의식(*asmita*)이다.

## 7. sukha-anushayi ragah[26]

(**sukha**:즐거움, 행복, **anushayi**: **'anu'** (뒤에) + **'shayi'** (눕다)의 합성어로 집착하는, **ragah**:애착, 갈망)

**Attachment arises from dwelling on pleasure.**

즐거운 경험에 대한 집착이 애착(*raga*)이다.

• **맹부 설명** 탐욕과 분노, 무지로 가득 찬 경험 속에서 얻는 기쁨이 계속되기를 바라는 마음이 끝없는 갈증을 일으키며, 끊임없는 갈망을 낳는다.

---

*26.* 즐거움이나 쾌락은 그 자체로 문제가 되지 않는다. 문제는 그 경험에 대한 집착과 그것을 반복하고자 하는 강한 욕구에 있다. 욕망은 과거의 즐거운 경험에 기반하여 형성되며, 미래에 그 경험을 재현하거나 유지하려는 노력으로 이어진다.

## 8. duhkha-anushayi dveshah

(duhkha : 고통, 불만족, anushayi : 집착하는, dveshah : 혐오, 증오, 반감)

**Aversion arises from dwelling on pain.**

고통에 따라붙는 것이 혐오이다.

- **맹부 설명** 프라크리티의 탐욕과 분노, 무지로 오염(염색)된 마음이 경험한 괴로움을 거부하려는 욕구가 바로 혐오(*dveshah*)의 본질이다.

## 9. sva-rasa-vahi vidusho 'pi tatha-rudho 'bhiniveshah

(sva-rasa-vahi/'sva'(자신의) + 'rasa'(본질) + 'vahi'(흐르는) : 자신의 흐름을 따르는, vidusho : 지혜로운 사람의, api : 조차도, tatha-rudho : 깊이 뿌리 박힌, abhiniveshah/abhi에 대하여 + ni 가까이 + vesah 전념하다 : 생에 대한 집착)

**Fear of death is deeply rooted and persists in the wise as well as the ignorant.**

본능적으로 작용하며, 현자조차도 강하게 붙잡는 것이 삶에 대한 집착이다.

- **맹부 설명** 프라크리티의 마음은 본능적으로 육체적 생존을 추구하며, 자아에 대한 애착은 지혜로운 사람에게도 깊이 뿌리 박혀 있다. 이러한 마음 작용은 본능적으로 생명과 자아를 보호하려는 강한 성향을 띠고 있으며, 이를 통해 생에 대한 집착(*abhiniveśaḥ*)이 형성된다.

### [번뇌 제거]

## 10. te pratiprasava-heyah suksmah

(te : 그것들, pratiprasava/ 'prati'(되돌아가는) + 'prasava'(생성) : 근원으로의 회귀, heyah : 제거되어야 할, suksmah : 섬세한)

**The subtle afflictions are to be resolved by tracing them back to their origin.**

이러한 미세한 [클레샤들]은 그 근원으로 되돌림으로써 제거될 수 있다.

• **맹부 설명** 이러한 클레샤들은 위의 2장 4절에서 말하는 미세한 형태로 존재하며, 1장 12절의 '수습과 이욕'을 바탕으로 한 깊은 명상과 자기 성찰을 통해 순수한 존재으로의 역전변(*Pratiloma Pariṇāma*)[27]을 이루어 제거될 수 있다.

## 11. dhyana-heyas tad-vrttayah

(dhyana : 명상, heyas : 제거되어야 할, tad : 그것의, vrttayah : 작용들)

**The fluctuations caused by these afflictions can be eliminated through meditation.**

그것들의 활동들은 명상을 통해 제거될 수 있다.

• **맹부 설명** 클레샤들이 일으키는 혼란스러운 마음의 활동들은 명상[28]을 통해 제거될 수 있다. 그리고 명상에 대한 더욱 상세한 설명은 3장 1~3절에 순차적인 발전 모습이 설명된다.

### 〈*Dhyana*-명상의 개념과 그 역사적 발전〉

명상은 인간의 정신적 탐구와 깨달음을 위한 핵심적인 수행법으로, 인도 철학과 종교 전통에서 시작되어 불교를 거쳐 중국, 서구로 확산되며 다양한 형태르 발전하였다. 명상의 주요 개념들은 요가의 *Dhyana*, 불교의 *Jhana*, 그리고 중국 불교의 禪으로 연결되며, 각 문화적 맥락에서 고유한 특성과 변화를 보여준다.

---

*27.* 2장 15절 위치의 전변관련 설명 참고할 것. 원래 상태, 창조과정으로부터 복귀를 의미한다.
*28. dhyana*이다. 불교 빨리어는 *jhana*이다. 한자어 禪(선, *zen*)으로 명상을 말한다.

(1) *Dhyana*: 명상의 근본적 개념

《요가수트라》에서는 *Dhyana*를 '집중 상태를 지속적으로 유지하는 단계'로 설명한다. 이는 주의 집중(*Dharana*)이 지속되어 안정적인 심리적 몰입 상태로 발전하는 과정을 의미한다. 대상에 주의를 두는 것을 넘어, 움켜쥔 집중이 길게 유지되며 심리적, 영적 통합으로 나아가는 상태라고 볼 수 있다.

(2) *Jhana*: 불교 명상의 심화

*Dhyana*는 불교에서 빨리어 '*Jhana*'로 변형되었다. 빨리어는 산스크리트어의 단순화된 형태로, *Dhyāna*의 복잡한 자음 구조가 *Jhana*로 간소화되었다. *Jhana*는 불교에서 마음의 정화를 통해 깨달음에 이르는 초월적 집중 상태를 의미하며, 불교 수행의 핵심 개념으로 자리 잡았다. 초기 불교에서는 *Jhana*를 4단계의 사선정(四禪定)으로 구분하여 점진적으로 세속적 욕망과 감각적 인식을 초월하는 과정을 설명하였다. 이는 《요가수트라》에서 설명하는 삼매(*Samadhi*) 단계들과 매우 유사한 형식을 갖추고 있다.

(3) 禪: 중국 문화에서의 발전

*Dhyana*는 불교가 중국으로 전파되며 禪那(*chan-na*)로 음역 되었고, 이후 약칭하여 禪(*chan*, 선, *Zen*)으로 사용되었다. 중국에서는 명상이 직관적이고 체험적인 수행으로 발전하였으며, 선종(禪宗)에서 특히 강조되었다. 또한, 禪은 중국의 전통적 봉선 제도와도 연관성을 가진다. 봉선(封禪) 제도에서 봉(封)은 하늘에 제사를 드리는 의식을, 선(禪)은 땅에 제사를 드리는 의식을 의미하였다. 이는 하늘의 초월적 이상보다는 땅의 현실적이고 내적인 수행을 중시하는 선불교의 철학과 공명한다.

(4) *Zen*: 일본과 서구로의 확산

禪은 일본으로 전파되며 *Zen*으로 발음이 된다. 일본에서는 좌선(坐禪, *Zazen*)을 중심으로 한 선불교 수행이 체계화되었으며, 단순성과 실천성을 강조하는 철학으로 자리 잡았다. 20세기 이후 *Zen*은 서구로 확산되며 단순히 종교적 수행을 넘어 현대인의 정신적 평온과 창의성을 위한 철학적 도구로 재해석되었다. *Zen*은 오늘날 미니멀리즘, 마음 챙김, 단순한 삶의 상징으로 널리 알려져 있다. 참고로 베트남에서는 이 선을 티엔(*Thiền*)이라고 한다.

(5) 명상의 연관성과 현대적 의의

*Dhyana*, *Jhana*, 禪, 명상은 모두 정신적 몰입과 자기 탐구를 통한 깨달음을 지향하며, 각각의 문화적 맥락에서 독특한 발전을 이루었다. 명상의 전통은 오늘날 마음 챙김(*Mindfulness*)과 현대적 명상법의 토대가 되며, 전 세계적으로 개인의 정신적 건강과 자기 발견을 위한 중요한 도구로 자리 잡고 있다.

**[번뇌의 기능과 고통]**

## 12. klesha-mulah karma-ashayo drsta-adrsta-janma-vedaniyah

(**klesha-mulah**:클레샤에 뿌리를 둔, **karma-ashayah**:업의 축적, 축적된 업, **drsta**: 보이는, 현재의, **adrsta**:보이지 않는, 미래의, **janma-vedaniyah**:삶에서 경험되어야 할)

**The afflictions (kleśas) serve as the root of the repository of karma, to be experienced across visible and invisible births.**

클레샤는 업의 저장 창고의 기초가 된다. 현생과 미래생에서 경험되어야 할 것이다.

- **맹부 설명** 클레샤(내면의 욕탐과 무지), 즉 마음속 번뇌가 원인이 되어 이루어진 모든 행위는 사라지지 않고 축적된다. 이러한 행위의 결과는 적절한 조건이 형성되면, 지금이든 미래이든 반드시 경험하게 된다.

## 13. sati mule tad-vipako jaty-ayur-bhogah

(**sati**:~가 존재하는 한, ~이 있을 때, **mule**:뿌리에, 근본에, **tad-vipakah**:그것의 결실, 그것의

성숙, jati:출생, ayur:수명, bhogah:경험, 향유)

**If the root (cause) exists, its fruits will manifest as birth, lifespan, and experiences.**

그 뿌리(클레샤)가 존재하는 한, 그것의 결실은 출생과 수명과 경험[의 형태로 나타난다].

• **맹부 설명** 마음속에서 클레샤(번뇌)가 완전히 제거되지 않는다면, 윤회의 과정에서 언제, 어디서, 어떠한 삶을 살더라도 카르마의 영향력에서 벗어날 수 없으며, 클레샤의 결과를 계속해서 경험하게 될 것이다.

## 14. te hlada-paritapa-phalah punya-apunya-hetutvat

(te:그것들, hlada:즐거움, 기쁨, paritapa:고통, 괴로움, phalah:결과, punya:선한, 덕 있는, apunya:악한, 부도덕한, hetutvat:~의 원인이 됨으로 인해)

**They (the results of karma) manifest as the fruits of pleasure and pain, because they arise from the causes of virtue and non-virtue.**

그것들(경험들)은 기쁨과 고통의 결과를 [가져오는데], 이는 선과 불선이 원인이 되기 때문이다.

• **맹부 설명** 모든 행위는 선업과 악업의 원인이 되어 삶에 기쁨과 고통을 가져온다. 선한 행동은 행복을, 악한 행동은 고통을 초래하며, 이는 반복을 통해 습관과 결과로 나타나 미래에도 영향을 미친다. 현대 심리학과 신경과학은 우리의 행동이 뇌의 구조와 기능을 변화시키고, 긍정적 행동은 보상을, 부정적 행동은 스트레스와 불안을 유발한다고 설명한다.

**〈일반인의 카르마와 수행자의 카르마-4장 7절의 내용과 연관된 글〉**

일반인의 카르마와 수행자의 카르마는 행위와 결과라는 기본 원칙에서 공통점을 가지면서도, 그 성격과 목표에서 뚜렷한 차이를 보인다.

(1) 공통점

우선, 두 경우 모두 자신의 행위가 결과를 낳는다는 점에서 카르마의 법칙이 동일하게 작용한다. 일반인과 수행자 모두 과거의 행위가 현재의 삶을 형성하며, 현재의 선택이 미래를 만든다는 점에서 자신의 행동에 책임을 지는 것이 중요하다. 선한 행동은 긍정적인 결과를 가져오고, 악한 행동은 부정적인 결과를 초래한다는 기본 원칙은 양쪽 모두에 해당된다.

(2) 차이점

일반인의 카르마는 선한 행위(백색), 악한 행위(흑색), 그리고 그 혼합된 행위로 나뉠 수 있다. 이들은 욕망, 본능, 혹은 사회적 환경에 의해 행동을 결정하며, 그 결과에 따라 기쁨과 고통을 반복적으로 경험한다. 일반인의 카르마는 행위의 결과에 의해 구속되며, 반복된 습관과 무의식적 선택으로 인해 카르마의 순환 속에 머무르는 특징을 가진다.

반면, 수행자의 카르마는 선하지도 악하지도 않은 초월적 상태에 있다. 수행자의 행위는 욕망이나 개인적 이익이 아닌 의무와 깨달음을 위한 도구르서 이루어진다. 수행자는 자신의 행위로 인해 발생하는 결과에 구속되지 않으며, 그 결과를 초연하게 받아들이거나 초월한다. 이는 수행자가 욕망과 습관에서 벗어나 의식적으로 행동하고, 궁극적으로 카르마의 굴레에서 자유로워지려는 깨달음의 목표를 추구하기 때문이다.

(3) 교훈

결과적으로, 일반인은 카르마의 법칙에 따라 삶에서 기쁨과 고통의 사이에서 흔들리며 순환의 굴레 안에 머무른다. 반면, 수행자는 이러한 순환을 초월하여 해탈과 깨달음에 도달하는 것을 목표로 한다. 이와 같이, 카르마는 모든 존재에게 공통된 원리로 작용하지만, 이를 초월하려는 수행자의 노력은 일반인과의 본질적인 차이를 만든다.

## 15. parinama-tapa-samskara[29]-duhkhair guna-vrtti-virodhac ca duhkham eva  sarvam vivekinah

(**parinama**:변화, 전변, **tapa**:열, 고뇌, **samskara**:잠재 형성력, 경향성, **duhkha**:고통, 불만족, **guna**:성질, 특성, **vrtti**:작용, 활동, **virodha**:갈등, 대립, **ca**: 그리고, **duhkham**: 고통, 불만족, **eva**: 정말로, **sarvam**: 모든 것, **vivekinah**:식별력 있는 사람, 통찰력 있는 사람)

**To the discerning person, all experiences are painful because of the suffering caused by change, anxiety, latent impressions, and the conflict among the guṇas.**

전변(*pariṇāma*), 번뇌(*tāpa*), 잠재 형성력의 고통(*saṁskāra-duḥkha*), 그리고 구나의 작용(*guṇa-vṛtti*)으로 인한 상충(*virodhāc*) 때문에, 모든 것은 식별력을 가진 자(*vivekinaḥ*)에게 고통(*duḥkha*)으로 느껴진다.

• **맹부 설명** 깊은 식별력(*viveka*)을 가진 수행자는 삶의 모든 측면에서 고통(*duḥkha*)의 본질을 인식한다. 이는 전변(*pariṇāma*)에서 비롯되는 불안, 내적 갈등과 심리적 번뇌(*tāpa*), 과거 경험이 남긴 잠재된 흔적(*saṁskāra*), 그리고 물질적 세계를 구성하는 구나(*guṇa*)의 활동이 충돌(*virodhāc*)을 일으키면서 고통을 유발하기 때문이다.

* 마음의 작용 관점에서 가능한 또 다른 번역

마음은 전변(*pariṇāma*)을 통해 작용하며, 변화하는 상황과 결과에 활동한다. 내

29. 잠재 형성력의 설명은 1장 18절 참조

적 갈등과 심리적 번뇌(*tāpa*)에서도 마음은 자체적으로 발생하며, 또한, 잠재 형성력(*saṁskāra*)에 의해 과거의 흔적이 현재의 경험으로 출현하기도 한다. 물질세계를 구성하는 세 가지 구나(*guṇa*)의 활동(*vṛtti*)과 그것들 간의 충동적 대립(*virodhāc*)은 마음에 혼란과 갈등을 유발한다. 이러한 모든 마음의 작용은 고통(*duḥkha*)으로 이어질 가능성이 크다.

**〈전변설(*Pariṇāma-vāda*)에 대하여〉**

《요가수트라》에서 전변(*Pariṇāma*)의 개념은 2장 15절, 3장 9~12절, 4장 2절, 3절, 32절, 33절 등에서 명시적으로 언급되어 논의된다. 전변은 요가 철학에서 중요한 개념으로, 우주 현상의 변화를 세 가지 구나(*Guna*: 사트바, 라자스, 타마스)의 상호작용으로 설명하고, 수행자의 마음의 상태 변화와 의식의 전환 과정을 설명하면서 고통받는 구조와 해탈하는 과정을 제시한다.

특히, 2장에서는 전변을 고통의 원인(순전변/*Anuloma Pariṇāma*)으로 다루며, 모든 경험이 변화와 구나의 상호작용에서 비롯된 고통임을 강조한다. 사트바는 고요함과 명확성을 상징하며, 라자스는 활동성과 동요를, 타마스는 무기력과 혼란을 상징한다. 이들 구나의 불균형은 고통과 혼란을 초래하며, 순전변은 이러한 자연적 변화로 인해 수행자가 고통을 경험하는 과정을 나타낸다.

반면, 3장과 4장에서는 전변을 제어하여 해탈로 나아가는 과정(역전변/*Pratiloma Pariṇāma*)을 설명한다. 역전변은 수행자가 의식적으로 구나의 균형을 회복하고, 사트바의 비중을 늘려 고요하고 집중된 상태에 도달하는 과정을 기술한다. 예를 들어, 3장 11절에서는 산만한 의식에서 삼매의 상태로 전환되는 과정을 설명하며, 이를 통해 의식이 고요함과 통일성을 유지하게 된다.

《요가수트라》에서 전변은 단순한 철학적 개념이 아니라, 실천적 수행의 핵심 원리로 작용한다. 이는 고통의 원인(무지와 번뇌)을 분석하고, 이를 해소하여 의식의 순수한 본성을 회복하는 데 중요한 틀을 제공한다. 특히, 무지(*Avidyā*)가 구나의 불균형과 연결되며, 이를 극복하기 위한 요가 수행이 고통의 원인을 제거하는 핵심 방법임을 강조한다.

전변설의 또 다른 중요한 측면은 수행자가 자신의 의식 상태를 변화시키는 방식에 있다. 3장 9~12절에서 《요가수트라》는 니로다(억제), 삼매(집중), 그리고 일심(통일성) 상태로의 변화를 구체적으로 다룬다. 이러한 과정은 단순한 명상적 상태의 변화뿐 아니라, 고통에서 벗어나 해탈에 이르는 실질적 단계를 제시한다.

결론적으로, 전변(*Pariṇāma*)의 개념은 요가 철학에서 우주적 변화와 개인적 수행의 변화를 통합적으로 설명하는 중요한 원리이다. 이를 통해 고통의 원인과 해소, 그리고 해탈로 나아가는 실천적 과정을 이해할 수 있다. 전변설은 요가 철학과 수행의 중심에 있는 심오한 개념으로, 구나의 상호작용과 수행자의 노력 간의 관계를 깊이 이해하는 데 필수적이다.

- 삶의 고통(2.15): 변화가 고통의 근본 원인임.
- 수행의 단계(3.9~3.12): 명상과 마음의 상태 변화.
- 우주적 진화(4.2, 4.3): 자연과 구나의 본질적 변화.
- 시간과 변화(4.32, 4.33): 변화와 시간의 관계.

## 16. heyam duhkham anagatam

(**heyam**: 피함, 제거되어야 할, **duhkham**: 고통, 불만족, **anagatam**: 아직 오지 않은, 미래의)

**Future suffering is to be avoided.**

아직 다가오지 않는 고통은 피할 수 있다.

- **맹부 설명** 아직 오지 않은 고통은 예방할 수 있다. 이를 위해 요가는 마음을 다스리고 욕망과 두려움에서 자유로워지는 수행법을 제안한다. 1장 12절의 집착의 해소(*vairagya*)와 꾸준한 수련(*abhyasa*)을 통해 현재에 집중하고,

변덕스러운 감정이나 외부 조건에 흔들리지 않는 평온을 기른다. 그리고 깊은 명상 수행으로 형성된 분별력(*viveka*)을 발달시켜[30] 무엇이 일시적이며 본질이 아닌지를 깨닫고, 내면의 평화를 방해하는 '무지와 탐욕과 혐오'를 줄이는 것이 고통을 피하는 길이다.

## [결합/*Samyoga*[31]]

### 17. drastr-drsyayoh samyogo heya-hetuh

(drastr: 보는 자, drsyayoh: 보이는 것들의, samyogah: 결합, heya-hetuh: 제거할 원인)

**The conjunction of the observer (draṣṭṛ) and the observed (dṛśya) is the cause of suffering.**

관찰자(*draṣṭṛ*)와 관찰되는 것(*dṛśya*)의 '결합'이 고통의 원인이다.

- **맹부 설명** 고통의 원인은 관찰자(푸루샤, *draṣṭṛ*)와 관찰되는 것(프라크리티, *dṛśya*)을 동일시하는 데 있다. 이러한 혼동은 무지(*avidyā*)에서 비롯되며, 고통에서 벗어나기 위해 이 동일시를 제거해야 한다. 요가는 삼매를 통해 형성된 식별력(*viveka*)을 길러 관찰자와 관찰되는 것을 식별 또는 구분함으로써 고통에서 벗어나는 길을 제시한다.

### 18. prakasa-kriya-sthiti-silam bhutendriyatmakam bhogapavargartham drsyam

(prakasa: 빛, 순수성, kriya: 활동, 변화, sthiti: 안정,, silam: 성질, bhuta: 원소, indriya: 감각기관, atmakam: ~로 이루어진, bhoga: 경험, apavarga: 해탈, artham: ~를

---

*30.* 분별력은 아쉬탕가 요가를 수련하는 것이며, 3장 9절~12절에 설명된 역전변을 닦는 것이다.

*31.* 요가수트라에서는 결합(*Samyoga*)이 쁘루샤와 프라크리티의 결합으로 인한 철학적 속박을 의미하며, 이를 분리하여 해탈(*Mokṣa*)에 이르는 것이 목표이다. 반면, 불교 사띠파타나 수트라(*Satipaṭṭhāna Sutta*, 念處經)에서는 족쇄(*Saṃyojana*)라는 개념이 존재를 윤회에 묶어두는 정신적 속박을 의미하며, 이를 제거하여 열반(*Nirvāṇa*)에 이르는 것을 목표로 한다.

위한, drsyam: 보여지는 것), (프라크리티 목적/2-18, 21, 프라크리티의 역할론/4-19)

**The observed, characterized by luminosity, activity, and inertia, composed of the elements and the senses, exists for the purpose of experience and liberation.**

밝음, 활동, 안정의 성질을 가진 것, 또는 자연과 감각 기관으로 이루어진 것이며, '경험과 해탈'을 위한 목적을 지닌 것이 '보이는 것'이다.

- **맹부 설명** 일상에서 감각되고 경험(*bhoga*)되는 세계는 프라크리티의 나타남이다. 그 프라크리티는 밝음, 활동, 안정이라는 세 가지 성질을 지니며, 다양한 원소와 감각기관들로 구성되어 있다. 이 모든 것은 푸루샤가 경험을 통해 지혜를 얻고 궁극적으로 해탈(*apavarga*)에 이르기 위한 목적으로 존재한다.

**〈경험(*Bhoga*)에 대하여〉**

프라크리티의 목적성에서 경험(*Bhoga*)은 삶의 경험 전반을 포괄하며, 이 경험은 중립적인 성격을 가지면서도 인간의 태도와 활용 방식에 따라 부정적 또는 긍정적으로 작용할 수 있다. *Bhoga*는 현상 세계의 경험, 체험, 활동의 현장을 의미한다. 인간이 이를 어떻게 받아들이고 활용하느냐에 따라 다른 결과를 가져온다.

① 부정적 활동: 감각적 즐거움에 집착하고, 무지와 혼란에 빠질 때 고통을 만듦/순-전변
② 긍정적 활동: 경험을 자기 성찰과 학습의 도구로 삼아 깨달음과 해탈을 만듦/역-전변

프라크리티의 목적성에서 보가/*Bhoga*는 성장과 해탈로 이어지는 가능성을 제공하며, 이를 올바르게 활용하는 것이 요가 수행의 핵심 과제라 할 수 있다. 그리고 이 2장 18절은 4장 24절과 연관성을 지닌다.

## 19. visesa-avisesa-lingamatra-alingani guna-parvani

(visesa:특수한, 구체적인, avisesa:보편적인, lingamatra:상징적 징후, alingani:비상징적, guna: 그나, parvani: 단계들, 상키아 철학의 상세한 내용이 설명된 부분이다. 25가지의 내용들을 확인하기)

**The specific and non-specific, the marked and the unmarked—all these are transformations of the gunas (qualities of nature).**

특수한 것, 보편적인 것, 상징적 표현, 비상징적 표현이 구나의 변화하는 단계들이다.

• **맹부 설명** 변화의 단계(*Parvāṇi*)는 2장 15절에서 설명된 전변설(*Pariṇāma-vāda*)의 구체적 표현이다. 물질세계(프라크리티)는 네 가지 상태로 나타난다.

물질적 요소와 감각 기관, 마음(*viśeṣa*, 특수한 현상), 미세한 원소와 아함카라(*aviśeṣa*, 보편적 원리), 지성의 상징적 표현(*liṅga-mātra*), 그리고 근원적 프라크리티(*aliṅga*, 비상징적 상태)이다. 이 모든 상태는 구나(우주의 근본 에너지)의 다양한 형태를 보여준다.[32]

## 20. drasta drsimatra-suddho 'pi pratyaya-anupasyah

(drasta: 보는 자, 관찰자/푸루샤/ 1-3, 16, 2-17, 4-23, drsi-matra: 단지 보는 것, 순수한 인식 능력, suddha: 순수한, api: 비록 ~일지라도, pratyaya: 관념, anupasyah: 지켜보는)

---

32. 상키아 25체 가운데 24가지다. 차별은 색, 성, 향, 미, 촉, 무차별은 지, 수, 화, 풍, 공이다. 표징뿐인 것은 프라크리티의 현현이며, 표징이 없는 것은 프라크리티의 미현현이다.

he seer is pure awareness; though pure, it appears to see through the thoughts (mental constructs).

보는 자(*draṣṭā*)는 순수하게 보는 능력(*dṛśi-mātra*)만을 지니며, 비록 순수하지만 인식(*pratyaya*)을 따른다.

• **맹부 설명** 순수 의식인 관찰자(*draṣṭā*)는 단순한 목격(*dṛśi-mātra*) 그 자체이나, 프라크리티의 변형으로 나타나는 심적 현상(*pratyaya*)[33]을 관찰한다.[34]

## 21. tad-artha eva drsyasyatma

(tad: 푸루샤, 그것의, artha: 목적, eva: 단지, drsyasya: 보여지는 것의, atma: 본질)

(프라크리티 목적/2-18, 21), (프라크리티의 역할론/4-19)

**The very existence of the seen (the world) is solely for that purpose.**

보이는 것(드리샤/*dṛśya*)의 본질은 오직 그(보는 자)를 위한 목적에 있다.

• **맹부 설명** 프라크리티의 모든 나타남(*dṛśyasya*), 즉 우리가 경험하는 현상 세계는 2장 18절에서 언급된 것처럼, 오직 참된 자아(*purusha*)의 경험과 해탈이라는 본질적 목적(*artha*)을 위해 존재한다.

## 22. krtartham prati nastam apy anastam tad anya-sadharanatvat

---

33. 여기서 '*pratyaya*'는 단순한 인식이나 관념을 넘어선 '심적 현상'으로 번역했다. 요가수트라에서 *pratyaya*는 수면 상태(1.10), 삼매의 다양한 단계(1.18, 3.2), 무형의 존재들의 상태(1.19) 등을 설명할 때 사용되며, 이는 단순한 생각이 아닌 의식의 다양한 상태와 내용을 포괄하는 넓은 개념임을 보여준다. 따라서 '심적 현상'이라는 번역이 *pratyaya*의 폭넓은 의미를 더 잘 반영한다고 볼 수 있다.

34. 푸르샤는 프라크리티의 붓디에 의한 정보만을 지각한다는 의미이다.(정승석 역 118쪽, 재인용) 실로 푸루샤는 전변하지 않고 대상과 섞이지 않지만, 마치 전변하는 붓디와 함께 있는 것처럼 대상의 작용을 따른다.라는 말을 음미하여 보라.

(krtartham: 목적을 이룬, prati: ~에 대하여, nastam: 사라진, api: ~일지라도, anastam: 사라지지 않은, tad: 그것, anya: 다른, sadharanatvat: 공통성 때문에. *** 해탈하지 못한 무지한 이들을 위해 세상은 여전히 존재한다는 것이다. *** 대승의 보살도가 연상된다.)

Even though the seen (world) ceases to exist for one who has attained the goal (self-realization), it does not cease to exist entirely because it continues to exist for others (who have not yet attained).

목적을 다한 것은 사라진 것처럼 보이나, 다른 이들에게는 여전히 남아 있다.

• **맹부 설명** 현상 세계는 개별 의식의 수준에 따라 상대적으로 존재한다. 해탈한 이에게는 프라크리티의 작용이 멈추어 현상 세계가 소멸된 것처럼 보일지라도, 해탈하지 못한 이들에게는 여전히 실제로 인식되기 때문에, 현상 세계는 궁극적으로 지속된다고 할 수 있다.

## 23. sva-svami[35]-saktyoh svarupa-upalabdhi-hetuh samyogah

(sva: 자기, 자아, 푸루샤, svami: 주인, 소유자, 프라크리티, saktyoh: 능력, 힘들의, svarupa: 본질, 진정한 형태, upalabdhi: 인식, hetuh: 원인, samyogah: 결합-순전변)

The conjunction (saṁyoga) of the powers (śakti) of the self (sva) and the owner/master (svāmi) exists as the cause (hetu) for the realization (upalabdhi) of their true nature

35. 스와미(*Swami*)는 '자기 자신(*sva*)'과 '소유자(*amin*)'의 합성어이다. 자신을 통제하는 사람, 정신적 스승의 의미가 있다. 힌두교에서 '스와미'는 출가한 수행자나 영적 스승을 지칭하는 호칭으로, 산야신(*sannyasin*)의 이름 앞에 붙는 존칭으로 널리 사용된다. 요가수트라 2장 23절의 푸루샤를 의미하는 '*svami*'와 연원이 같다. '스와미' 개념은 철학적 푸루샤를 실천적 차원에서 구현하는 존재로 볼 수 있다. '스와미' 호칭은 스와미 비베카난다, 스와미 시바난다 등으로 유명하다.

(svarūpa).

자신과 주인의 두 능력이 본래 모습을 깨닫기 위한 원인으로 결합한다.[36]

• **맹부 설명** 프라크리티(지각되는 대상, *svāmi*)와 푸루샤(지각하는 주체, *sva*)의 상호작용은 푸루샤가 자신의 본래 모습을 깨닫는 데 도움을 준다. 프라크리티는 2장 18절에 설명된 대로, 경험(*bhoga*)과 해탈(*apavarga*)을 제공하는 역할을 하며, 이를 통해 푸루샤는 다양한 삶의 경험을 관찰하고 자기 본성을 인식한다. 이러한 목적을 이루기 위해 프라크리티와 푸루샤는 결합(*saṁyoga*)한다.

## 24. tasya hetur avidya

(tasya: 그것의, hetuh: 원인, avidya: 무지/2-5, 17)

**The cause of that is ignorance.**

그것의 원인은 무지이다.

• **맹부 설명** 자신의 본래 모습을 망각함으로써, 의식은 외부 세계와 혼동되어 자아의식과 순수의식을 같은 것으로 착각하게 된다. 이로 인해 고통이 발생하며, 진정한 자신과 경험 대상을 혼동하는 무지가 속박의 원인이 된다.

2장 4절에서는 무지(*avidya*)가 "기본적인 번뇌(*klesha*)의 뿌리"라고 하며, 이 무지에서 비롯된 오해와 집착이 자아의식을 형성하고, 고통을 유발한다고 설명한다. 반면, 여기에서는 이러한 무지가 순수의식(*purusha*)과 현상 세계(*prakriti*) 사이의 잘못된 결합을 야기하여, 그로 인해 속박이 발생한다고 강조한다.

---

*36.* 3장 35절의 신통과 연결된 수트라이며, 4장 24절 내용과도 연관성이 있다.

25. tad-abhavat samyoga-abhavo hanam[37] tad drseg kaivalyam

(tad: 그것의, abhavat: 부재로 인해, samyoga: 결합, abhavo: 부재, hanam: 제거, tad: 그것이, drseg: 보는 자의, kaivalyam: 독존, 해탈 상태/3-55, 4-26))

**With the absence of that (ignorance), the absence of conjunction follows, and the cessation of that (conjunction) results in the isolation of the seer.**

무지가 사라질 때, 보는 자와 보이는 것의 결합이 사라지고, 그로 인해 보는 자의 '해탈'이 이루어진다.

- **맹부 설명** 내면을 닦는 훈련과 깊은 통찰이 무지의 뿌리를 제거할 때, 참된 자신과 현상의 혼동이 사라지며, 그로 인해 고통의 원인이 소멸된다.

**〈해탈(*Apavarga*)와 카이발랴(*Kaivalya*)〉**

해탈(*Apavarga*)와 카이발랴(*Kaivalya*)는 요가 철학에서 고통과 속박에서 벗어나 궁극적 자유에 이르는 상태를 설명한다.

(1) 해탈(*Apavarga*)

해탈은 푸루샤가 무지(*avidyā*)를 제거하고, 프라크리티와의 결합(*samyoga*)을 해소함으로써 고통(*duḥkha*)을 초월하는 과정이다. 이는 고통의 원인을 깨닫고 이를 초월하여 자유에 가까워지는 상태를 뜻한다.

(2) 카이발랴(*Kaivalya*)

카이발랴는 해탈의 결과로 도달하는 최종 상태이다. 이 상태에서는 푸루샤가 프라크리티와의 결합에서 완전히 분리되어, 순수 의식으로 존재하는 완전한

37. 요가 수트라 2.10의 '*prahātavyāḥ*'/'*pra*' (접두사) + '*hā*' (어근) + '*tavya*' (미래 수동 분사 접미사)로 "제거되어야 할" 또는 "포기되어야 할"이라는 의미를 가진다.

독립을 이룬다. 이는 모든 속박과 고통에서 벗어난 완전한 자유를 의미한다.

이 두 개념은 요가 철학의 핵심으로, 고통의 순환을 끊고 궁극적인 평화와 자유를 실현하는 길을 제시한다.

## 26. viveka-khyatir aviplava hanopayah

(viveka: 구별, khyati: 지식/sam-jnana/1-16, 직관적인 예지/1-48, 식별지/2-15, 28, 3-53, 4-26, aviplava: 끊임없는, hana: 제거, upayah: 수단, 방법)

**Unwavering discriminative knowledge is the means of liberation.**

(무지 또는 고통을) 제거하는 데 있어 끊임없이 지속되는 식별지가 해탈의 수단이 된다.

**• 맹부 설명** 끊임없는 식별지(*viveka-khyāti*)는 고통(*duḥkha*)의 제거(*hana*)를 위한 확실한 방법(*upāya*)이다. 식별지란, 주체(*puruṣa*)와 객체(*prakṛti*)의 본질적 차이를 명확히 인식함으로써, 이 둘의 결합(*samyoga*)을 해체하고, 그로 인해 발생하는 고통의 원인을 제거하는 지혜를 말한다. 이 식별지는 변함없이(*aviplava*) 지속되어야 하며, 그럴 때 참된 해탈(*kaivalya*)에 이를 수 있다.

고통의 원인은 주체와 객체의 결합(2.17)에서 비롯되며, 이는 무명(*avidyā*/2.24)으로 인해 참된 실재를 보지 못하고, 둘을 잘못 동일시하는 데서 기인한다. 따라서 식별지는 무명을 제거하고, 주체와 객체의 분리를 통해 존재의 본질적 자유를 회복하는 데 있어 가장 핵심적인 수단이다. 이 지혜가 끊임없이 유지될 때, 업(*karman*)과 번뇌(*kleśa*)의 속박에서 벗어나 해탈의 경지에 도달하게 된다.

**〈결합(*Saṁyoga*): 고통과 해탈의 두 길〉**

《요가수트라》에서 ***Saṁyoga***(결합)는 상키아 철학의 두 원리인 푸루샤(***Puruṣa***, 순수한 의식)와 프라크리티(***Prakṛti***, 물질세계)의 결합(***Samyoga***)을 의미한다. 이 결합은 단순한 연결이 아니라, 삶의 방향을 결정짓는 중요한 원리로 작용한다. 요가 철학에서는 이 결합이 두 가지 방향성(전변-***Parinama***))을 가질 수 있다고 설명한다.

무지(***Avidyā***)와 함께하는 결합은 괴로움(***duḥkha***)의 형성과 끊임없는 윤회를 초래한다. 그리고 삼야마(***Samyama***)와 함께하는 결합은 경험을 통한 해탈(***Kaivalya***)로 향하는 길을 연다. 결합이 무지와 함께하면 삶은 속박과 고통의 연속이 되며, 수행과 식별지와 함께하면 해탈과 자유를 향해 나아간다. 즉, 결합은 인간의 삶을 구속하는 동시에 해방의 기회가 될 수도 있는 이중적 성격을 지닌다.

⑴ 무지와 함께하는 결합: 고통의 순환(순-전변)

《요가수트라》 2장 15절은 결합이 무지와 함께할 때 인간은 끊임없는 변화-전변(***Pariṇāma***)와 고통 속에 갇힌다고 설명한다.

푸루샤가 자신의 본질을 망각하고, 변화(***Pariṇāma***)하는 프라크리티의 속성들을 자신과 동일시하면, 착각과 집착이 발생한다. 구나(***guṇa***, 프라크리티의 세 가지 속성: 사트바, 라자스, 타마스)에 따라 마음이 끊임없이 변화하면서 욕망과 집착이 강화된다. 외부 대상과의 동일시는 고통을 반복하게 하며, 진정한 자유에서 멀어지게 한다. 이러한 결합이 지속되면, 푸루샤는 참된 자유를 누리지 못하고, 속박과 윤회 속에 갇히게 된다.

⑵ 삼야마와 함께하는 결합: 해탈 가능(역-전변)

《요가수트라》 2장 23절은 결합을 해탈로 이끄는 도구로 바라본다. 프라크리티는 단순히 속박의 원인이 아니라, 푸루샤가 자신의 본질을 깨닫는 도구가 될 수도 있다.

프라크리티는 푸루샤에게 다양한 경험(*boga*)과 학습(*svadhyaya*)을 제공하여, 자신의 참된 본성을 깨달을 기회를 준다. 수행자는 욕망과 집착을 내려놓고, 내면의 평화를 유지하며, 궁극적으로 해탈(*Kaivalya*)의 상태에 도달할 수 있다. 즉, 프라크리티는 경험과 해탈을 위한 무대 역할을 하며, 올바른 수행을 통해 푸루샤는 결합을 경험과 해탈의 길로 보고 올바르게 활용하여 다시 해방될 수 있다. 이처럼 결합은 일반적으로 알려진 것처럼 괴로움을 낳는 속박이나 족쇄가 아니라, 해탈을 위한 경험과 학습의 과정으로 볼 수 있다.

⑶ 요가 수행의 역할: 결합을 초월하는 방법

요가는 결합이 해탈의 도구가 될 수 있도록 유도하는 실천적 방법을 제공한다. 삼야마(*Samyama*, 주의모음 · 명상 · 삼매의 통합 수행)를 통해 결합의 본성을 인식하고, 이를 활용하여 해탈로 나아갈 수 있다.

아쉬탕가 요가는 삶의 방향을 해탈로 전환하기 위한 체계적인 길을 제공한다. 요가 수행을 통해, 결합을 단순한 속박이 아니라 해탈로 가는 과정으로 전환할 수 있다.

⑷ 결합을 초월하는 길: 해탈(*Kaivalya*)

《요가수트라》는 단순히 고통을 회피하는 것이 아니라, 고통을 이해하고 초월하는 방법을 가르친다.

역전변(*Pratiprasava*, 逆轉變)은 푸루샤와 프라크리티의 결합을 해체하는 과정이다. 삼야마를 통해 결합의 부정적 측면을 소멸시키고, 본래의 순수한 상태로 돌아가는 과정이다. 이 과정이 완성되면, 궁극적인 해탈(*Kaivalya*)에 도달하게 된다. 즉, 전변(*Pariṇāma*)은 결합이 변화하는 것을 설명하는 개념이며, 역전변(*Pratiprasava*)은 결합의 전변(*Pariṇāma*)이 해탈로 향하는 과정이다.

요가 철학에서 결합은 고통과 속박을 의미하는 동시에, 깨달음으로 가는 다리가 될 수도 있다. 요가 수행을 통해 결합의 부정적 측면을 초월하고, 긍정적 측면을 활용하여 해탈에 이르는 것이 목표이다.

(5) 현대적 유용성: 요가의 실천적 가치

《요가수트라》는 현대의 삶에서도 유효하다. 욕망과 불안이 가득한 삶 속에서도 내적 고요와 평화를 찾고, 자신의 고통을 성찰하며 해탈의 길을 걸어갈 수 있는 통찰을 제공한다.

요가는 삶의 고통을 피하는 것이 아니라, 이를 경험과 지혜로 승화시키는 방법을 제시한다. 현대인은 결합의 속성을 인식하고, 욕망과 불안을 초월하여 내적 평화와 자유를 실현하는 법을 배울 수 있다. 결합이 무지와 함께하면 속박과 괴로움을 낳지만, 올바른 수행과 통찰 속에서는 해탈과 자유를 가능하게 한다. 결론적으로, 요가는 결합을 피하는 것이 아니라, 그것을 초월하고 활용하는 길을 제시한다. 인간은 수행을 통해 자신의 결합 상태를 인식하고, 삶을 해탈로 전환할 수 있다. 요가는 이러한 결합의 본질을 이해하고, 해탈로 나아가는 실천적 철학이다.

| 구절 | 부정적(*Saṁyogā*) | 긍정적(*Saṁyogā*) |
|---|---|---|
| 2장 17절 | 결합으로 고통이 발생한다. | |
| 2장 18절 | | 결합으로 경험과 해탈 제공한다. |
| 2장 23절 | | 본성을 깨닫는데 도움을 준다. |
| 2장 24절 | 결합의 원인은 무지이다. | |
| 2장 25절 | | 무지를 제거하면 해탈한다. |
| 2장 26절 | | 식별지가 해탈의 방법이다. |

## 27. tasya saptadha pranta-bhumih prajna

(tasya: 그것의, saptadha: 7가지 방식으로, pranta: 최고의, bhumih: 단계, prajna: 지혜)

**For him, the sevenfold ultimate stage is wisdom.**

이 식별지에는 일곱 가지 단계가 있으며, 각각의 단계는 최종적인 해탈로 인도한다.

- **맹부 설명** 해탈로 가는 길에는 일곱 단계의 분별력[38]이 점차적으로 확립되며, 각 단계는 궁극적인 자유에 한 걸음씩 다가가도록 이끈다.

* 일곱 단계(*saptadhā*)

① 무지(*avidyā*)의 감소

② 명확한 통찰(*viveka*)의 발현

③ 구나(*guṇa*)의 본질 이해

④ 푸루샤와 프라크리티의 분리

⑤ 감각적 집착에서 벗어남

⑥ 해탈(*Apavarga*)의 상태

⑦ 카이발랴(*Kaivalya*)의 완성

### [아쉬탕가 수행 구조]

## 28. yogāṅgānuṣṭhānād aśuddhi kṣaye jñāna dīptir āviveka khyāteḥ

(yoga-aṅga: 요가의 가지, anuṣṭhānāt: 수행함으로써, aśuddhi: 불순함, kṣaye: 사

---

*38.* 고전 주석서는 ①2-16/고통은 완전히 파기되어 그것이 없다.②2-17/고통의 원인이 소멸되어 없다.③1-2/억제삼매에 의해 원인의 파기가 직관된다.④2-26/식별지와 같은 지혜가 개발된다.⑤2-22/붓디는 자신의 임무를 완수한다.⑥4-32/성분들은 환멸하여 다시는 생기하지 않는다.⑦4-34/순수정신은 본래의 모습으로 빛나며 독존한다. 어떤 해석가들은 아쉬탕가의 지혜를 말하기도 한다.

라짐, jñāna: 지혜/1-16, 직관적인 예지/1-48, dīptiḥ: 빛, ā: ~에 이르기까지, āviveka-khyāteḥ: 분별적 지식, 궁극적 통찰/2-15, 26, 3-53, 4-26)

**Through the practice of the limbs of yoga, when impurities are destroyed, the light of knowledge arises, leading to complete discriminative wisdom.**

요가의 여덟 가지 수행을 통해 불순함이 사라지면, 지혜의 빛과 분별의 깨달음이 드러난다.

- **맹부 설명** 요가의 여덟 가지 수행을 통해 마음(*citta*)에 남아 있던 카르마의 불순물-불순함이 제거되고, 푸루샤(*puruṣa*) 본연의 지혜가 밝아져(*Jñāna-dīptiḥ*), 궁극적인 분별지(*āviveka khyāteḥ*)에 도달하게 된다.

**〈우파니샤드에 나타난 아쉬탕가 요가의 모습들〉**

《요가수트라》는 요가의 철학과 실천법을 체계적으로 정리한 텍스트로, 그 중심에 아쉬탕가 요가(팔지 요가)가 자리 잡고 있다. 아쉬탕가 요가는 윤리적 규율(야마, 니야마)에서 시작해 신체적 자세(아사나), 호흡 제어(프라나야마), 감각의 통제(프라티야하라), 내적 집중(다라나), 명상(디야나), 삼매(사마디)에 이르는 단계적 수행 체계를 제시한다. 이러한 구조는 파탄잘리가 독창적으로 만든 것이 아니라, 우파니샤드에 뿌리를 둔 수행 전통을 집대성한 결과물로 볼 수 있다.

(1) 카타 우파니샤드: 요가라는 용어를 명시적으로 사용하며 마음과 감각의 통제를 통한 내적 탐구를 강조한다. 이 텍스트는 감각을 말, 마음을 고삐, 지성을 수레꾼으로 비유하며 집중(다라나)과 감각의 통제(프라티야하라)가 깨달음으로 가는 길임을 보여준다.

(2) 슈베타슈와타라 우파니샤드: 바른 자세(아사나)와 호흡 제어(프라나야마)의 중요성을 언급하며, 명상을 통해 신성과 합일하는 경험을 제시한다.

(3) 티타리야 우파니샤드: 인간 존재를 다섯 껍질(판차코샤)로 설명하며, 물질적 차원에서 시작해 내적 성장과 초월적 깨달음으로 나아가는 단계를 보여준다.

우파니샤드에서 언급된 이러한 수행법과 철학적 사상은 점진적 수련의 필요성을 강조하며, 아쉬탕가 요가의 기초가 된다. 파탄잘리의 《요가수트라》는 우파니샤드의 이 전통을 체계화하여 현대 요가의 실천적 모델로 자리 잡게 한 중요한 전환점이다.

## 29. Yama, niyama, āsana, prāṇāyāma, pratyāhāra, dhāraṇā, dhyāna, samādhayaḥ aṣṭāv aṅgāni

The eight limbs are: Yama (restraints), Niyama (observances), Āsana (postures), Prāṇāyāma (breath control), Pratyāhāra (withdrawal of the senses), Dhāraṇā (concentration), Dhyāna (meditation), and Samādhi (absorption).

금계, 권계, 자세, 호흡 조절, 감각 억제, 집중, 명상, 삼매 — 이 여덟 가지가 요가의 단계들이다.

- **맹부 설명** 요가는 금하는 금계와 권하는 권계를 비롯하여, 명상용 앉은 자세와 호흡 멈춤, 감각의 전환, 주의 모음, 명상, 삼매로 이루어진 여덟 단계의 길이다.

## 30. Ahiṃsā-satya-asteya-brahmacarya-aparigrahāḥ yamāḥ

(Yama– √yam 제지하다, 억제하다)

Non-violence (ahiṁsā), truthfulness (satya), non-stealing (asteya), celibacy (brahmacarya), and non-possessiveness (aparigraha) are the restraints (yamas).

비폭력, 진실, 도둑질하지 않음, 금욕, 소유하지 않음들이 '야마'이다.

• **맹부 설명** 금하는 것들인 '야마'는 비폭력(아힘사), 진실성(사트야), 남의 것을 탐하지 않음(아스테야), 절제된 삶(브라흐마차리야), 그리고 탐욕을 버림(아파리그라하)으로 요가 목적을 달성하기 위해 수행자가 실천해야 하는 것이다.

## 31. jāti-deśa-kāla-samayānavacchinnāḥ sārvabhaumā mahāvratam

(ete: 다섯 야마들은, **jāti**: 출생, 계급, **deśa**: 장소, **kāla**: 시간, 시대, **samaya**: 상황, 조건, **anavacchinnāḥ**: 제한되지 않는, **sārvabhaumā**: 보편적인, **mahā**: 위대한, vratam: 서약)

**Unrestricted by class, place, time, or circumstance, these are universal and constitute the great vow.**

태생, 장소, 시간, 상황에 의해 제한되지 않는 서약이 바로 위대한 서약이다.

• **맹부 설명** 이러한 윤리적 원칙들은 수행자의 가족력(혈통), 거주지, 시대 또는 개인적 상황과 관계없이 언제나 지켜야 할 보편적이고 필수적인 가치이다.

**〈계율에 대한 진화론적 설명]〉**

종교적 계율은 진화론적 관점에서 호모 사피엔스가 생존과 번식을 극대화하기 위해 발전시킨 행동 규범이다. 이러한 계율은 집단 내 협력을 강화하고, 갈등을 줄이며, 자원을 공정하게 분배함으로써 사회의 안정성을 높이는 데 기여한다. 비폭력, 진실성, 절제와 같은 원칙은 인간 본성의 충동적 행동을 억제하고, 장기적인 생존과 번식 성공을 보장하기 위한 진화적 전략으로 볼 수 있다.

계율은 문화적 진화의 산물로, 집단의 생존에 유리한 행동 양식을 전파하기 위해 형성되었다. 이는 집단 내 질서를 유지하고, 구성원 간 신뢰를 구축하며, 공동체 전체의 생존 가능성을 높이는 도구로 작용한다. 따라서 종교적 계율은 인간 사회의 안정과 번영을 지원하는 진화적 적응의 결과물이다.

## 32. Śauca-saṃtoṣa-tapaḥ-svādhyāya-īśvara-praṇidhānāni niyamāḥ

**Purity, contentment, discipline, self-study, and surrender to God are the observances**

청결, 만족, 고행, 자기 학습, 신에 대한 헌신들이 '니야마'이다.

• **맹부 설명** 행동하기를 권하는 '니야마'는 청결(샤우차), 만족하는 마음(산토샤), 수련과 고행(타파스), 자기 성찰과 학습(스바드히야야), 그리고 신에 대한 헌신(이쉬바라 프라니다나)으로 적극적이며 주도적인 실천이 중요하다.

## 33. vitarka[39]-bādhane pratipakṣa-bhāvanam

(**vitarka**: 해로운 사고, **bādhane**: 방해할 때, **pratipakṣa**: 반대되는 것, **bhāvanam**: 명상)

**When disturbed by negative thoughts, contemplate the opposite (positive thoughts).**

부정적인 생각이 방해될 때, 그 반대되는 생각을 함으로써 다스린다.

• **맹부 설명** 부정적이거나 해로운 생각으로 마음이 가득 차 괴로울 때에는, 1장 32절

---

39. *vitarka*(*vi*: '분리', '특별', *tarka*: '추론', '논리', '사고')는 '특별한 사고' 또는 '대상에 대한 초기 주의력'의 의미를 가진다. 특히 1.17에서 *samādhi*의 요소로서 사용되었다. 2.33에서는 '부정적 생각'으로 해석되어 사용되기도 한다. *vitarka*는 맥락에 따라 다양한 의미로 해석될 수 있는 복잡한 개념이다. 요가와 명상 수행에서는 주로 초기 주의 집중이나 사고 과정을 나타내지만, 윤리적 맥락에서는 극복해야 할 정신적 장애로 해석되기도 한다. 이 개념을 이해할 때는 항상 사용된 맥락을 고려해야 하며, 단일한 번역보다는 다양한 의미를 포괄하는 해석이 필요할 수 있다. 이 구절에서 위따라르카는 야마와 니야마 등 계율에서 벗어난 생각이나, 1장 6절의 괴로움을 낳는 생각 등에 해당된 것이다.

에서 제시된 '하나의 원리에 집중하는 수행'처럼, 반대되는 긍정적이고 조화로운 생각을 떠올려 마음의 평온을 되찾는다.

**〈주의 전환〉**

이는 현대 인지과학에서 주장하는 원리와도 일치한다. 인간의 마음은 동시에 두 가지 서로 상충하는 생각을 처리할 수 없으며, 우주천체학에서도 평행 우주가 없기에 두 가지 사건을 동시 경험할 수 없다고 본다. 따라서 긍정적인 생각으로 부정적인 생각을 대체하는 것은 마음의 조화를 회복하는 효과적인 방법이다.

## 34. vitarkā hiṃsādayaḥ kṛta-kāritānumoditā lobha-krodha-moha –pūrvakā mṛdu-madhyādhimātrā duḥkhājñānānanta-phalā iti pratipakṣa-bhāvanam

(vitarkāḥ: 해로운 사고들, hiṃsā-ādayaḥ: 폭력, kṛta: 행해진, kārita: 행하게 한, anumoditā: 승인된, lobha: 탐욕, krodha: 분노, moha: 무지, pūrvakā: ~에서 비롯된, mṛdu: 약한, madhya: 중간의, adhimātrā: 강한, duḥkha: 고통, ajñāna: 무지, ananta: 끝없는, phalā: 결과, iti: 이와 같이, pratipakṣa-bhāvanam: 반대되는 것에 대한 명상)

**Harmful thoughts such as violence, whether done directly, caused by others, or approved, and whether motivated by greed, anger, or delusion, can be mild, moderate, or intense in their effect, and result in infinite suffering and ignorance. To counter these, one should contemplate opposing thoughts.**

폭력 등의 나쁜 생각들은, 직접 행하거나, 시키거나, 허용하는 것으로 나타날 수 있다. 그리고 이러한 나쁜 생각은 탐욕과 분노와 어리석음에서 비롯되며, 약하거나 중간이거나 강한 정도로 나타난다.

• **맹부 설명** 현재 마음에서 폭력과 같은 부정적인 활동은 세 가지 방식으로 나타난다. 스스로 행하거나(*kṛta*), 타인을 통해 유발하거나(*kārita*), 이를 승인하는(*anumoditā*) 형태이다. 이러한 활동은 탐욕(*lobha*), 분노(*krodha*), 무지(*moha*)를 근본 원인으로 하며, 강(*adhimātrā*), 중(*madhya*), 약(*mṛdu*)의 세 가지 강도로 드러난다. 이로 인해 발생한 마음의 활동은 잠재 형성력(*samskāra*–1장 18절)을 남기며, 이 *samskāra*는 새로운 마음의 활동에 영향을 미쳐 끝없는 고통을 초래한다. 이를 극복하기 위해, 이러한 마음의 연쇄를 깊이 인식하고 반대되는 긍정적인 것을 명상하는 것이 중요하다.

## 35. ahiṃsā-pratiṣṭhāyāṃ tat-sannidhau vaira-tyāgaḥ

(ahiṃsā: 불해(不害), pratiṣṭhāyām: 특정 상태나 덕목의 견고한 확립을 의미, tat: 그것의, sannidhau: 가까이에서, 주변에서, 현존 앞에서, vaira: 적대감, tyāgaḥ: 포기)

**When one is firmly established in non-violence (ahimsa), hostility ceases in their presence.**

비폭력이 확립되면, 그의 주변에서 적대감이 사라진다.

• **맹부 설명** 비폭력의 수행이 완전히 확립된 요가 수행자의 현존 앞에서는 모든 적대적인 감정과 폭력성이 사라진다. 이는 2장 33절의 가르침과 같이, 부정적인 생각이 떠오르더라도 그 반대되는 긍정적인 원칙을 실천함으로써 이루어진다. 진정한 비폭력을 실천하는 사람은 자신뿐만 아니라 주변의 존재들에게도 자연스럽게 폭력성을 잃게 하는 영향을 미친다.

## 36. satya-pratiṣṭhāyāṃ kriyā-phalāśrayatvam

(satya: 진실성, pratiṣṭhāyām: 확립될 때, kriyā: 행위, phala: 결과, āśrayatvam: 기반이 됨, 의지처가 됨)

**When one is firmly established in truthfulness (satya), their**

words and actions acquire the power to bring about the desired result

진실이 확립되면, 행위와 결과의 토대(*āśrayatvam*)가 된다.

• **맹부 설명** 진실(*satya*)의 수행이 완벽히 확립된 요가 수행자는 자신의 모든 말과 행위가 반드시 그에 상응하는 결과로 실현되는 경지에 이른다. 이는 35절의 비폭력과 마찬가지로, 33절에서 언급한 부정적 생각에 대한 대치 수행이 완성된 결과이다. 진실이라는 순수한 덕목은 현실을 창조하는 힘으로 나타난다.

## 37. asteya-pratiṣṭhāyāṃ sarva-ratnopasthānam

(asteya: 훔치지 않음, pratiṣṭhāyām: 확립될 때, sarva: 모든, ratna: 보물, upasthānam: 나타남)

When one is firmly established in non-stealing (asteya), all treasures are made available to them.

도둑질하지 않는 것이 확립되면, 모든 보물들이 자연스럽게 따라온다.

• **맹부 설명** 도둑질하지 않음의 수행이 완전히 확립된 요가 수행자에게는 모든 '보물'이 저절로 다가온다. 이는 33절에서 설명한 것처럼, 탐욕이나 소유욕과 같은 부정적 생각을 억제하고 '도둑질하지 않음'을 철저히 실천한 결과이다. 여기서 '도둑질하지 않음'은 단순히 물질적 절도를 피하는 것을 넘어, 우주의 질서를 따르고 자신의 참된 자아를 실현하는 수행을 의미한다. 또한, 우파니샤드에서 말하는 '보물'은 물질적 풍요뿐 아니라 지적 성취와 초월적 깨달음까지 포함한다. 외부에서 무언가를 강제로 취하려 하지 않고 자신의 본성을 온전히 실현할 때, 우주적 진리와 풍요로움이 자연스럽게 주어진다는 뜻이다.

## 38. brahmacarya-pratiṣṭhāyāṃ vīrya-lābhaḥ

(brahmacarya: 절제, pratiṣṭhāyām: 확립될 때, vīrya: 힘, 용기, lābhaḥ: 얻음)

**When one is firmly established in celibacy (brahmacharya), they gain vitality and strength.**

성 에너지 절제가 확립되면, 에너지가 축적되고 큰 힘을 얻게 된다.

• **맹부 설명** 베다와 우파니샤드의 전통에서 성 에너지는 단순한 육체적 힘을 넘어 창조적 에너지로 여겨지며, 이를 절제하고 다스릴 때 삶의 집중력과 내적 에너지가 크게 높아진다고 한다. 브라흐마차리야(*brahmacharya*)가 완전히 확립된 요가 수행자는 영적 성장과 내적 평화를 원동력으로 삼아 욕망과 갈등에서 벗어난 자유를 얻는다. 이러한 자유는 남성과 여성 모두와 진리와 수행을 중심으로 소통할 수 있는 힘을 제공하며, 삶을 조화롭고 균형 있게 살아가는 지혜와 내적 충만으로 이어진다. 브라흐마차리야(*brahmacharya*)는 비폭력(*ahimsa*), 진실(*satya*)과 같은 덕목과도 밀접하게 연결되어 수행자가 세간의 욕망과 갈등을 초월한 상태에서 진리를 실천하고 전파할 수 있도록 돕는다.

## 39. aparigraha-sthairye janma-kathantā-sambodhaḥ

(aparigraha: 무소유, sthairye: 안정됨, janma: 출생, kathantā: 어떤 방식으로, sambodhaḥ: 이해)

**When one is firmly established in non-possessiveness (aparigraha), knowledge of the how and why of existence is revealed.**

소유하지 않음이 안정되면, 왜 태어나는지 이해를 얻게 된다.

• **맹부 설명** 소유하지 않음(*aparigraha*)은 단순히 물질적 욕망이나 세속적 집착을 포기하는 것을 넘어선다. 이는 프라크리티라는 외부의 유혹과 변화에 매달리는 대신, 푸루샤로 설명되는 자신의 내면에서 진정한 평화와 진리를 찾는 중요한 수행이다. 베다와 우파니샤드 전통에서도 '소유하지 않음'은

단순한 무소유가 아니라, 물질과 욕망에서 벗어나 삶의 본질을 깨닫는 필수적인 실천으로 여겨졌다. 이를 완전히 실천하면, 삶의 근본적 의미와 자신의 참된 자아에 대한 깊은 통찰이 가능해진다. 더 이상 외부에서 무언가를 채우려 하지 않고, 내면의 풍요와 지혜를 통해 삶의 진리를 깨달을 수 있다.

수행이 더 깊어질수록, 존재의 근본적 동기와 윤회의 집착에서 벗어나 해탈(*apavarga*–2장 18절)이라는 진정한 자유로움을 얻게 될 것이다.

## 40. śaucāt svāṅga-jugupsā parair asaṃsargaḥ

(śauca: 청정, svāṅga: 자신의 몸, jugupsā: 혐오, parair: 타인과, asaṃsargaḥ: 접촉하지 않음)

**Through purity (śauca), there arises disgust for one's own body and disinterest in contact with others.**

청결의 수행을 통해 자기 자신에 대한 혐오감과 다른 이들과의 접촉에 대한 두려움이 사라진다.

• **맹부 설명** 정화 수련법으로 프라크리티의 정화를 이루고, 삼매를 통해 의식을 맑게 정화하면, 수행자는 자기 자신에 대한 불편함이나 혐오감에서 벗어나고 타인과의 접촉에서도 두려움 없이 순수한 마음으로 대하게 된다. 이는 청결(*śauca*)이 단순히 외적 깨끗함을 넘어, 몸과 마음의 모든 불순물을 제거하고, 프라크리티의 정화를 통해 마음을 맑히며, 삼매로 의식의 본질에 다가가는 수행임을 의미한다.

## 41. sattva-śuddhi-saumanasyaikāgryendriya-jayātma-darśana-yogyatvāni ca

(sattva: 순수성, śuddhi: 정화, saumanasya: 기쁨, 만족, ekāgrya: 집중, indriya–jaya: 감각의 제어, ātma-darśana: 자아의 통찰, yogyatvāni: 적합성, 능력, ca: 그리고)

**From purity (śauca), clarity of mind, cheerfulness, one-pointedness, mastery over the senses, and fitness for self-realization arise.**

청결이 확립되면, 마음의 맑음과 평온, 집중력, 감각의 제어, 그리고 자아에 대한 깨달음의 자격이 생긴다.

- **맹부 설명** 청결(*śauca*)이란 단순한 외적 깨끗함을 넘어, 앞선 수트라들에서 강조된 다양한 덕목과 실천이 조화를 이루어 내면에 자리 잡을 때 나타나는 총체적인 맑음이다. 이러한 청결이 완전히 확립되면, 마음이 맑아지고 평온해지며, 집중력이 강화되어 감각을 자유롭게 다스릴 수 있게 된다. 이를 통해 수행자는 자기 본질에 대한 깊은 통찰과 깨달음에 다가갈 준비가 이루어진다.

## 42. saṃtoṣād anuttamaḥ sukha-lābhaḥ

(saṃtoṣāt: 만족으로부터, anuttamaḥ: 최상의, sukha: 행복, lābhaḥ: 획득)

**From contentment (santoṣa), supreme happiness is attained.**

만족(*saṃtoṣa*)으로, 비할 데 없는 내적 행복과 평화를 경험하게 된다.

- **맹부 설명** 만족(*santoṣa*)이란 외부 조건에 흔들리지 않고 내면의 평온을 유지하는 덕목으로, 프라크리티의 변덕스러운 욕망 세계에서 벗어나 순수한 푸루샤의 본질로 돌아감을 의미한다. 만족을 실천하면, 마음은 끊임없이 갈망하고 동요하는 괴로움에서 벗어나, 푸루샤의 순수하고 밝은 존재를 경험하게 된다. 이로써 수행자는 외부 대상에 의존하지 않는 깊은 행복과 평온을 얻게 되며, 진정한 의식에서 비롯된 기쁨으로 마음이 충만해진다. 이는 세속적 만족을 넘어선, 내적 충만에서 오는 더할 나위 없는 기쁨을 뜻한다.

## 43. kāyendriya-siddhir aśuddhi-kṣayāt tapasaḥ

(kāya: 몸, indriya: 감각 기관, siddhi: 완성, aśuddhi: 불순물, kṣayāt: 소결로부터, tapasaḥ: 고행에 의해, 자기 수련을 통해)

**Through discipline (tapas), impurities are destroyed, and mastery over the body and senses is achieved.**

열정적 수행을 통해 장애물들이 소멸되면, 신체와 감각 기관이 완전히 발현된다.

• **맹부 설명** 타파스(*Tapas*)는 힘을 강화하기 위한 필수적인 수행이다. 베다에서는 창조적 에너지와 우주 질서를 유지하는 원리로, 우파니샤드에서는 진정한 자아를 발견하고 깨달음을 위한 수행으로, 자이나교에서는 엄격한 고행을 통해 카르마를 소멸하고 해탈에 이르는 길로 강조된다. 타파스 수행을 통해 수행자는 신체와 감각을 정화하고 강화하여 특별한 능력을 얻게 된다. 이로써 불순물에서 벗어난 신체와 감각은 고도로 정련된 상태에 도달한다. 그러나 '과유불급'이라는 격언처럼, 지나친 열정은 몸과 마음에 해를 끼칠 수 있으므로 균형 잡힌 열정과 절제가 필요하다.

## 44. svādhyāyād iṣṭa-devatā-samprayogaḥ

(svādhyāyāt: 자기 학습으로부터, iṣṭa: 선택된, devatā: 신성, samprayogaḥ: 연결)

**Through self-study (svādhyāya), union with one's chosen deity (iṣṭa-devatā) is achieved.**

자기 공부를 통해 바라는 신성과 결합이 이루어진다.

• **맹부 설명** 지속적인 자기 탐구와 학습을 통해, 수행자는 자신의 이상이나 내면의 신성한 본질과 깊은 연결을 이루게 된다.

## 45. samādhi-siddhir īśvara-praṇidhānāt

(samādhi: 삼매, siddhi: 성취, īśvara: 최고의 존재, praṇidhānāt: 헌신으로부터)

**Through surrender to God (īśvara-praṇidhāna), the perfection of samadhi is attained.**

신에 대한 헌신으로 삼매를 성취한다.

• **맹부 설명** 절에서도 삼매를 이루는 방법으로 언급된다. 이는 수행자가 자신의 에고와 집착을 내려놓고 절대적 존재에 마음을 온전히 맡기는 과정을 의미한다. 인도의 수행 전통에서 헌신은 자아를 내려놓음으로써 무아(ANATTA)의 경지에 이르는 것을 목표로 하며, 개인적 욕망과 에고의 제한을 넘어 더 큰 의식으로 나아가는 길을 열어 준다. 헌신을 통해 수행자는 내면의 잡음을 비우고, 삼매에 도달할 수 있는 순수한 집중과 몰입을 이룬다. 이 과정에서 헌신은 개인적 자아를 초월하여 절대적 진리를 경험하도록 돕는 강력한 수행법으로 작용한다.

## 46. sthira-sukham āsanam

(**sthira**: 견고한, **sukham**: 편안한, **āsanam**: 앉는 방법)

**A posture should be steady and comfortable.**

견고하고 편안한 것이 앉는 방법, 아사나이다.

• **맹부 설명** 아사나(수련용 앉은 자세)는 신체가 견고함 또는 안정감을 가지면서도 동시에 편안함을 느낄 수 있는 균형 상태를 추구한다. 특히 명상에서의 몸은 견고함과 부드러움이 조화를 이루는 것이 핵심이다.

## 47~8. prayatna-śaithilya-ananta-samāpattibhyām - tato dvandva-anabhighātaḥ

(**prayatna**: 노력, **śaithilya**: 이완, **ananta**: 무한한, **samāpatti**: 깊은 명상 상태, **bhyām**: ~에 의해, **Tatah**: 그로 인해, 그러므로, **Dvandva**:이중성, 쌍극성 (예: 덥고 추움, 고통과 쾌락), **Anabhighātaḥ**: 방해받지 않음, 영향받지 않음)

**Through the relaxation of effort and absorption into the**

infinite, then, one is no longer disturbed by dualities.

노력의 이완과 무한에 대한 몰입을 통해, 그로 인해 이중성에 더 이상 방해받지 않는다.

• **맹부 설명** 올바른 아사나, 즉 안정되고 편안한 자세를 유지할 때, 과도한 노력은 자연스럽게 이완되고 무한한 의식과 연결되는 깊은 명상이 이루어진다. 아사나의 완성도가 깊어져 마음이 내적 균형을 이루면, 몸과 마음은 즐거움과 고통, 더위와 추위 같은 이원적 감각에 덜 흔들리게 된다. 이는 마치 뿌리 깊은 나무가 바람에도 휘둘리지 않듯, 수련된 몸과 마음이 외부 자극 속에서도 본연의 평정을 지키는 상태를 의미한다.

## 49. tasmin sati śvāsa-praśvāsayor gati-vicchedaḥ prāṇāyāmaḥ

(tasmin: 그것/아사나, sati: ~일 때, śvāsa: 들숨, praśvāsa: 날숨, gati: 흐름, vicchedaḥ: 중단, prāṇāyāmaḥ: 호흡 조절)

When this is achieved, control of the movement of inhalation and exhalation is known as prāṇāyāma

그것(좌법)이 확립되었을 때, 들숨과 날숨의 움직임을 제어하는 것이 프라나야마이다.

• **맹부 설명** 프라나야마의 첫 단계는 아사나가 앞에서 설명된 것처럼 확립되면 들숨과 날숨의 흐름을 의도적으로 조절하고(사히따프라나야마), 일정 기간 숨을 보유하고 참는 연습을 하는 것이다.

## 50. bāhyābhyantara-stambha-vṛttir deśa-kāla-saṃkhyābhiḥ paridṛṣṭo dīrgha-sūkṣmaḥ

(bāhya: 외부의, abhyantara: 내부의, stambha: 정지, vṛtti: 작용, deśa: 장소, kāla: 시간, saṃkhyā: 횟수, paridṛṣṭo: 관찰된, dīrgha: 길게, sūkṣma: 미세한)

Prāṇāyāma involves the regulation of the breath as external (exhalation), internal (inhalation), and retention, observed according to place, time, and number, and becomes prolonged and subtle.

외부, 내부, 멈춤의 흐름은 장소, 시간, 횟수에 의해 관찰되며, 길거나 미세하게 된다.

• **맹부 설명** 프라나야마의 두 번째 단계는 호흡을 들숨(*bāhya*), 날숨(*abhyantara*), 그리고 인위적 멈춤(*stambha*)으로 구분한 '사히따 프라나야마 (*sahita prāṇāyāma*)'를 포함한다. 이는 에너지 통로인 나디(*deśa*)를 조절하며, 들숨과 날숨, 멈춤의 시간(*kāla*)을 점차 늘리고 수련 횟수(*saṅkhyā*)를 증가시키는 방식으로 이루어진다. 이러한 하타요가 수련을 통해 호흡은 점차 길고 미세하게 변화한다.

## 51. bāhyābhyantara-viṣayākṣepī caturthaḥ

(bāhya: 외부의, abhyantara: 내부의, viṣaya: 대상, ākṣepī: 초월하는, caturthaḥ: 네 번째)

The fourth stage transcends the sphere of external and internal breathing.

외부와 내부의 영역을 초월하는 것이 네 번째이다.

• **맹부 설명** 프라나야마의 세 번째 단계는 들숨과 날숨의 영역을 넘어서는 상태를 말하며, 이는 호흡이 자연스럽게 길어지고 멈춤이 일어나는 것처럼 되는 상태로 이어진다. 이러한 상태가 제4의 프라나야마, 즉 께왈라 쿰브하까(*Kevala Kumbhaka*)이다.[40]

---

*40.* 날숨이 하나, 들숨이 둘, 날숨과 들숨 후 강제 멈춤이 세 번째 호흡이며, 날숨과 들숨 후 멈춤이 자연스럽게 사라진 것이 네 번째 호흡이다. 께왈라 쿰박을 의미한다.

## 52. tataḥ kṣīyate prakāśāvaraṇam

(tataḥ: 그 결과로, kṣīyate: 소멸된다, prakāśa: 빛, 지성, āvaraṇam: 장애물)

**Then, the veil covering the light of awareness is destroyed.**

그 결과로 빛(지혜)을 가리는 것이 소멸된다.

• **맹부 설명** 이러한 프라나야마 3단계 수행들을 지속적으로 수행하면, 순수한 의식을 가리고 있던 마음의 장애물(2장 5절, 무지, 자아의식, 집착, 혐오, 생존에 대한 집착)들이 점차 제거된다.

## 53. dhāraṇāsu ca yogyatā manasaḥ

(dhāraṇāsu: 다라나(집중)에 대해, ca: 그리고, yogyatā: 준비됨, manasaḥ: 마음의)

**And thus, the mind becomes fit for concentration (dhāraṇā).**

그리고 마음이 다라나를 위한 준비된 마음이 된다.

• **맹부 설명** 이러한 프라나야마의 3단계 수행 결과, 호흡이 자연스럽게 길어지고 주의가 밝아지며 장애물이 제거되면, 마음은 명상을 위한 기초 단계인 다라나(*dhāraṇā*)를 수련할 준비 상태에 이르게 된다.[41]

**〈요가수트라/*YS*와 하타프라디피카/*HP*의 프라나야마 구조〉**

『요가수트라/*YS*』의 프라나야마 구조는 『하타요가 프라디피카/*HP*』의 사히따 프라나야마와 께왈라 프라나야마와 같은 수련법의 원형으로 볼 수 있는 충분한 타당성을 지닌다.

49절은 프라나야마를 "들숨과 날숨의 흐름을 제어하는 것"으로 정의하며, 숨의 제어를 통한 기본 원칙을 제시한다. 이는 사히따 프라나야마의 초기 단계로, 호

*41.* 1장 34절의 구절과 연결 지어서 읽으면 좋다.

흡의 흐름을 의도적으로 조절하기 시작하는 모습을 반영한다.

50절에서는 프라나야마 수행이 길고 미세한 호흡으로 발전하는 과정을 설명한다. 이는 사히따 프라나야마가 점진적으로 심화되고 안정화되는 과정을 나타낸다.

51절에서는 들숨과 날숨의 범위를 초월한 "네 번째 상태"를 언급하며, 숨의 완전한 멈춤 상태를 강조한다. 이 단계는 께왈라 프라나야마로 이어지는 이상적 목표를 보여준다.

52절에서는 "빛을 가리는 장애들이 소멸한다"라고 하며, 프라나야마의 수행 결과로 내면의 명료화와 깨달음이 가능해지는 상태를 묘사한다.

이러한 49에서 52절까지의 프라나야마의 철학적 원칙과 초월적 목표는『*HP*』의 구체적 수행법으로 발전시켰음을 볼 수 있다. 따라서 인도 하타요가의 사히따 프라나야마는『*YS*』에서『*HP*』*FH*의 점진적 발전 구조를 구체화한 사례로 이해될 수 있다.

## 54. sva-viṣayāsamprayoge cittasya svarūpānukāra ivendriyāṇāṃ pratyāhāraḥ

(**sva-viṣaya**: 자신의 대상, **asamprayoge**: 연결되지 않음, **cittasya**: 마음의, **svarūpa**: 본질, **anukāra**: 모방, **iva**: ~인 것처럼, **indriyāṇāṃ**: 감각 기관들의, **pratyāhāraḥ**: 감각의 철회)

**Withdrawal of the senses (pratyāhāra) occurs when the senses no longer engage with their objects and align instead with the nature of the mind.**

[각] 감각기관들이 자신들의 대상들과의 접촉에서 마치 마음의 본성을 모방하는 것처럼 [되는 것이] 프라티아하라이다

• **맹부 설명** 프라티아하라란 감각기관들이 외부 세계의 자극(시각, 소리, 냄새, 맛, 피부 감각 등)과의 습관적인 연결에서 의식적으로 벗어나는 과정을 말한다. 이는 스마트폰을 '비행기 모드'로 전환하듯, 외부로 향하던 모든 감각의 안테나를 접고 내면으로 돌리는 것과 같다. 이 과정에서 마음은 자연스럽게 고요해지며, 마치 잔잔한 호수가 맑아져 그 바닥까지 선명히 들여다보이는 상태에 이른다. 이러한 프라티아하라 상태는 명상의 문턱에 들어서는 순간을 의미한다.

## 55. tataḥ paramā vaśyatendriyāṇām

(tataḥ: 그로부터, paramā: 최고의, vaśyatā: 지배력, indriyāṇām: 감각 기관들의)

**Then, the supreme mastery over the senses is achieved.**

그 결과로 감각기관들의 최상의 제어[가 이루어진다].

• **맹부 설명** 감각의 철수로 인해, 감각 기관들에 대한 최고 수준의 통제력이 생긴다. 이 통제력은 명상 수련과 일상 속에서 외부 자극에 자동적으로 반응하지 않고, 의식적으로 선택하여 반응할 수 있는 힘을 의미한다.

이상 빠단잘리가 정리한 《요가수트라》의 제2장 실수품을 마친다.

# 3. 초능력 / *vibhuti padah*

**[삼야마]**

## 1. deśa-bandhaś cittasya dhāraṇā

(**deśa**: 장소, **bandha**: 묶음, **cittasya**: 마음의, **dhāraṇā**: 집중, 파지)

**Fixing the mind to one place is concentration.**

마음이 한 장소에 묶는 것이 집중(움켜쥠)이다.

- **맹부 설명** 집중/다라나란? 끊임없이 움직이는 마음을 의도적으로 하나의 대상(물리적, 정신적 주제, 또는 명상 주제)에 고정시켜, 지속적인 고정 상태를 유지하는 것을 말한다. 이는 마음의 흐름을 특정 초점에 묶어두는 정신적 수련이다.

*Dharana*는 동사 어근 *dhṛ*에서 파생된 단어로, '지탱하다, 유지하다, 붙잡다, 움켜쥐다'라는 뜻을 가진다. 이는 '유지' 또는 '고정'을 의미하며, 어떤 것을 의식적으로 붙잡고 유지하는 행위를 가리킨다. 또한 명상의 *dhyana*와 *samadhi*로 나아가는 기초 단계로 설명된다. 실제 명상 수련 단계에서 다라나는 초보 명상자가 마음이 산만하지 않도록 하나의 초점(예: 호흡, 심상, 신성한 단어)에 머물게 하는 첫 훈련이다. 2장 53절의 호흡에서 언급된 내용을 참고하여 보라.

## 2. tatra pratyayaikatānatā dhyānam

(**tatra**: 그 상태에서, **pratyaya**: 인식의 내용/1-10, 18, 19, 2-20, 3-2, 12, 17, 19, 35, 4-27, **ekatānatā**: 연속성, **dhyānam**: 명상, 1-39, 2-11, 4-6. 문을식-12번의 호흡이 하

나의 다라나, 12번의 다라나가 하나의 디야나, 333쪽)

**Meditation is the continuous flow of cognition toward that object.**

거기에서 의식 내용이 끊임없이 연속되는 것이 명상이다.

- **맹부 설명** 명상/디야나란? 다라나에서 시작된 안정된 집중이 끊어짐 없이 이어져, 대상에 대한 인식이 마치 강물처럼 지속적이고 깊이 있게 흐르는 상태(*dhyāna/flow*)를 의미한다. 이는 단순한 주의집중을 넘어, 관찰자와 대상 사이의 간격이 점차 좁혀지며 하나의 순수한 의식의 흐름으로 융합되어 가는 과정이다.

**〈*dhyāna*의 어근과 동일한 단어들〉**

명상과 숙고, 그리고 깊이 있는 인식을 중심으로 하는 단어들에 널리 영향을 주었다. 이 어근에서 파생된 단어들은 주로 요가, 명상, 철학적 탐구 등에서 중요하게 다뤄지며, 실천과 이론 모두에서 중심적인 역할을 한다.

① ***dhyāna***: 명상, 묵상, 숙고. 요가나 불교 명상에서 몰입을 나타냄.
② ***dhyātā***: 명상하는 사람, 묵상자, 관찰자. 명상 수행자를 지칭.
③ ***dhyeya***: 목표, 숙고해야 할 것, 명상의 대상. 철학적 목표를 가리킬 때 사용.
④ ***adhyāna***: 숙고, 주의 깊은 관찰. 어떤 주제에 대해 신중히 분석할 때 사용.
⑤ ***dhyāvas***: 깊이 생각하는 행위. 베다에서 신성한 의식이나 숙고행위.
⑥ ***dhyāpaka***: 묵상이나 명상을 가르치는 사람. 명상을 지도하는 선생.
⑦ ***adhyāsa***: 마음이 숙고 중에 잘못된 대상에 초점을 맞출 때 나타나는 상태.

## 3. tad evārthamātra-nirbhāsaṃ svarūpa-śūnyam iva samādhiḥ

(**tad eva**: 그것 자체, **arthamātra**: 대상 그 자체만, **nirbhāsaṃ**: 빛남, **svarūpa**: 자기 본질,

śūnyam: 비어 있음, iva: ~인 것처럼, samādhiḥ: 삼매)

**That (state) in which only the essence of the object shines forth, as if devoid of its own form, is absorption (samādhi).**

그것이 대상만이 비추어지고 자기 형태는 비어있는 듯한 것이 삼매이다.

- **맹부 설명** 사마디(*samādhi*)란? 디야나의 상태가 더욱 심화되어, 명상 대상의 본질만이 순수하게 빛나고(*nirbhāsaṁ*), 명상하는 수행자의 자아의식은 완전히 소멸(*śūnyam*)된 완전한 몰입 상태를 의미한다. 이는 관찰하는 주체(*draṣṭā*, 푸루샤)와 관찰되는 객체(*dṛśya*, 프라크리티)의 이원적 구분이 녹아들어[42], 순수 의식(*pure consciousness*)만이 빛나는 궁극의 통찰 상태다.

## 4. trayam ekatra saṃyamaḥ

(trayam: 세 가지, ekatra: 한 곳에, saṃyamaḥ: 삼야마[43])

**The three (practices), when practiced together, constitute perfect discipline (saṁyama).**

세 가지가 함께 있을 때이다.

- **맹부 설명** 총제/삼야마(*saṃyama*)란? 다라나, 디야나, 사마디의 세 단계가 분리될 수 없는 하나의 연속체로 융합된 상태를 말한다. 이는 단일 대상에 대한 주의의 고정에서 시작하여, 그 대상에 대한 깊은 인식의 지속적 흐름을 거쳐, 궁극적으로는 대상과 관찰자의 구분이 사라지는 완전한 일체화에 이르는 고도의 정신적 수행 과정을 의미한다.

---

42. *Svarūpaśūnyam–sva* '자신의', *Rūpa* '형태', '본성', *Śūnya*'비어 있음', '없음' "자신의 형태가 비어 있음" 또는 "자신의 본성이 없어짐", "순수한 의식만이 있는"이라고 할 수 있다.

43. 삼야마(*saṁyama*)는 접두사 *saṁ*/ '함께', '완전히', '철저히', 어근 *yam*/ '통제하다', '제어하다', '억제하다'로 "완전한 통제" 또는 "철저한 제어"라고 할 수 있다.

## 5. taj-jayāt prajñālokaḥ

(taj: 그것의, jayāt: 숙달, 정복, 마스터함으로 인해, prajñā: 지혜, ālokaḥ: 빛)

**From mastery over that, the light of higher knowledge arises.**

그것을 숙달함으로써 지혜의 빛이 나타난다.

- **맹부 설명** 삼야마의 완전한 숙달을 통해 프라즈냐(*prajñā*)라 불리는 높은 차원의 지혜와 통찰력이 깨어난다. 이 지혜의 빛은 무지와 혼돈의 어둠을 벗겨내는 '내적 빛'으로, 푸루샤의 본질적 자각이 드러나는 순간이다. 이는 마치 현대 뇌과학에서 말하는 고도의 직관적 통찰 상태와도 연결된다. 푸루샤의 이 순수한 빛을 통해 수행자는 본연의 깊은 이해와 명료한 인식을 얻게 된다.

**〈명상이나 삼매 수행에서의 빛의 체험〉**

명상과 삼매 수행 중 경험되는 빛과 광명은 다양한 과학적 설명으로 이해될 수 있다. 예를 들어, 시각 피질(*Visual Cortex*)이 활성화되거나, 뇌의 새로운 연결 형성이 이루어지는 과정에서 발생하는 시냅스 전기 신호의 작용, 외부 자극 감소로 인한 감각 보충 메커니즘, 도파민, 세로토닌, 옥시토신 등 신경전달물질 분비의 변화, 그리고 '빛'을 경험할 것이라는 기대와 믿음에 의한 플라시보 효과 등이 이러한 현상을 설명하는 데 중요한 역할을 한다.

## 6. tasya bhūmiṣu viniyogaḥ

(tasya: 그것의, bhūmiṣu: 단계들에서, viniyogaḥ: 적용/'vini[44]': vi- + ni/'특별한', 아래로' 이며, '특별히 적용하다', '체계적으로 배치하다'가 된다.)

**Its application is to different stages (or levels)**

---

*44.* 비니요가라는 단어에 주의하길

그것은 단계들에 따라 적용된다.

• **맹부 설명** 삼야마는 수행자의 숙련도에 따라 여러 단계로 적용되며, 이는 수행자가 수련 과정 중에 마주할 다양한 난관을 극복하고, 점진적으로 더 높은 수준의 지식과 통찰을 얻게 하는 데 도움이 된다.

**〈비니요가의 전통과 현재〉**

(1) 역사

현대 비니요가 요가는 T. 크리슈나마차리아와 그의 아들 데시카차르에 의해 주창되었으며, 그들은 요가 수련이 각 개인의 신체적, 정신적 상태와 필요에 맞게 조정되어야 한다고 주장했다. 《요가수트라》 3장 6절에서 사용된 비니요가(*viniyoga*)는 수행자의 숙련도에 따라 여러 단계로 수행을 적용하거나 활용하는 것을 의미한다. 크리슈나마차리아는 이 전통적 개념을 자신의 요가 철학의 중요한 근거로 삼았으며, 이를 현대적 관점에서 재해석하여 개별화된 요가 수련을 강조하였다.

크리슈나마차리아는 요가를 단순한 운동이나 고정된 수행 체계로 보지 않고, 개별적인 필요에 따라 조정되는 유동적인 수련으로 보았다. 그는 빈야사(*vinyasa*)라는 호흡과 움직임의 결합 방식을 개발하여 수련자가 자신의 신체적, 정신적 상태에 맞춰 요가를 수련하도록 했다. 또한 아유르베다의 치료적 원리를 요가 수련에 통합하여 현대적 '치료 요가'로 재구성하였다.

데시카차르는 이러한 빈야사 원리를 기반으로 '비니요가'라는 용어를 사용하며 요가가 수련자 개개인의 필요에 맞추어 적용되어야 한다고 강조했다. 그는 자신의 책 『*The Heart of Yoga*』에서 이러한 접근이 파탄잘리의 《요가수트라》 3장 6절의 원리와 일치한다고 설명했다. 특히, 데시카차르는 비니요가를 자기인식, 호흡 조절, 내면 탐구를 통한 개인화된 요가 접근 방식으로 정의하며,

요가 수련의 본질적인 방법으로 보았다.

(2) 공통점과 유사점

현대 비니요가와 《요가수트라》의 비니요가는 모두 요가를 개별적인 필요에 맞춰 '조정'하는 것이 핵심이라는 점에서 공통점을 지닌다. 《요가수트라》의 비니요가는 순매 증득 방식은 모든 사람에게 일률적으로 적용되는 것이 아닌, 각자의 상태에 맞추어 수행되어야 함을 강조한다. 이처럼 현대 비니요가 역시 수련자 개개인의 특성과 필요를 고려한 맞춤형 요가 수련을 중요시한다.

또한, 두 가지 철학 모두 수행자의 내면 변화를 촉진하여 궁극적으로는 자기 이해와 해탈을 목표로 한다는 점에서 유사하다. 《요가수트라》는 의식의 정화와 탐구를 통해 해탈에 이르는 길을 제시하고 있으며, 현대 비니요가는 이를 바탕으로 각자가 자기 자신을 더 깊이 탐구하고 내면의 평화를 찾을 수 있도록 돕는다.

(3) 차이점

그러나 현대 비니요가는 더 개인화된 접근을 통해 물리적인 요가 동작뿐만 아니라 호흡, 명상, 생활 습관 등 수련자의 전반적인 삶을 포괄하는 방식으로 확장되었다. 반면, 《요가수트라》의 비니요가는 철학적이고 수행 중심의 접근이 주를 이루며, 개별적 수련 방식에 대한 직접적인 내용보다는 일반적인 원리와 이론이 강조된다.

또한, 현대 비니요가는 실제로 수련자가 요가를 통해 정신적, 신체적 건강을 증진시키는 구체적 실천법을 포함하고 있어, 요가를 일상에서 활용 가능한 훈련법으로서 접근하는 반면, 《요가수트라》는 주로 요가의 내면적인 변화를 강조하는 방향으로 쓰여 있다.

## 7. trayam antaraṅgaṃ pūrvebhyaḥ

(trayam: 세 가지, antaraṅgaṃ: 내적인, pūrvebhyaḥ: 이전의 것들보다)

**The three (practices) are internal compared to the preceding ones.**

이 세 가지는 이전의 것들보다 더 내적인 것(*Antaranga Yog*)이다.

- **맹부 설명** 집중(*dhāraṇā*), 명상(*dhyāna*), 삼매(*samādhi*)로 이어지는 삼야마의 여정은 앞선 다섯 단계보다 더 세밀한 내면을 탐구하는 요가(*Antaranga Yog*)이다. 마치 상품 포장지를 제거하고 과일의 껍질을 하나씩 벗겨내어 마침내 속살에 다다르는 과정처럼, 수행자의 의식을 점차 깊은 내면으로 이끈다.

## 8. tad api bahir-aṅgaṃ nirbījasya

(tad: 그것, api: 또한, bahiraṅgaṃ: 외적인, nirbījasya: 무종자 삼매)

**Even that (is) external compared to the seedless (samadhi).**

그것 또한 무종 삼매(*nirbījasya*)에 있어서는 외적인 부분이다.

- **맹부 설명** 안타랑가 요가로 불리는 다라나(집중), 디야나(명상), 사마디(삼매)의 세 가지 수행 단계조차도, 무종자 삼매(*nirbīja samādhi*)와 비교하면 여전히 외적인 수행(*Bahiranga Yoga*)으로 간주된다.

### [3종 (역)전변/*parinamah*]

## 9. vyutthāna-nirodha-saṁskārayor abhibhava-prādurbhāvau nirodha-kṣaṇa-cittānvayo, nirodha-pariṇāmaḥ[45]

(vyutthāna:활동성향, nirodha:억제, 멈춤 saṁskārayor: 두 가지의 습관적 경향, 잠재형

성력, abhibhava: 소멸, prādurbhāva: 출현, kṣaṇa: 순간, citta: 마음, anvaya: 연결, pariṇāma: 변형, 전변)

**The restraint transformation occurs when the suppression of distractions and the emergence of impressions of restraint coincide, linking the moments of stillness in the mind.**

(마음은) 활동과 멈춤이라는 두 가지 습관적 경향성을 가진다. 멈춤과 발현이 발생하는 마음의 흐름 속에, 멈춤이라는 경향성이 마음에 연속적으로 결합할 때, 그것이 '멈춤의 전변'이다.

• **맹부 설명** 마음은 두 가지 방향으로 움직일 수 있다. 하나는 일반적인 방향인 활성화되는 '순방향'이고, 다른 하나는 멈춤으로 향하는 '역방향'이다. 마음이 순방향으로 움직일 때는 외부 자극과 생각에 반응하며 활성화된 상태를 유지한다. 반면, 역방향으로 움직일 때는 삼매의 힘에 의해 심적 활동이 점차 억제되며, 고요와 멈춤으로 향한다. 이러한 마음의 활성화와 멈춤 사이에서, 삼매의 힘으로 심적 활동이 억제되는 방향, 즉 역방향으로 마음의 흐름이 연속성을 얻는 순간, 마음이 멈춤 상태와 하나가 되는 것이 '멈춤 전변(*Nirodha Parinama*)'이다.'[46]

## 10. tasya praśānta-vāhitā saṁskārāt

(tasya: 그것/nirodha-pariṇāma의, praśānta: 평온한, 고요한, vāhitā: 흐름, saṁskārāt: 잠재 형성력으로부터)

**Its flow becomes peaceful due to the impressions of tranquility.**

그것(마음의 멈춤 상태)의 고요한 흐름은 잠재형성력에 의해 지속된다.

---

*45.* 2장 15절에 *parinama*/전변에 관하여 첫 언급이 시작된다.

*46.* 니로다는 마음의 작용이 멈추는 상태를 의미한다. 이는 프라크리티의 전변 활동이 잠잠해지는 과정으로 볼 수 있으며, 구나들이 균형 상태로 돌아가는 것은 역전변의 첫 단계라고 해석할 수 있다.

• **맹부 설명** 멈춤(역) 전변은 지속적인 수행을 통해 삼매의 경험이 새로운 잠재력으로 깊이 각인되면서 평온한 흐름(*praśānta-vāhitā*)을 형성한다. 즉, 멈추었던 마음이 순간적인 경험으로 끝나지 않고, 새로운 잠재력으로 내면 깊이 새겨져 안정된 상태로 이어지며, 이 잠재력은 고요한 흐름을 지속적으로 유지해 준다. 이 흐름은 아쉬탕가 요가로 설명하자면, 외현 되는 마음 작용이 프라티아하라의 내적 집중 속에서 내면화되고, 내면의 다라나가 디야나로 심화되며, 삼스카라의 힘을 통해 사마디로 안정적으로 안착하는 과정을 반영한다.

## 11. sarvārthataikāgratayoḥ kṣayodayau cittasya, samādhi-pariṇāmaḥ

(**sarvārtha**: 모든 대상, **ekāgratā**: 심일경성, **kṣaya**: 소멸, **udaya**: 출현, **citta**: 마음, **samādhi**: 삼매, **pariṇāma**: 변화, 전변)

**The transformation of the mind toward samādhi is characterized by the diminishing of distractions and the rise of one-pointedness.**

여러 대상을 향하는 산만한 마음 상태에서 하나의 대상에 고정된 상태로 전환될 때, 그 마음 활동 감소와 삼매 마음의 증가가 '삼매의 전변'이다.

• **맹부 설명** 마음이 세상의 모든 대상으로 향하던 산만한 활동이 (1장 2절) '요가는 마음작용의 중지(*Citta-Vṛtti-Nirodha*)'라는 본질적 목표에 따라 서서히 소멸하고, 하나의 대상에 고요하게 주의를 집중하게 될 때, (1장 17절의) *Vitarka*, *Vicāra*, *Ānanda*, *Asmitā*를 수반하는 마음 상태가 증가하며 나타난다. 이러한 상태가 바로 '삼매 (역)전변(*Samadhi Parinama*)'이다.[47]

---

*47.* 삼매는 깊은 명상 상태, 주체와 객체의 합일 상태를 의미한다. 이는 개인의 의식이 순수의식(푸루샤)과 가까워지는 과정으로 볼 수 있다. 역전변의 두번째 과정으로, 구나들의 영향력이 약화되고 본질적 상태로 돌아가는 과정으로 해석할 수 있다.

## 12. tataḥ punaḥ śāntoditau tulyapratyayau cittasyaikāgratā-pariṇāmaḥ

(tataḥ: 그로부터, punaḥ: 다시, śānta: 고요한, udita: 일어난, tulya: 동등한, pratyaya: 인식, citta: 마음, ekāgratā: 심일경성, pariṇāma: 변화, 전변)

**The transformation of the mind into one-pointedness (ekāgratā) is when the rising and subsiding thoughts become equal in nature.**

그로 인해, 다시 고요한 상태와 일어나는 상태가 동일하게 인식될 때, 이것이 마음이 하나로 모이는 '집중 전변'이다.

- **맹부 설경** 삼매 (역)전변을 경험한 뒤에도 삼야마 수행을 지속하면, 마음은 일상의 상황에서도 (2장 3절) 번뇌(*kleśa*)와 모순된 상황에 덜 휩싸이게 되며, 평정을 유지할 수 있는 능력을 점진적으로 발전시킨다. 이러한 상태가 바로 '심일경성 전변(*Ekāgratā Parinama*)'이다.[48]

**〈3종 전변과 괴로움 소멸을 위한 방법론〉**

(1) 요가 철학에서 괴로움은 무지(*avidya*)와 탐욕(*raga*)에서 비롯된다고 정의한다. 이 무지는 순수의식(*puruṣa*)과 물질적 세계(*prakṛti*)의 결합(*samyoga*) 이후, 그 결합의 긍정적인 의미를 잊어버리는 데서 시작된다.
이러한 망각은 프라크리티가 푸루샤라는 착각을 일으키고, 자신이 더 영원하기를 바라는 욕망을 불러일으킨다(*Vṛtti*, 작용). 이로 인해 세상은 '전변(*Anuloma Pariṇāma*, 順轉變)'하면서 괴로움이 발생한다. 무지와 탐욕으로 인한 행위가 반복되면서 축적된 경험은 삼스카라(*samskāra*)라는 잠재력으로 내면화된다.

---

*48.* 심일경성이란? 마음이 한 점에 집중된 상태를 의미한다. 이는 마음의 산만함(라자스)과 무기력함(타마스)이 줄어들고, 순수성(사트바)이 증가하는 과정으로 볼 수 있다. 이는 구나들이 더 높은 상태로 변화하는 역전변의 세번째 과정으로 해석할 수 있다.

이 삼스카라는 괴로움의 윤회 바퀴를 멈추지 않게 하는 원인이 된다.
요가의 궁극적인 목표는 이러한 잠재력과 의식의 변형을 제어하여 괴로움을 소멸시키는 것이다. 이를 위해 요가는 삼야마(*samyama*) 수행과 '3종 전변(*Pratiloma Pariṇāma*, 逆轉變)'이라는 핵심적인 방법론을 제시한다.

⑵ 3종 전변은 〈억제전변, 삼매전변, 심일경성 전변〉으로 구성되며, 이는 괴로움을 소멸시키기 위해 요가 수행자가 의식 상태를 점진적으로 깊이 있게 통제하는 과정이다. 이 전변들은 마음의 작용과 잠재력에 대한 예리한 관찰을 통해 의식을 지속적으로 정화하고, 최종적으로 식별지(***viveka-khyāti***)에 도달하는 기반을 마련하는 단계이다.

① 멈춤전변 (*Nirodha-Pariṇāma*)

멈춤전변은 마음작용의 멈춤을 통해 시작되는 단계이다. 이는 ***samādhi***를 통해 이루어지며, 불필요한 마음의 변화를 줄여 나가는 첫 번째 단계이다. 삼매에서 멈추게 된 마음작용은 새로운 잠재력으로 기억되어 안정된 흐름으로 자리 잡게 된다. 이 단계는 괴로움을 유발하는 외부의 자극이나 반응을 감소시키며, 마음이 고요한 상태에 도달하도록 돕는 것이다. 이는 요가의 핵심인 수습(***abhyasa***)과 이욕(***vairagya***)을 통해 다듬어지며, 궁극적으로 삼야마 수행의 기초가 된다.

② 삼매전변 (*Samadhi-Pariṇāma*)

삼매전변은 마음이 고요해진 상태에서 하나의 대상에 집중하여 깊이 들어가는 과정이다. 이 단계에서 마음의 분산된 작용은 하나의 지점으로 집중되며, 관찰 대상의 본질만이 드러나는 삼매 상태를 경험하게 된다. 삼매전변을 통해 마음의 작용이 정화되고 고요함이 유지되며, 마음이 보다 정밀하게 본질에 접근하게 되는 것이다. 이를 통해 괴로움의 뿌리인 무지와 탐욕에서 벗어나 관조적 통찰을 갖춘 상태로 변화하게 된다.

③ 심일경성 전변 (*Ekāgratā-Pariṇāma*)

심일경성 전변은 삼매의 지속적인 수행을 통해 마음이 어느 상황에서드 평정을 유지할 수 있는 고도의 집중 상태에 도달하는 것이다. 이 상태는 수행자가 의식의 흔들림 없이 순수의식을 유지할 수 있게 하며, 잠재력의 억제와 삼매 상태에서 더욱 정교한 안정감을 획득하도록 한다. 이를 통해 괴로움을 일으키는 마음작용의 변화를 막고, 궁극적인 식별지에 도달할 수 있게 되는 것이다. 수행자는 이 전변을 통해 스스로의 본성을 깨닫고, 괴로움을 벗어나는 지혜에 도달할 수 있게 된다.

(3) 《요가수트라》의 '3종 전변(*Pratiloma Pariṇāma*, 逆轉變)'은 괴로움의 소멸을 위한 철저한 방법론이다. 멈춤전변을 통해 마음의 작용을 잠재우고, 삼매전변으로 그 작용의 본질에 대한 예리한 통찰을 얻으며, 심일경성 전변을 통해 언제나 평정을 유지할 수 있는 심적 상태에 도달하는 것이 이 전변의 본질이다. 이러한 수행을 통해 요가 수행자는 특별한 능력도 얻게 되고, 수행의 끝에는 *viveka-khyāti*라는 궁극적 식별지에 도달하게 되며, 이는 괴로움을 완전히 소멸시키는 경지로 이어지게 된다.

**〈전변설의 양방향 작용에 관한 작은 보고서〉**

(1) 데이비드 고든 화이트(*David Gordon White*)는 그의 저서 *The Yoga Sutra of Patanjali: A Biography*에서 파탄잘리의 《요가수트라》와 불교의 교리를 비교하며, 두 전통이 상호 영향을 주고받았음을 논의하였다. 그는 요가의 전변설이 불교의 연기설과 유사한 구조를 지니고 있으며, 특히 마음의 변화를 설명하는 과정에서 공통점을 찾을 수 있다고 주장한다.

(2) 그러나 아직까지 전변설에서 괴로움을 낳는 순전변과 괴로움을 소멸하는 역전변이 있다는 주석서나 이론적 근거를 찾거나, 주장을 하는 학자는 없다. 그렇지만 《요가수트라》를 읽다 보면 일반인들의 마음작용에는 괴로움을 낳는 구조

로 살아가고 수행자들의 마음작용은 괴로움을 소멸해 가는 구조로 살아가는 모습을 읽을 수 있다. 하여 필자는 전변의 구조를 순전변과 역전변으로 나누어서 바라볼 필요성을 제기하고자 한다.

⑶ 불교의 십이연기는 순관과 역관의 방식으로 설명되는데, 순관은 무명으로부터 시작하여 노사까지 이르는 과정이고, 역관은 노사로부터 무명까지 거슬러 올라가는 과정이다. 이러한 연기설의 순관과 역관의 개념을 바탕으로 할 때, 전변(轉變) 역시 순변과 역변의 두 가지 방향성을 가질 수 있다.

① 순전변은 마음작용이 괴로움을 향해 진행되는 과정이다. 이는 무명을 조건으로 하여 발생하는 현상이며, 번뇌와 집착이 증가하는 방향으로 진행된다. 또한 윤회와 고통의 순환을 강화하는 성질을 가진다.

② 역전변은 삼매 수행을 통해 괴로움이 소멸되는 과정이다. 이 과정은 《요가수트라》에서 말하는 3종 전변의 단계를 거친다. 먼저 멈춤전변(*nirodha-pariṇāma*)을 통해 마음작용이 점차 억제되고, 삼매전변(*samādhi-pariṇāma*)을 통해 의식이 단일한 대상에 집중되며, 일점전변(*ekāgratā-pariṇāma*)을 통해 마음이 완전한 평정에 이른다. 이러한 과정은 정념과 지혜를 조건으로 하여 발생하는 현상이며, 번뇌와 집착이 감소하는 방향으로 진행된다. 또한 해탈과 열반을 향한 전환의 성질을 가진다.

⑷ 이러한 순변과 역변의 구분은 전변 과정에 대한 체계적 이해를 가능하게 하고, 수행의 방향성을 명확히 제시하며, 해탈도의 실천적 지침을 제공한다는 의의를 가진다. 결론적으로 전변의 순변과 역변 이론은 불교의 연기설을 바탕으로 하여 성립 가능한 이론이며, 특히 역전변의 과정은 《요가수트라》의 3종 전변과 연결되어 더욱 체계적인 수행론적 의미를 가진다. 이는 해탈도의 이론적 기초가 될 수 있다.

〈전변(*Pariṇāma*)의 양방향성에 대한 맹부의 재해석〉

상키아 철학에서는 두 근본 원리인 프루샤(*Puruṣa*)와 프라크리티(*Prakṛti*)가 삼요가(*Saṃyoga*, 결합)를 이루면서 세상의 변화가 시작된다고 본다. 이 결합으로 인해 프라크리티는 활동(*Vṛtti*, 작용)을 일으키며, 이를 통해 모든 존재와 현상이 생성되고 변화한다. 이러한 변화의 과정이 바로 전변(*Pariṇāma*, 변화)이다.

전통적으로 요가 철학에서는 이 전변을 세 가지(니로다 전변, 삼매 전변, 일심 전변 )로 구분하여 설명해 왔다. 그러나 맹부는 전변을 양방향적 구조로 재해석함으로써, 요가 수행의 철학적 의미를 더욱 선명하게 정리하였다. 즉, 전변은 그 자체로 방향성을 내포하며, 무지(*Avidyā*)와 결합한 전변과 삼야마(*Saṃyama*, 다라나 · 디야나 · 삼매의 통합 수행)와 결합한 전변이라는 두 갈래로 나뉜다.

첫 번째 방향은 순전변(*Anuloma Pariṇāma*, 順轉變)으로, 이는 프라크리티의 자연스러운 흐름을 따르는 변화이다. 무지와 함께 작용할 경우, 윤회(*Saṃsāra*)를 지속시키며 번뇌(*Duḥkha*)와 집착(*Rāga*)을 강화하는 결과를 초래한다. 마음이 외부 대상에 끌려가며 변화가 끊임없이 이어지는 상태이며, 요가 수련을 하지 않는 일반적인 삶의 변화 과정이 이에 해당한다.

반면 두 번째 방향은 역전변(*Pratiloma Pariṇāma*, 逆轉變)으로, 이는 프라크리티의 흐름을 거슬러 프루샤로 향하는 변화를 의미한다. 요가의 궁극적 목표는 바로 이 역전변을 실현하는 것이다. 삼야마 수행을 통해 식별지(*Viveka-Khyāti*, 진실을 꿰뚫어 보는 지혜)가 발현될 때, 마음의 작용이 점점 멈추고(*Nirodha*), 결국 프라크리티와 프루샤가 분리되어 해탈(*Kaivalya*)에 이르게 된다. 이는 변화의 흐름을 역행하여, 속박에서 벗어나는 방향의 전변이다.
필자는 이러한 양방향적 전변 개념을 통해, 아쉬탕가 요가(*Āṣṭāṅga Yoga*) 수행의 궁극적 의미를 강조하고, 상키아 철학을 보다 단순하고 명확한 구조로 재설정하였다. 기존의 삼종 전변 중심의 교학적 설명에서 벗어나, 변화는 그 자체로 가치중립적이며, 수행 여부에 따라 해탈로 향할 수도 있고, 속박을 강화할 수도 있다는 점을 강조하였다. 이를 통해, 전변은 단순한 개념적 구분이 아니라, 수행자가 어느 방향으로 변화를 이끌어 가느냐에 따라 해탈과 속박의 기로에서 결정적인 역할을 한다는 철학적 함의를 지닌다.

**[역전변의 결과로 프라크리티의 '체, 용, 상[49]' 이해]**

## 13. etena bhūtendriyeṣu dharma-lakṣaṇāvasthā-pariṇāmā vyākhyātāḥ

(**etena**: 이로써, **bhūta**: 원소, **indriya**: 감각 기관, **dharma**: 근본적 특성(體), **lakṣaṇa**: 징후, 표식(用), **avasthā**: 일시적 양상(相), **pariṇāma**: 변화, **vyākhyātāḥ**: 설명된)

**By this, the transformations of the elements and the senses, in terms of characteristics, changes, and states, are explained.**

이로써 오대 요소와 감각 기관들에 대한 속성, 특징, 상태의 변형이 설명되었다.

- **맹부 설명** 앞서 설명한 세 가지 마음의 (역)전변을 통해, 수행자는 물질세계(프라크리티)를 구성하는 모든 요소와 감각 경험 속에서 사물의 본질적인 성질, 그 성질이 드러나는 방식, 그리고 이들이 변화(전변)하는 과정을 깊이 이해하게 된다. 예를 들어, 나무가 성장하고 변하는 모습을 본다고 할 때, 수행자는 단순히 나무의 겉모습을 보는 것이 아니라, 나무가 자라나게 하는 본질적인 성질(양분 흡수, 광합성 등)을 이해하고, 그 성질이 어떻게

---

*49.* 체용상(體用相)은 동아시아(한, 중, 일) 불교에서 사물의 본질(體), 작용(用), 현상(相)을 설명하는 개념으로, 특히 중국 화엄종과 천태종에서 체계화되었다. 화엄종에서는 체를 법성이나 진여로 보고, 용은 이 본질의 작용, 상은 현상세계로 해석하며 『화엄경』과 『대승기신론』에 그 논의가 담겨 있다. 천태종에서는 체를 실상으로, 용을 그 작용으로, 상을 구체적 사물로 보며, 지의의 『마하지관』에서 이에 대한 설명을 찾을 수 있다.

잎과 꽃의 형태로 드러나는지를 통찰하게 된다. 또한, 계절의 변화에 따라 나무가 변해가는 과정을 이해하며, 그 변화가 어떤 내적 원리와 외적 요소에 의해 일어나는지를 깊이 파악하게 된다. 이와 같은 통찰력은 물질세계의 본질을 꿰뚫어 보며 사물의 존재 방식과 변화 과정을 명확하게 이해하도록 돕는다.

## 14. śāntoditāvyapadeśya-dharmānupātī dharmī

(**śānta**: 고요한, 과거, **udita**: 나타난, 현재, **avyapadeśya**: 표현할 수 없는, 미래, **dharma**: 특성, **anupātī**: 따르는, **dharmī**: 실체, 다르마를 가진 것)

**The substratum follows the succession of the tranquil, active, and unmanifested characteristics (dharmas).**

고요한 상태, 일어난 상태, 정의하기 어려운 상태로 이어지는 속성을 지닌 실체

- **맹부 설명** 실체(*dharmī*)는 과거(*śānta*), 현재(*udita*), 그리고 미래(*avyapadeśya*) 상태의 특성(*dharma*)들을 모두 내포하고 있다.[50]

## 15. kramānyatvaṁ pariṇāmānyatve hetuḥ

(**krama**: 순서, 연속, **anyatva**: 다름, **pariṇāma**: 변화, 전변, **hetu**: 원인)

---

*50.* 《요가수트라》 3장 14절과 상키아 철학의 통합적 해석 *abhyasa*
《요가수트라》 3장 14절은 모든 실체(실재, *Dharmī*)가 과거(고요한 상태, *Śānta*), 현재(드러난 상태, *Udita*), 미래(잠재된 상태, *Avyapadeśya*)의 특성을 내포하고 있음을 설명한다. 이는 상키아 철학의 인중유과론(*Satkāryavāda*), 즉 '결과는 원인 속에 이미 존재한다'는 원리를 반영한 것으로, 4장 11절과 12절에서 더 깊이 설명된다. 여기서 과거와 현재의 원인은 미래의 결과로 드러나며, 모든 가능성이 실체에 잠재되어 있다는 점을 드러낸다.
윤회의 카르마 법칙에 따르면, 모든 현재의 상태는 과거의 행위(카르마)와 잠재된 인상(삼스카라)의 영향력 아래 있으며, 동시에 미래의 결과를 내포한다. 삼스카라는 과거의 경험과 행동이 남긴 흔적으로, 이는 실체의 고요한 상태(과거), 드러난 상태(현재), 잠재된 상태(미래)의 형태로 존재한다. 이로써 실체는 시간과 공간을 초월한 연속적 변화 안에 놓여 있으며, 이러한 변화의 흐름 속에서 인과적 연결성을 유지한다.
요가의 수행자는 삼매의 예리한 지혜를 통해 물질세계와 실체의 본질을 이해하게 된다. 이를 통해 모든 실체는 고정된 것이 아니라, 끊임없이 변화하는 특성을 가진다는 사실을 깨닫는다. 수행의 목표는 이러한 변화를 관찰하고 통제하며, 윤회의 고리를 초월한 깨달음(*Kaivalya*)에 도달하는 것이다. 이는 현재라는 순간 속에 과거와 미래가 모두 잠재되어 있다는 깊은 통찰을 바탕으로 한, 요가와 상키아 철학의 통합적 실천이다.

The difference in sequence is the cause of difference in transformation (pariṇāma).

순서의 차이는 전변의 차이에 원인이 된다.

• **맹부 설명** 상키아와 요가 철학에서는 물질세계의 모든 현상이 일정한 원인과 결과의 흐름 속에서 발생한다고 본다. 즉, 업의 발현, 마음의 상태 변화, 물질적 변화와 같은 모든 현상은 그에 상응하는 이유와 원인에 따라 나타난다. 이러한 견해는 전통적으로 상키아 철학의 핵심인 인중유과론(*Satkāryavāda*)에 기반한 것으로, 물질세계의 다양한 현상이나 카르마의 발현에도 과거 경험에 각인된 잠재형성력(*Saṁskāra*)이라는 고유한 원리가 작용하고 있음을 의미한다.

## [신비한 능력/*vibhuti*]

## 16. pariṇāma-traya-saṁyamād atītānāgata-jñānam

(pariṇāma: 변화, 전변, traya: 세 가지, saṁyama: 삼야마, atīta: 과거의, anāgata: 미래의, jñāna: 지식)

By practicing Saṃyama (focused meditation) on the threefold transformation, knowledge of past and future is obtained.

3종 전변에 대한 삼야마로부터 과거와 미래에 대한 앎이 생긴다.

• **맹부 설명** 앞에서 설명한 세 가지 전변에 대한 깊은 수행(삼야마)을 통해 수행자는 지금 이 순간에 온전히 머물 수 있는 능력을 얻게 되며, 그 과정에서 과거와 미래가 별개의 시간이 아니라 현재와 밀접히 연결되어 있음을 꿰뚫어 보는 중요한 깨달음을 얻게 된다. 마치 나무의 나이테처럼 현재는 과거 행위들이 층층이 쌓여 이루어진 결과이자, 동시에 미래를 피워낼 씨

앗이라는 통찰이 생긴다. 이를 통해 수행자는 모든 시간의 흐름이 순간 순간 서로에게 영향을 주며 존재하는 진리를 직관하게 된다.

## 17. śabdārtha-pratyayānām itaretarādhyāsāt saṅkaras tat-pravibhāga-saṁyamāt sarva-bhūta-ruta-jñānam

(**śabda**: 소리, 단어, **artha**: 의미, 목적, **pratyaya**: 관념, **itaretara**: 상호 간의, **adhyāsa**: 중첩, **saṅkara**: 혼동, **tat**: 그것의, **pravibhāga**: 구별, **saṁyama**: 삼야마, **sarva**: 모든, **bhūta**: 존재, **ruta**: 소리, **jñāna**: 지식)

**Due to the mutual superimposition of sound, meaning, and perception, confusion arises. By practicing Saṃyama (focused meditation) on their distinction, knowledge of all living beings' sounds is obtained.**

소리, 의미, 관념이 서로 착각으로 뒤섞여 혼란이 생기지만, 그것을 분별하는 삼야마를 통해 모든 존재의 소리를 아는 지혜가 생긴다.

**• 맹부 설명** 언어는 소리(*śabda*), 의미(*artha*), 그리고 생각(*pratyaya*)으로 이루어진 고차원적 표현이다. 삼야마 수행을 통해 예리한 알아차림을 지닌 수행자는 언어의 복잡성과 혼란을 넘어서 그 본질을 직관적으로 이해하게 된다. 깊은 집중 속에서 발음의 뉘앙스, 단어의 뜻, 문화적 맥락을 뛰어넘어 언어가 지닌 진정한 의미와 의도를 파악하게 되는 것이다. 이러한 통찰은 단순히 언어의 이해를 넘어, 모든 생명체의 소통을 본질적으로 직관하고 해석하는 능력으로 확장된다. 이로써 언어의 장벽을 넘어 보편적 소통과 공감이 가능해지며, 궁극적으로 모든 존재와의 깊은 연결을 경험하게 된다.

## 18. saṁskāra[51]-sākṣātkaraṇāt pūrva-jāti-jñānam

(**saṁskāra**: 잠재력, **sākṣātkaraṇa**: 직접 인식, **pūrva**: 이전의, **jāti**: 생, **jñāna**: 지식)

**By direct perception of latent impressions (saṁskāra), knowledge of previous births (pūrva-jāti) arises.**

잠재 형성력을 직접 인식함으로써, 이전 생에 대한 지식을 얻는다.

• **맹부 설명** 삼야마의 깊은 수행을 통해 수행자는 마음 깊은 곳에 축적된 과거의 잠재적 흔적들(*saṁskāra*)을 직접적으로 인식하게 된다. 이 *saṁskāra*는 현생과 과거 생의 모든 경험이 층층이 쌓여 있는 저장소와 같다. 이러한 직접 인식을 통해 수행자는 자신의 과거 경험들과 이전 생의 깊은 통찰에 도달하게 된다. 마치 나무 나이테에 흔적으로 지난 시간들의 흔적을 보듯이, 수행자는 무의식 속에 켜켜이 남아 있는 경험들을 깨닫고, 그로부터 배움과 지혜를 얻게 된다.

## 19. pratyayasya para-citta-jñānam

(**pratyaya**: 관념, 인식, **para**: 타인의, **citta**: 마음, **jñāna**: 이해, 앎)에 대한 Samyama(종합명상 – 총제)를 통해 타인의 마음을 안다.

**By directing focused meditation on the thoughts of another, knowledge of their mind is obtained.**

개념(*pratyaya*)에 대한 삼야마를 통해 타인의 마음을 알게 된다.

• **맹부 설명** 삼야마 수행을 통해 수행자는 자신의 마음을 있는 그대로 알아차리게 된다. 이러한 자기 마음에 대한 깊은 통찰(*pratyaya*)은 마음 작용의 근본 원리를 체득하게 하여, 수행자가 타인의 내면 상태를 자연스럽게 이해하고 공감하게 한다. 이는 마치 자신의 내면을 깊이 이해함으로써 모든 마음이 작동하는 공통된 원리를 발견하는 것과 같다. 자기 이해가 깊어질수록 공감의 영역이 확장되어 타인의 마음도 직관적으로 헤아리게 되는 것이다.

---

*51.* 1장 18절에서 [*Saṃskāra*] 처음으로 설명됨. 마음 깊은 곳에 남아있는 과거 행위들의 기억들

## 20. na ca tat sālambanaṁ tasyāviṣayībhūtatvāt

(**na**: 아니다, **ca**: 그리고, **tat**: 그것, **sālambanaṁ**: 지지물과 함께, **tasya**: 그것의, **aviṣayībhūtatvāt**: 대상이 되지 않기 때문에)

**But this knowledge does not include the specific support or content of the thoughts, as they are not the subject of the yogi's focus.**

그러나 그 지식(*tat*)은 [명확한] 지지가 없으니, 그것은 그의 대상(*aviṣayī*)이 되지 않기 때문이다.

• **맹부 설명** 수행자가 삼야마를 통해 타인의 마음 상태를 이해할 수 있는 능력을 갖추게 되는 것은 자신의 내면 깊숙한 곳에서 탐욕, 분노, 어리석음과 같은 마음의 반응 패턴을 명확히 알아차렸기 때문이다. 자신의 마음이 욕망에 반응하고, 화를 내며, 그 원인이 무지(*avidyā*)에 기반함을 분명히 이해하다 보면, 타인의 마음 역시 같은 원리에 따라 작동함을 자연스럽게 공감하게 된다.

이 공감의 확장은 마치 인간의 신체를 연구한 의학자들이 공통의 생리적 구조를 바탕으로 신경 이완제를 개발했을 때, 그것이 모든 인간에게 동일하게 작동하는 것과 같다. 삼야마의 능력은 단순히 논리적 추론에 의존하는 것이 아니라, 수행자가 직관적으로 타인의 마음과 연결될 수 있는 깊은 이해를 가능하게 한다.

그러나 이 능력은 타인의 마음의 본질적 상태에 대한 이해에 초점이 맞춰질 뿐, 그들의 구체적인 생각이나 세부 사항까지 포괄하지는 않는다. 마치 물속에 비친 달이 희미하게 보이는 것처럼, 타인의 마음에 대한 통찰은 자신이 직접 경험하는 것만큼 명확하지 않다. 다시 말해, 수행자는 타인이 실제로 느끼고 경험하는 구체적인 내면의 내용을 자신의 마음처럼 완전하게 체험할 수는 없다.

〈*Pratyaya*에 대하여〉

*Pratyaya*는 *citta-vṛtti* (마음의 작용)에서 떠오르는 모든 정신적 내용을 포괄하는 개념으로, 생각, 감정, 기억, 지각 등을 모두 포함한다. 어원적으로는 '*prati*' (향하여) + '*i*' (가다)에서 파생되어, 의식이 대상을 향해 가는 과정을 암시한다. *Yoga Sutras*는 이 *pratyaya*를 다섯 가지로 분류하는데, 이는 우리의 모든 정신적 경험을 설명하기 위한 것이다. 그 분류는 *pramāṇa* (올바른 인식), *viparyaya* (잘못된 인식), *vikalpa* (상상), *nidrā* (수면), *smṛti* (기억)이다.

*Pratyaya*와 *saṃskāra* (잠재형성력) 사이에는 중요한 역동적 관계가 존재한다. *Pratyaya*는 *saṃskāra*를 형성하고, 이는 다시 새로운 *pratyaya*를 발생시키며, 이 순환적 관계는 매 순간의 마음 작용에 활발히 영향을 미쳐 우리의 경험과 행동 패턴을 형성한다. 요가 수행에서 *pratyaya*는 특별한 역할을 한다. 집중 (*dhāraṇā*)과 명상 (*dhyāna*) 과정에서 *pratyaya*는 점차 단일화되고 정제되며, 삼매 (*samādhi*)의 여러 단계는 이 *pratyaya*의 변화 과정으로 설명될 수 있다.

현대 심리학의 관점에서 볼 때 *pratyaya*는 의식의 내용이나 인지적 표상과 유사한 개념으로 이해할 수 있다. 이는 우리가 세상을 인식하고 해석하는 과정에 중요한 역할을 하며, *pratyaya*는 정신적 경험의 필수적 구성 요소로 작용한다.

궁극적 해탈 (*mokṣa*) 상태에서는 모든 *pratyaya*가 소멸된다. 이는 순수 의식 (*puruṣa*)이 본래의 모습을 깨닫는 상태로, 모든 정신적 내용을 넘어선 순수한 관찰자로서의 자아를 경험하는 것을 의미한다. 이처럼 요가 수행의 목표 중 하나는 *pratyaya*를 제어하고 궁극적으로 초월하는 것이며, 이를 통해 마음의 혼란을 줄이고 더 깊은 평화와 통찰을 얻을 수 있다.
-1장 18절, 잠재형성력 설명서 참고-

## 21. kāya-rūpa-saṁyamāt tad-grāhya-śakti-stambhe

## cakṣuḥ-prakāśā saṁprayoge 'ntardhānam

(kāya: 신체, rūpa: 형태, saṁyama: 삼야마, grāhya: 지각될 수 있는, śakti: 힘, stambha: 억제, prakāśa: 빛, asaṁprayoga: 접촉하지 않음, antardhāna: 사라짐)

**By practicing Saṃyama (focused meditation) on the form of the body and suspending the power of its perceptibility, disconnection from the light of the eyes results in invisibility.**

몸의 형태에 대해 삼야마를 수행함으로써, 보는 자(*drashtri*)와 보이는 자(*drashya*)의 능력이 단절되어, 빛으로부터의 가려짐이 발생한다.

• **맹부 설명** 삼매는 마음의 주의력을 고도로 집중할 수 있는 특별한 주의력을 가지게 된다. 삼매에 이르게 되면, 수행자는 자신의 주의를 정밀하게 조절할 수 있으며, 이를 통해 다른 사람의 시야를 의도적으로 조절하여 특정 물체나 형상을 인식하지 못하게 하는 것이 가능해진다. 이는 현대 심리학에서 '선택적 주의력'과 관련된 개념과 유사하며, '부주의 맹시(*inattentional blindness*)'로 설명될 수 있다. 부주의 맹시는 특정 자극에 주의가 집중될 때 주변의 다른 자극을 알아차리지 못하는 현상을 의미한다. 유명한 '고릴라 비디오' 실험이 이 개념을 잘 보여준다. 이 실험에서는 사람들이 공을 던지는 게임에 집중하도록 유도하는 동안, 화면에 고릴라가 등장하는데도 대부분의 참여자들은 이를 인지하지 못했다. 그들은 하나의 자극에 집중한 나머지 다른 자극은 간과하게 된 것이다.

삼매 상태에서 수행자가 보이지 않게 되는 현상은 실제로 몸이 사라지는 것이 아니라, 이와 같은 주의 조절 능력을 통해 상대방의 인식에서 벗어나는 것이다. 이는 예리한 의식과 주의력 조절을 통해 마음의 인식 작용의 틈새를 활용하는 능력으로 볼 수 있다. 요컨대, 삼매에서 얻는 특별한 주의력은 수행자와 주변 사람들 간의 지각과 인식을 깊이 변화시키는 힘을 가진다.

## 22. sopakramaṁ nirupakramaṁ ca karma tat-saṁyamād aparānta-jñānam ariṣṭebhyo vā[52]

(sopakrama: 이미 발현되기 시작한 업, 현재 경험되는 결과들의 원인, nirupakrama: 아직 발현되지 않는, 미래에 경험하게 될 것들의 원인, 현재수행으로 미래에 변화가 가능할 업, karma: 업, saṁyama: 삼야마, aparānta: 죽음, jñāna: 지식, ariṣṭa: 불길한 징조)

**By this same practice, knowledge of the characteristics of other entities can also be attained.**

발현되기 시작한 업과 아직 시작되지 않은 업에 대한 삼야마로부터, 또는 [죽음의] 전조들로부터 마지막 죽음에 대한 앎이 생긴다.

- **맹부 설명** 이미 발현되기 시작한 현재의 업과 아직 발현되지 않은 미래의 업을 삼야마를 통해 섬세하게 관찰하면, 마음속에 새겨진 다양한 업의 흔적을 마치 나무의 나이테를 들여다보듯 선명히 읽어낼 수 있게 된다. 나이테가 한 해의 기후와 성장 조건을 기록하듯, 업의 흔적은 각기 다른 시기와 조건에 따라 생겨나며 미래의 삶에 영향을 미칠 준비를 하고 있다. 특히, 죽음이 다가올 때 나타나는 미세한 징후들을 통해 죽음의 마지막 순간까지 아우르는 깊은 통찰에 이르게 된다.

### 〈업과 기억의 관계〉

업과 기억은 고대 철학과 현대 심리학에서 각각 개인의 경험과 행동에 영향을 미치는 중요한 개념으로 이해된다. 이 개념들은 과거의 행위와 경험이 현재와 미래에 작용하는 방식에 주목하며, 이 둘의 공통점과 차이점을 정리해 보고자 한다.

---

52. 이 구절부터 정승석의 《요가수트라》와 구글 정보의 《요가수트라》 내용이 차이를 나타낸다. 《요가수트라》는 다양한 고대 사본이 존재하며, 사본마다 구절의 순서와 구성이 조금씩 다를 수 있다. 사용된 사본이 서로 다르다면, 해당 구절의 번호나 내용의 순서가 변할 수 있다.
3장 22절, *Etayā eva vṛtty anyeṣām api bhūta-jñāne.*/앞에서 설명한 동일한 수행(삼야마)을 통해 다른 존재들의 특성에 대한 지식도 얻을 수 있다.

(1) 업의 기전적 특성

업(*karma*)은 행위의 결과가 윤리적 인과율에 따라 미래에 영향을 미친다는 인도 철학의 핵심 개념이다. 과거의 행위는 업종자(*karma-vāsanā*)라는 잠재력으로 저장되어 특정 조건이 성숙할 때 현생에서 결과로 나타나거나(*sopakrama*), 발현되지 않은 상태로 미래에 영향을 미칠 가능성을 남긴다(*nirupakrama*). 업의 영향력은 개인의 삶에서 특정 습관이나 성향으로 나타나며 반복된다. 그러나 수행과 자기 성찰을 통해 업을 정화하고 그 작용을 변형할 수 있다는 점에서 업은 의식적 노력을 통해 다룰 수 있는 가능성을 지닌다.

(2) 기억의 기전적 특성

기억(*memory*)은 과거 경험이 잠재적 인상/잠재력(*saṃskāra*)으로 저장되어, 현재의 자극에 의해 떠오르거나 의식적으로 회상되는 심리적 현상이다. 기억은 과거의 경험이 연상 작용을 통해 재구성되거나 새로운 경험에 의해 변형되며, 현재와 미래의 행동과 사고에 영향을 미치는 유연한 특징을 갖는다. 이는 기억이 학습과 경험을 기반으로 작용하는 심리적 기전임을 보여준다.

(3) 업과 기억의 공통점과 차이점

업과 기억은 과거 경험이 현재와 미래에 영향을 미친다는 공통점을 가지며, 잠재적 형태로 저장되었다가 특정 조건에서 발현되는 특징을 공유한다. 또한, 개인의 의식적 노력을 통해 변형 가능하다는 점에서 유사성이 존재한다. 그러나 업은 윤리적 인과성을 바탕으로 하여 생사윤회를 초월해 작용하는 반면, 기억은 주로 현생 내에서 심리적 연상과 회상을 통해 재구성된다. 저장 형태에서도 업은 '업종자'라는 윤리적 인과성의 원리로, 기억은 심리적 인상으로 존재한다는 차이가 있다.

## 23. maitryādiṣu balāni

(**maitri**: 친절, 자비, **ādi**: 등등, **bala**: 힘, 강점)

By practicing Saṃyama on friendliness and similar virtues, strength is obtained.

자애(친절)[53] 등의 상태에 대한 삼야마로부터 힘(내적 능력)이 생긴다.

• **맹부 설명** 자애와 같은 긍정적 마음 상태에 삼야마를 집중하면 내적 힘이 생긴다. 이는 베다와 우파니샤드 전통에서 모든 존재와의 연결을 통해 개인의 좁은 자아에서 벗어나 우주적 대아로 확장된다고 가르치는 것처럼, 자아를 초월한 사랑과 연민의 실천이 마음을 넓히고 내면에 깊고 강한 정신적 에너지를 길러 주기 때문이다. 현대에서 자원봉사자들이 느끼는 내적 만족과 충만함 또한 이러한 원리에서 비롯된다.

## 24. baleṣu hasti-balādīni

(baleṣu: 힘들 중에서, hasti: 코끼리, bala: 힘, ādīni: ~등)

By practicing Saṃyama on strength, the strength of an elephant and similar powers is attained.

힘에 삼야마를 하면 코끼리와 같은 힘을 얻는다.

• **맹부 설명** 특정한 힘에 완전히 몰입하여 수행하면, 마치 헐크가 자신의 분노[54]를 강력한 힘으로 바꾸거나, 캡틴 아메리카가 집중력을 통해 초인적 체력과 민첩성을 발휘하는 것처럼 우리 내면의 잠재된 힘이 깨어난다. 마음이 완전한 몰입 상태에 도달하면, 그 집중을 통해 누구나 자신 안에 숨겨진 능력을 발현할 수 있다.

## 25. pravṛtty[55]-āloka-nyāsāt sūkṣma-vyavahita-viprakṛṣṭa-jñānam

(pravṛtty: 활동, 작용, āloka: 빛/Pravṛtti-āloka: 의식의 빛. nyāsāt: ~을 놓음으로써, sūkṣma: 미세한, vyavahita: 가려진, 숨겨진, viprakṛṣṭa: 멀리 있는, jñānam: 지식)

By focusing the light of perception through Saṃyama, knowledge of the subtle, hidden, or distant objects is attained.

마음 활동의 빛에 삼야마를 두면, 미세하고 감추어진 것, 멀리 있는 것에 대한 지식이 생겨난다.

• **맹부 설경** 프라위르띠(*pravṛtti*)에 삼야마를 수행하면, 미세한 지식, 감추어진 지식, 그리고 멀리 있는 것에 대한 지식이 생겨난다. 프라위르띠(*pravṛtti*)란? 프라크리티의 세상에서 나타나는 모든 물질적이고 정신적인 활동을 포함하며, 외적 세계에서의 발현, 감각과 마음의 작용을 아우른다. 삼야마 수행자는 이러한 모든 활동에 깊이 몰입하여, 사물의 본질을 넘어서 감춰진 진리를 직관적으로 통찰할 수 있는 지혜를 얻게 된다.

**〈미세, 감춰진, 멀리 있는 지식의 실례를 통한 이해〉**

(1) 미세한 지식

이는 우리가 일상에서 쉽게 놓치는 작은 변화를 알아차리는 능력이다. 예를 들

---

*53.* 4 무량심의 깊은 수행을 통해 얻어지는 힘은 단순한 감정적 상태를 넘어선 근본적인 내적 변화와 능력의 향상을 의미한다. ①자비의 수행은 모든 존재와의 깊은 연결감과 치유의 능력을 가져오며, ②연민의 수행은 타인의 고통을 깊이 이해하고 실질적인 도움을 줄 수 있는 행동력을 키운다. ③함께 기뻐하는 마음의 수련은 질투와 비교의 습관을 초월하여 타인의 성공을 진정으로 축하할 수 있는 풍요로운 마음을 만들어내고, ④평정의 수행은 어떠한 상황에서도 내적 균형을 유지하며 지혜로운 판단을 내릴 수 있는 능력을 준다.

*54.* 요가의 삼매 상태에서 발현되는 능력은 마음이 온전히 고요하고 맑은 상태에서 자연스럽게 드러나는 힘이다. 이는 헐크의 분노에서 비롯된 초능력과는 본질적으로 다르다. 헐크의 힘은 화를 통해 거대한 에너지를 분출함으로써 생기지만, 그 과정에서 고통과 분열을 낳는다. 반면, 삼매의 힘은 분노나 욕망에 의지하지 않으며, 평온과 지혜 속에서 생겨난다.

파탄잘리는 《요가수트라》 4장에서 수행자의 업은 선도 악도 아닌, '비백비흑'의 상태로서, 마음을 초월하여 특정한 의도에 따라 업을 쌓지 않는다고 언급한다. 수행자의 진정한 목적은 해탈에 있으며, 삼매 상태에서 드러나는 능력은 해탈의 과정에서 부수적으로 나타나는 것이다. 삼매의 힘은 탐욕, 무지, 분노에서 벗어난 순수한 힘이며, 이는 고요하고 맑은 상태에서 집중된 에너지로 발현된다.

*55.* *pravṛtti*: 접두사 *pra*와 √*vṛt* 어근에서 "활동" 또는 "발현"이라는 명사다. *pra*는 "앞으로" 또는 "나아감", √*vṛt* (*vṛtati*)는 "돌다," "움직이다," "나타나다" 뜻이다. 문맥에서, 물질적이고 정신적인 모든 활동, 외적 세계에서의 발현, 감각과 마음의 작용을 가리킨다.

반대어로 *nivṛtti*은 ni와 √*vṛt*에서 파생된 "되돌아감" 또는 "내적 고요함"이라는 명사다. 세속적 활동에서 벗어나 내면의 평온을 추구하는 의미로 사용된다. 요가와 철학의 맥락에서는 외적 움직임을 멈추고 내적 평정을 향해 가는 과정으로 이해된다.

어, 심리 상담사가 상대방의 미묘한 표정이나 목소리 변화, 말실수, 상담 시간의 지각이나 결석 등을 통해 감정의 변화를 알아차리는 것과 같다. 삼야마 수행자는 이런 미세한 감각을 통해 작은 단서 속에서도 깊은 의미를 발견할 수 있다.

(2) 감추어진 지식

이는 문제의 표면 너머에 있는 근본 원인을 알아차리는 통찰력이다. 예를 들어, 능숙한 상담가가 내담자의 사건 사고들을 듣고, 내담자의 양육과정을 지혜롭게 유추하거나, 현대 사회에서는 *CEO*가 회사의 매출 하락을 보며 단순한 수익 문제로 치부하지 않고, 그 아래 숨겨진 조직 구조의 문제나 문화적 요소를 파악하는 경우이다. 삼야마 수행을 통해 수행자는 상황 속에 감춰진 진정한 원인과 본질을 꿰뚫어 볼 수 있다.

(3) 멀리 있는 것에 대한 지식

현재의 흐름 속에서 다가올 미래를 예측하는 능력이다. 경제 전문가들이 현재의 시장 동향을 보고 앞으로의 트렌드를 예측하듯, 삼야마 수행자는 시간과 공간의 제약을 넘어 멀리 떨어진 진리까지 통찰하는 지혜를 얻는다.

이와 같은 통찰들은 단순히 감각을 통해 얻는 지식이 아니라, 삼야마로 인해 깊은 몰입과 집중 속에서 발견되는 깨달음의 산물이다.

## 26. bhuvana-jñānaṃ sūrye saṃyamāt

(**bhuvana**: 우주, 존재의 영역, **jñānaṃ**: 지식, **sūrye**: 태양에, **saṃyamāt**: 삼야마를 통해)

**By practicing Saṃyama (focused meditation) on the sun, knowledge of the worlds (or realms) is obtained.**

태양에 삼야마를 수행하면, 우주에 대한 지식을 얻게 된다.

• **맹부 설명** 지구상의 모든 생명체는 태양의 빛과 열에서 벗어나 존재할 수 없다. 태양은 모든 생명의 원천이며, 빛과 에너지를 통해 자연 속에서 세상과 모

든 존재에게 생기를 불어넣는다. 고대 인도인들에게 태양은 단순한 천체를 넘어 우주 질서의 상징으로 여겨졌다.

삼야마 수행자가 태양을 명상의 대상으로 삼는 것은 이 상징을 통해 우주의 본질적 조화와 균형을 깨닫는 것이다. 태양의 빛 속에서 수행자의 마음은 밝아지고, 생명의 상호의존성과 우주의 구조에 대한 깊은 통찰이 깨어난다. 이 깨달음을 통해 얻게 되는 지혜는 맑고 순수하며, 수행자의 의식은 태양처럼 세상을 비추는 빛으로 충만해진다. 태양은 모든 존재를 연결하는 원천이며, 이를 명상하는 수행자는 우주와 생명의 근원적인 본질을 직관적으로 이해하게 된다.

## 27. candre tārā-vyūha-jñānam

(candre: 달에, tārā: 별, vyūha: 배열, jñānam: 지식)

**By practicing Saṃyama on the moon, knowledge of the arrangement of the stars is obtained.**

달에 삼야마하면, 별들의 배열과 운행에 대한 지식을 얻을 수 있다.

• **맹부 설경** 요가 수행자는 달을 대상으로 삼야마를 수행하여, 이 우주의 주기와 순환을 깨닫고 별자리와 우주의 질서를 이해하게 된다. 달은 태양과 달리 생명체에게 직접적인 에너지를 주지는 않지만, 그 차고 기우는 주기로 시간을 알려주며 모든 생명체에게 자연의 리듬을 전해 준다. 삼야마 수행을 통해 달의 존재감을 깨달으면, 시간의 흐름 속에서 우주의 조화와 질서를 통찰하는 내적 지혜가 생긴다.

## 28. dhruve tad-gati-jñānam

(dhruve: 북극성에, 불변의, tad: 그들의, gati: 움직임, jñānam: 지식)

**By practicing Saṃyama on the Pole Star (Dhruva), knowledge of its movements is obtained.**

북극성에 대한 삼야마로 그들의 이동이나 변화에 대한 지식을 얻는다.

• **맹부 설명** 북극성, 즉 변하지 않는 우주 중심에 삼야마를 통해 세상의 모든 변화 속에서도 흔들림 없는 진리나 마음의 중심을 발견한다. 이는 자연과 우주를 관통하는 불변의 원리를 인식함으로써, 어떠한 상황에서도 흔들림 없는 내적 고요와 분별력을 유지할 수 있는 지혜로 이어진다.

## 29. nābhi-cakre kāya-vyūha-jñānam

(**nābhi**: 배꼽, **cakre**: 차크라에, **kāya**: 신체, **vyūha**: 구조, **jñānam**: 지식)

**By practicing Saṃyama on the navel center (Nābhi-cakra), knowledge of the arrangement of the body is obtained.**

배꼽(*Nābhi*)[56] 부위에 삼야마를 하면 신체 구조에 대한 지혜[57]를 얻는다.

• **맹부 설명** 생명의 중심인 배꼽에 집중함으로써 신체의 구성과 에너지 흐름에 대한 깊은 통찰을 얻는다. 이는 개인의 경계를 넘어 우주의 질서와 연결된 생명력의 본질을 깨닫게 한다. 이 부위는 후대 탄트라에서 '마니푸라 차크라'로 알려져 있다.

## 30. kaṇṭha-kūpe kṣut-pipāsā-nivṛttiḥ

(**kaṇṭha**: 목구멍, **kūpe**: 함몰부에, **kṣut**: 굶주림, **pipāsā**: 갈증, **nivṛttiḥ**: 제거, 중지)

**By practicing Saṃyama on the throat center (Kaṇṭha-kūpa), hunger and thirst are overcome.**

목구멍[58]에 삼야마를 함으로써 배고픔과 목마름이 사라진다.

• **맹부 설명** 수행자가 목구멍 부위에 삼야마를 실행하면 배고픔과 목마름을 극복할

---

*56.* 베다와 우파니샤드에서는 배꼽을 단순한 신체의 일부가 아닌 우주의 중심이자 생명의 원천으로 여겼다. 신화적으로는 비슈누의 배꼽에서 창조신 브라흐마가 태어났고, 철학적으로는 배꼽을 통해 프라나(생명 에너지)가 몸 전체에 퍼져 생명력을 유지한다고 한다. 이는 태아 시절 모태와 연결된 생명선이었듯, 성인이 되어서도 우주와 연결된 생명 에너지의 중심임을 상징한다.

*57.* 체화된 인지(*Embodied Cognition*)–인지 과정이 신체와 분리될 수 없으며, 신체적 경험이 사고와 의사결정에 직접적인 영향을 미친다는 이론

수 있는 능력을 얻게 된다. 이 부위는 후대에 '위숟디 차크라'로 알려져 있다.

## 31. kūrma-nāḍyāṃ sthairyam

(kūrma: 거북이, nāḍyām: 채널에, sthairyam: 안정성, 견고함)

**Stability on the turtle-channel.**

거북이라 불리는 나디에 삼야마를 하면 안정성을 얻는다.

• **맹부 설경** '거북이/가슴 부위의 나디'라 불리는 특정 에너지 채널은 목 아래 또는 흉부에 위치한다. 이곳에 삼야마를 수행하면 '프라티아하라(감각 전환)'를 견고히 하는 데 유익하다. 이는 신체적 · 정신적 안정과 고요함을 증진시키며, 흔들림 없는 깊고 뿌리 깊은 평온의 상태에 도달하게 한다. 이 부위는 후대 탄트라에서 '아나하타 차크라'로 알려져 있다.

## 32. mūrdha-jyotiṣi siddha-darśanam

(mūrdha: 머리, jyotiṣi: 빛에, siddha: 완성된, darśanam: 보는 것, 통찰)

**By focusing on the light at the head (crown), one gains the vision of perfected beings (siddhas).**

머리의 빛에 삼야마를 하면 안전한 존재를 볼 수 있게 된다.

• **맹부 설경** '머리'라고 불리는 정수리의 빛에 삼야마를 수행하면 완성된 존자들(시다)에 대한 통찰을 얻게 된다. 이 빛은 단순히 물리적 현상을 넘어 영적 깨달음과 내적 지혜를 상징한다. 정수리 부위는 우주적 의식과 거인적 자아가 연결되는 중심으로, 수행자는 이를 통해 내적 빛과 통합된 의식

---

*58.* 우파니샤드에서 목구멍은 생명 에너지가 흐르는 중요한 경로이자 의사소통과 진실성의 중심이다. 이를 통해 배고픔과 갈증을 넘어 내면의 평화와 깨달음에 이르는 상징적 통로로 해석된다. 비슈디 차크라(*Viśuddha Chakra*), 즉 다섯 번째 차크라와 동일시되기도 한다. 이 차크라는 "정화된 것(*Purification*)"을 의미하며, 목 부위에 위치한 에너지 중심이다.

의 상태를 경험하게 된다. 이 부위는 후대 탄트라에서 '사하스라라 차크라'로 알려져 있으며, 초월적 에너지와 깨달음의 정점으로 여겨진다.

## 33. prātibhād vā sarvam

(**prātibhāt**: 직관으로부터, **vā**: 혹은, **sarvam**: 모든 것, 전부)

**Through intuition, everything is known.**

직관적 지혜에 삼야마를 하면 모든 것을 알게 된다.

- **맹부 설명** 직관적 지혜(*prātibhā*)가 빛나기 시작하면 모든 것을 통찰하게 된다. 이 지혜는 제3의 눈이라 불리는 아즈나 차크라를 통해 발현되며, 이는 우주의 지식과 내적 깨달음을 연결하는 통로로 작용한다.[59]

## 34. hṛdaye citta-saṃvit

(**hṛdaye**: 심장에, **citta**: 마음, **saṃvit**: 지식, 이해)

**Through concentration on the heart, there arises knowledge of the mind.**

심장에 삼야마를 하면 마음의 본질에 대한 지식을 얻게 된다.

- **맹부 설명** 정신적, 영적 중심으로서의 심장에 [대한 삼야마를 통해] 마음의 본질과 작용에 대한 지식[을 얻는다]

## 35. sattva-puruṣayor atyantāsaṃkīrṇayoḥ pratyayāviśeṣo bhogaḥ parārthāt svārthasaṃyamāt puruṣajñānam

(**sattva**: 프라크리티의 순수한 지성, **puruṣayoḥ**: 푸루샤의 순수의식, **atyantāsaṃkīrṇayoḥ**: 완전히 구별된, **pratyayāviśeṣo**: 구별되지 않는 경험, **bhogaḥ**: 경험, 향유, **parārthāt**:

---

*59.* 깊은 명상과 자기 탐구를 통해 얻을 수 있는 높은 수준의 통찰력과 이해력으로 이는 일반적인 지적 이해를 넘어서는 직접적이고 즉각적인 앎의 방식을 의미한다.

타인을 위한 것으로부터, **svārthasaṃyamāt**: 자아를 위한 [경험에 대한] 삼야마로부터, **puruṣajñānam**: 순수의식의 지식)

**The indistinguishable perception of sattva and puruṣa, which are entirely distinct, is the cause of experience. Through concentration on their purpose for the other rather than for the self, the knowledge of puruṣa is attained.**

마음과 순수 의식이 완전히 혼합되지 않음에도, 그 인식이 동일한 것은 마음이 외적 목적을 위해 작용하기 때문이다. 자신의 본질에 삼야마를 하면 순수 의식에 대한 지식을 얻는다.

• **맹부 설명** 2장 17절과 23절, 24절은 푸루샤와 프라크리티의 결합에 대해 설명하며, 무지한 결합이 고통을 야기하지만, 올바른 이해를 통해 깨달음과 해탈로 나아갈 수 있음을 강조한다. 이 35절에서는 이러한 결합 상태에 삼야마를 수행함으로써 얻게 되는 지혜로운 결과를 설명한다.

순수한 지성(사트바)과 순수의식(푸루샤)은 본질적으로 완전히 구별된 존재이지만, 일상 경험에서는 혼합된 것처럼 나타난다. 이는 프라크리티가 푸루샤를 경험하도록 하기 위한 결합이다. 이 상태를 올바르게 이해하고 삼야마를 통해 깊이 관찰하면, '푸루샤에 대한 궁극적 지혜'를 얻게 된다.

## 36.tataḥ prātibha-śrāvaṇa-vedanādarśāsvāda-vārtā jāyante

(**tataḥ**: 그 결과로, **prātibha**: 직관적인, **śrāvaṇa**: 청각, **vedanā**: 촉각, **ādarśa**: 시각, **āsvāda**: 미각, **vārtā**: 후각, **jāyante**: 생겨난다)

(맹부–요가 수행의 결과에 대한 아주 간단한 표현인듯하다)

**From that, intuitive knowledge, hearing, touch, vision, taste, and smell arise.**

그로부터 직관적 지혜, 청각, 감각, 시각, 미각, 촉감이 생겨난다.

• **맹부 설명** 35절에서 얻은 '순수 의식에 대한 지식'으로부터 고도로 발달된 지각 능력, 직관적 청각, 촉각, 시각, 미각, 후각[의 능력들]이 생겨난다.

이는 현대 뇌과학의 관점에서 보면, 순수 의식에 대한 지식은 뇌의 자기화된 시냅스와 고정된 패턴에서 벗어난 상태(*Neuroplasticity*)를 의미할 것이다. 이러한 시냅스의 개방화는 우리가 기존의 습관적 사고와 반응에서 벗어나, 있는 그대로의 현실을 관찰하고 느낄 수 있는 상태로 전환되게 한다. 개방된 시냅스는 뇌가 정보를 더 유연하고 창의적으로 처리하도록 돕고, 이로 인해 직관과 오감의 경험이 깊고 풍부하게 확장된다. 결과적으로, 우리는 단순히 외부의 자극을 감지하는 수준을 넘어, 사물의 본질과 진정한 의미를 직관적으로 이해하게 된다.

## 37. te samādhāv upasargā vyutthāne siddhayaḥ

(**te**: 그것들은, **samādhau**: 삼마디에서, **upasargāḥ**: 장애물들, **vyutthāne**: 일상 의식 상태에서, **siddhayaḥ**: 초능력들), (맹부-초감각의 이중적 가치를 의미한다. 해탈을 위한 진정한 수행에서는 탐욕이 일어날 수 있는 불씨/3-51, 4-29절이며, 일반인들에게는 뛰어난 능력으로 비친다.)

**In the state of samādhi, they are obstacles; in the active state, they are powers (siddhis).**

삼매 상태에서는 그것들이 장애물이 되지만, 일상 의식에서는 특별한 능력들이다.

• **맹부 설명** 삼매에서 발현되는 다양한 초자연적 능력에는 이중적 성격이 있다. 이러한 능력들은 일상적 의식 상태에서는 특별한 성취로 찬미되지만, 깊은 삼매 상태에서는 오히려 수행에 방해가 될 수 있다.

## 38. bandha-kāraṇa-śaithilyāt pracāra-saṃvedanāc ca cittasya para-śarīrāveśaḥ

(**bandha**: 속박, **kāraṇa**: 원인, **śaithilyāt**: 느슨해짐으로, **pracāra**: 움직임, **saṃvedanāt**: 지식, **ca**: 그리고, **cittasya**: 마음의, **para**: 타인의, **śarīra**: 몸, **āveśaḥ**: 들어감)

**By loosening the cause of bondage and by the knowledge of the channels of the mind's movement, the yogi's consciousness can enter another's body.**

속박의 원인이 이완되고, 의식의 이동이 지각될 때 마음이 타인의 신체에 들어갈 수 있다.

- **맹부 설명** 그동안의 수행을 통해서 속박을 일으키는 카르마, 욕망, 무지 등이 느슨해지고, 깊은 명상 상태에서 마음의 본질과 작용에 대한 깊은 이해가 성취되면, 마음은 타인의 몸에 들어갈 수 있는 능력을 얻게 된다. 이 특별한 능력은 고도의 요가 수행자들만이 도달할 수 있는 성취로 알려져 있다.

## 39. udāna-jayāj jala-paṅka-kaṇṭakādiṣv asaṅga utkrāntiś ca

(udāna: 상승하는 생명력[60], jayāt: 정복으로부터, jala: 물, paṅka: 진흙, kaṇṭaka: 가시, ādiṣu: ~등에, asaṅgaḥ: 걸리지 않음, utkrāntiḥ: 상승, ca: 그리고)

**By mastering udāna (the upward-moving prāṇa), there arises freedom from contact with water, mud, thorns, etc., and also the ability to ascend (utkrānti).**

우다나 바유를 완전히 숙달하면 물, 진흙, 가시 등에 붙지 않고 떠오를 수 있게 된다.

---

60. 프라나(*Prana*)는 산스크리트어로 '생명력' 또는 '생명 에너지'를 의미하며, 요가와 아유르베다 전통에서는 다섯 가지 주요 프라나를 인정한다.
①프라나(*Prana*)–가슴 부위, 호흡, 심장 박동, 상향 운동. ②아파나(*Apana*)–골반과 하복부, 배설, 생식 기능, 하향 운동. ③사마나(*Samana*)–배꼽 주변, 소화, 대사, 균형, 통합. ④우다나(*Udana*)–목과 머리, 언어, 표현, 상승, 고차원적 의식으로의 전환. ⑤브야나(*Vyana*)–전신, 순환, 근육 운동, 신경계 활동, 확산, 조화
요가 수행을 통해 이들의 균형과 흐름을 개선할 수 있으며, 프라나의 균형은 신체적, 정신적, 영적 건강의 기초로 여겨진다.

• **맹부 설명** 목과 머리 부위에서 작용하는 우다나 프라나를 제어하게 되면, 물, 진흙, 가시 등 물리적인 환경의 제약에서 벗어나 중력에 구속되지 않게 되며, [의식이] 몸에서 분리되어 상승함(42절과 유사)으로써 더 높은 의식 상태로 전이가 가능해진다.

## 40. samāna-jayāj jvalanam

(**samāna**: 다섯 가지 프라나 중 하나, **jayāt**: 정복으로부터, **jvalanam**: 타오름, 빛남)

**By mastering samāna (the equalizing prāṇa), one achieves the power of inner radiance or heat (jvalanam).**

사마나 프라나를 정복하면 타오름을 얻는다.

• **맹부 설명** 배꼽 주변의 사마나 프라나를 정복하면 소화와 에너지 균형을 담당하는 생명력이 활발해지면서 내적 활력과 생명력의 빛이 발현된다.

## 41. śrotrākāśayoḥ sambandha-saṃyamād divyaṃ śrotram

(**śrotra**: 귀, **ākāśayoḥ**: 공간의, **sambandha**: 관계, **saṃyamāt**: 삼야마로부, **divyaṃ**: 신성한, **śrotram**: 청각, 듣기 능력)

**By performing saṃyama (focused meditation) on the relationship between the ear and space (ākāśa), divine hearing (divya śrotra) is attained.**

청각과 공간의 연결에 대해 삼야마 함으로써 신성한 청각이 생긴다.

• **맹부 설명** 청각과 우주의 공간적[61] 에너지의 깊은 연결에 삼야마를 수행함으로써, 물리적 청각을 넘어선 신성한 듣는 능력[62], 즉 우주적 진동과 에너지의

---

*61.* 공간(아카샤)은 요가에서 소리의 원천이자 매개체로 인식된다.

*62.* 신성한 청각은 내면의 소리나 우주의 근본적인 진동(*OM*)을 인식하는 능력을 의미한다. 나다 브라마(*Nada Brahma*), 즉 "소리가 곧 우주"라는 개념이다.

운동을 들을 수 있는 귀가 열리게 된다.

## 42. kāyākāśayoḥ sambandha-saṃyamāl laghu-tūla-samāpatteś cākāśa-gamanam

(**kāya**: 신체, **ākāśayoḥ**: 공간의, **sambandha**: 연결, 관계, **saṃyamāt**: 삼야마토부터, **laghu**: 가벼운, **tūla**: 솜털, **samāpatteḥ**: 합일로부터, **ca**: 그리고, **ākāśa**: 공간, **gamanam**: 움직임, 이동)

**By performing saṃyama (focused meditation) on the relationship between the body and space, and by attaining the lightness of cotton, the ability to move through space is achieved.**

몸과 공간의 연결에 대해 삼야마를 하면, 몸이 가벼운 솜털(***laghu-tūla***)처럼 되면, 공간 속을 이동(***ākāśa-gamanam***/空間中移動)할 수 있게 된다.

• **맹부 설명** 몸과 우주의 공간이 서로 연결되어 있음을 깊은 삼야마(명상)를 통해 깨달으면, 몸은 가벼운 솜털처럼 가벼워져[63] 마치 공중을 자유롭게 떠다니듯 이동할 수 있는 경지에 이른다.

이 수행은 신체적 훈련이 아니라, 몸이 공간과 하나가 되어 우주의 진동과 흐름에 동화되는 신비로운 경험이다. 수행자는 모든 사물과 공간이 상호 연결된 본질을 깨닫고, 몸의 무게감이 사라져 자유롭게 공간을 넘나드는 초월적 능력을 얻게 된다.

## 43. bahir akalpitā[64] vṛttir mahāvidehā[65] tataḥ prakāśāvaraṇakṣayaḥ

(**bahir**: 외부의, **akalpitā**: 상상되지 않은, 초월, **vṛttir**: 작용, **mahāvidehā**: 마하비데하, 위대한 무체성, **tataḥ**: 그로부터, **prakāśa**: 빛, 밝음, **āvaraṇa**: 장애물, **kṣayaḥ**: 소멸)

---

*63.* 8대 신통가운데 하나로 '라기마(*Laghima*)/3–45절'라고 한다.

**When the mind's activity is external and free from imagination, it is called the great bodiless state; from that, the veil over illumination is destroyed.**

외부의 상상을 초월한 마음의 작용에서 몸을 초월한 위대한 상태/*mahāvidehā*가 이루어지면, 그로 인해 빛을 가리는 장애가 사라진다.

• **맹부 설명** 일반적으로 사람들은 외부 세계를 자신의 경험과 기억에서 비롯된 상상력으로 해석하고 인식한다. 그러나 삼야마 수행을 통해 깊은 의식 상태에 도달한 수행자는 이러한 상상력의 필터가 작동하지 않는 상태(*Bahirākalpitā vṛttiḥ*)에 이른다. 이 상태에서는 외부 세계를 순수하고 왜곡되지 않은 방식으로 있는 그대로 인식하게 된다.

이러한 순수한 인식이 일어날 때, 수행자는 신체라는 제한된 틀을 초월하여 (*mahāvidehā*), 자연과 하나가 되는 확장된 의식을 경험한다. 이 자연과의 합일된 의식은 내면의 지혜와 순수한 빛을 가리는 모든 장애물(*prakāśa-āvaraṇa-kṣayaḥ*)을 제거하여, 수행자가 진정한 깨달음에 도달할 수 있도록 돕는다.[66]

## 44. sthūla-svarūpa-sūkṣmānvayārthavattva-saṃyamād bhūta-jayaḥ

---

64. • *Vikalpa*(1장 9절)은 *vi*–: '분리', '구별, *kalpa*: 어근–'*kḷp*', '구별하여 만들다', '상상하다', 개념적 지식으로 치타 브리티(*citta vṛtti*)의 한 형태이로, 일반인들에게 보이는 일상적 사고로 감각기관과 대상이 만나서 발생하는 인식의 형태들 가운데 하나로 설명된다.
 • *Akalpitā*(3장 43절)은 *a*–: 부정 접두사, *kalpita*: '*kalpa*'의 과거분사형, '만들어지지 않은', '상상하지 않은', 개념화 이전의 순수한 지각으로 고급 요가 수련으로 나타나는 순수 의식(*puruṣa*)에 가까운 상태를 의미한다.

65. 앤드류 뉴버그(*Andrew Newberg*)의 정위영역감소 현상과 마하비데하 현상 사이의 연관성
 • *The measurement of regional cerebral blood flow during the complex cognitive task of meditation: a preliminary SPECT study (1997)*
 • *The neural basis of the complex mental task of meditation: neurotransmitter and neurochemical considerations (2003)*
 • *"Why God Won't Go Away: Brain Science and the Biology of Belief" (2001), Newberg, A., D'Aquili, E., Rause, V.*

66. 1장 36절, 2장 28절, 52절, 3장 32절 연관되어 읽기

(sthūla: 거친, 물질적인, svarūpa: 본질적 형태, sūkṣma: 미세한, anvaya: 연결, 상호 관계, arthavattva: 목적성, 의미, saṃyama: 삼야마, bhūta: 원소, JAYA: 정복)

**By practicing saṁyama (focused meditation) on the gross form, intrinsic nature, subtle essence, interconnectedness, and purpose of the elements, mastery over the elements (bhūtas) is achieved.**

거친 것, 본질적 형태, 미세한 것, 그리고 그것들의 연결성과 의미에 대한 삼야마를 통해, 오대원소(지수화풍공)에 대한 지배를 얻는다.

• **맹부 설명** 현상 세계(*Prakṛti*)는 물질적으로 드러나는 거친 차원(*sthūla*), 그 고유한 본질적 형태(*svarūpa*), 그리고 보이지 않는 미세한 구조(SŪKṢMA)와 같은 다층적인 형태로 이루어져 있다. 이러한 요소들의 상호 연결성(*anvaya*)과 그 궁극적 목적(2장 18절)에 대해 삼야마를 실천할 때, 수행자는 물질세계를 구성하는 근본 요소인 오대원소(*bhūta*)를 통제하고, 이를 통해 자연과 우주의 법칙(2장 23절)을 이해하는 지혜를 얻게 된다.

## 45. tato 'ṇimādi[67]-prādurbhāvaḥ kāya-sampat tad-dharmānabhighātaś ca

(tataḥ: 그로부터, aṇimā[68]: 아주 작아지는 능력, ādi: ~등의, prādurbhāvaḥ: 출현, kāya: 신체, sampat: 완성, 번영, tat: 그것의, dharma: 특성, anabhighātaḥ: 방해받지 않음, ca: 그리고)

**From this, the manifestation of powers such as aṇimā (the**

---

67. *Tato'ṇimādi*는 문법적으로 *Tato* + *Aṇimādi*가 결합한 복합어이며, 〈샌디〉라는 음운 변화 문법규칙의 적용 결합을 받는다. *Tato*의 끝 소리 "*o*"와 *Aṇimādi*의 첫 소리 "*A*"가 만나면, 산스크리트어의 연속 모음 변화 규칙에 따라 "*o* + *A*"가 '*o*'로 유지되며, 연결 부호인 아누스바라 (')가 추가된다. 결과로 '*Tato'ṇimādi*'가 된다.

68. 요가의 8대 초능력(*Siddhis*):고급 수행자가 얻을 수 있는 초자연적 능력을 의미한다.
①아니마(*Anima*): 극소화 능력. ②마히마(*Mahima*): 거대화 능력. ③가리마(*Garima*): 매우 무거워질 수 있는 능력. ④라기마(*Laghima*): 경량화 능력. ⑤프라프티(*Prapti*): 어떤 곳이든 도달할 수 있는 능력. ⑥프라카미야(*Prakamya*): 원하는 대로 이루어지게 하는 능력. ⑦이시트바(*Isitva*): 자연과 생명체를 지배할 수 있는 능력. ⑧바시트바(*Vasitva*): 욕망과 감정을 완벽히 통제할 수 있는 능력.

**ability to become minute) arises, along with perfection of the body and immunity to its inherent characteristics.**

그로 인해 아니마와 같은 능력들이 나타나고, 신체는 완전한 상태에 이르며, 그 특성은 어떠한 장애도 받지 않는다.

- **맹부 설명** 이런 삼야마 수행의 결과로, 아니마(아주 작아지는 능력)와 같은 초자연적 능력이 발현되고, 신체는 완전함과 강건함을 갖추게 된다. 이 완전한 신체는 본래의 고유한 특성을 그대로 유지하며, 외부의 어떤 장애나 손상도 받지 않게 된다.

## 46. rūpa-lāvaṇya-bala-vajra-saṃhananatvāni kāya-sampat

(**rūpa**: 형태, **lāvaṇya**: 우아함, 아름다움, BALA: 힘, **vajra**: 금강석, **saṃhananatvāni**: 견고함, **kāya**: 신체, **sampat**: 완성)

**Form, gracefulness, strength, and diamond-like hardness constitute the perfection of the body.**

형상, 아름다움, 힘, 금강과 같은 견고함이 신체의 완전함이다.

- **맹부 설명** 요가 수행의 결과로, 완성된 신체는 조화로운 형태, 내면의 우아함, 균형 잡힌 힘, 그리고 다이아몬드와 같은 불굴의 본질을 구현한다.

### 〈인체와 수행 그리고 지혜의 연결〉

(1) 우파니샤드의 범아일여 사상과 인체의 상징적 의미

우파니샤드는 인간 내면과 우주의 본질이 동일하다는 '범아일여'(*Brahman*과 *Atman*의 일치) 사상을 중심으로, 인간과 우주가 본질적으로 하나임을 강조한다. 이는 인간 내면의 탐구를 통해 우주의 본질에 도달할 수 있다는 철학적 통찰로, 신체의 각 부위가 우주적 지혜나 에너지와 연결되어 있다는 상징적 관점

을 발전시켰다.

심장, 배꼽, 머리 등 신체의 특정 부위는 단순히 물리적 기관을 넘어선 우주적 원리와 연결된 상징적 의미를 지닌다. 예를 들어, 심장은 사랑과 자비의 중심으로, 배꼽은 생명과 에너지의 원천으로, 머리는 궁극적 지혜와 우주의식의 자리로 여겨진다. 이러한 사상을 통해 우파니샤드는 인간의 몸을 하나의 소우주로 보며, 인체 탐구가 곧 우주의 진리와 만나는 길임을 강조한다.

⑵《요가수트라》의 삼야마와 인체

《요가수트라》는 우파니샤드의 철학적 사상을 수행의 체계로 구체화하며, 특히 3장의 29-46절에서 인체와 우주적 지혜를 연결하는 방법을 설명한다. 29-34절에서는 배꼽, 목구멍, 거북이 나디, 머리, 심장 등 특정 신체 부위에 집중하는 삼야마를 통해 각 부위와 연결된 우주적 지혜를 얻는 방법이 제시된다.

배꼽에 대한 삼야마는 우주적 질서의 중심을 깨닫게 하고, 목구멍에 대한 삼야마는 갈증과 굶주림을 초월하는 능력을, 거북이 나디(*kūrma-nāḍī*)에 대한 삼야마는 내적 안정과 흔들리지 않는 고요함을, 심장에 대한 삼야마는 마음의 본질과 푸루샤의 본성을 이해하는 지혜를 가져다준다.

이후 35-46절에서는 인체와 수행 사이의 연결이 더욱 심화된다. 예를 들어, 감각 기관과 에너지의 흐름을 통해 인간이 지각하는 우주의 원리를 밝히고, 삼야마를 통해 초감각적 지각 능력이나 시간과 공간의 한계를 초월하는 지혜를 얻는 길을 설명한다. 이는 인체의 특정 부분에 대한 명상이 단순한 신체적 관찰을 넘어, 내면의 진리를 드러내는 도구가 될 수 있음을 보여준다.

⑶ 탄트라의 차크라와 나디를 통한 심화된 에너지 체계

탄트라 전통은 요가 수트라에서 언급된 신체 부위와 수행법을 차크라와 나디라는 에너지 체계로 확장시킨다. 탄트라는 인체 내부의 에너지 센터(차크라)와 경로(나디)를 통해 우주적 에너지와 연결되며, 각 차크라가 신체와 정신의 특정 특성을 다스린다고 본다.

마니푸라 차크라(배꼽)는 변형과 의지력의 에너지 중심으로, 비슈다 차크라(목구멍)는 진실성과 의사소통의 중심으로, 아즈나 차크라(미간)는 직관과 통찰의 자리로, 사하스라라 차크라(머리)는 궁극의 의식과 우주적 일체감을 상징한다.

탄트라의 체계는 《요가수트라》의 삼야마 수행을 바탕으로, 인체를 우주의 축소판으로 보고 차크라와 나디의 에너지 흐름을 통해 내면과 우주의 통합을 실현할 수 있는 길을 제시한다. 이는 《요가수트라》 3장 29-46절에서 다루어진 신체와 우주적 지혜의 연결성을 심화시키며, 수행자가 우주와 하나가 되는 내적 통합의 과정을 구체적으로 설명한다.

(4) 결론

우파니샤드의 범아일여 사상에서 출발한 인간과 우주의 동일성 개념은 《요가수트라》에서 구체적인 수행법으로 발전했고, 탄트라에서는 이를 에너지 체계로 심화시켰다. 특히 《요가수트라》 3장 29-46절은 배꼽, 목구멍, 거북이 나디, 머리, 심장 등 인체의 신체 부위를 통한 삼야마 수행을 통해 우주적 지혜와 연결되는 길을 제시한다. 이러한 수행은 탄트라의 차크라와 나디 체계와 연결되며, 인체와 우주가 분리된 것이 아니라는 철학적 통찰을 구체적이고 실천적인 수행으로 발전시킨다.

결국 요가와 탄트라 전통은 인체를 물질적 차원을 넘어선 소우주로 탐구하며, 인간 내면의 진리를 통해 우주의 본질에 도달할 수 있는 가능성을 제시한다. 이를 통해 수행자는 신체와 정신, 우주의 깊은 연관성을 이해하며, 내적 깨달음과 우주적 통합의 길로 나아갈 수 있다.

## 47. grahaṇa-svarūpāsmitānvayārthavattva-saṃyamād indriya-jayaḥ

(grahaṇa: 지각, 인식, svarūpa: 본질, asmitā: 자아의식, anvaya: 연관성, arthavattva: 목적성, saṃyama: 삼야마, indriya: 감각 기관, jaya: 정복)

**By practicing saṁyama (focused meditation) on perception, its essential nature, ego-sense, interconnectedness, and purpose, mastery over the senses is achieved.**

감각 수용, 본질, 자아 동일화, 관계, 목적성을 대상으로 삼야마를 수행함으로써 감각 기관을 정복하게 된다.

• **맹부 설명** 감각 기관은 세상을 경험하고 인식하는 주요한 수단이다. 감각 작용은 단순히 외부 정보를 받아들이는 것에 그치지 않고, 각 감각 기관의 고유한 본성이 활성화되고, 자기 기억과 연결되며, 고유의 목적성을 가진 상태에서 작용한다. 이러한 작용의 본질과 과정을 깊이 탐구하며 명상(삼야마)을 수행함으로써, 수행자는 감각 기관에 대한 완전한 통제력을 얻게 된다. 이는 내부와 외부 자극에 더 이상 휘둘리지 않고, 감각을 수행의 목적에 따라 자유롭게 활용하는 상태를 의미한다.[69]

## 48. tato manojavitvaṃ vikaraṇabhāvaḥ pradhānajayaś ca

(tataḥ: 그로부터, manojavitvaṃ: 마음의 신속성, vikaraṇabhāvaḥ: 감각 기관 없는 지각, pradhāna: 근본 물질, jayaḥ: 완전한 이해나 통제, ca: 그리고)

**From this, the ability of the mind to move with speed, freedom from the limitations of the senses, and mastery over the fundamental nature (pradhāna) are achieved.**

---

69. 감각 문지기 수행(*indriya-saṃvara*): 감각 경험을 깨어있는 상태로 관찰하고, 즉각적인 반응을 자제하며, 감각 자극에 휘둘리지 않고 내면의 평화를 유지하는 불교의 수행 방법이다.

그로부터 마음의 속도와 같은 민첩함과 감각 기관이 필요 없는 상태, 그리고 프라크리티(근원적 물질)에 대한 지배가 생긴다.

• **맹부 설명** 감각 경험의 본질을 꿰뚫어 본 수행자는 이로부터 번개처럼 빠른 직관적 통찰력, 감각 기관을 초월한 고차원적 인식 능력, 그리고 자연의 근본 원리와 하나 되는 궁극적 깨달음을 얻게 된다.

## 49. sattva-puruṣānyatā-khyāti-mātrasya sarva-bhāvādhiṣṭhātṛtvaṃ sarva-jñātṛtvaṃ ca

(**sattva**: 순수성, **puruṣa**: 관찰자, **anyatā**: 구별, **khyāti**: 지식, **mātra**: ~만, **sarva**: 모든, **bhāva**: 존재, **adhiṣṭhātṛtva**: 지배력, **jñātṛtva**: 아는 자), (순수정신, **drastuh**, 觀照/ 1-3, 16, 2-17, 20, 4-23), (식별지/2-15, 26, 28, 3-53, 4-26)

**Through the realization of the distinction between sattva (mind) and puruṣa (spirit), mastery over all states of being and omniscience are attained.**

사트바와 푸루샤의 구별에 대한 식별 지혜만으로, 모든 존재를 다스리는 힘과 모든 것을 아는 능력을 얻는다.

• **맹부 설명** 프라크리티의 선한 본성(*sattva*)과 푸루샤의 순수 관조자(*puruṣa*) 사이의 차이[70]를 명확히 구별함으로써, 요기는 모든 존재와 현상을 꿰뚫어 보는 통찰력과 현상의 모든 근본 원리를 아는 지혜를 얻게 된다.

## 50. tad-vairāgyād api doṣa-bīja-kṣaye kaivalyam

(**tad**: 앞서 언급된 것, **vairāgyāt**: 이욕(離欲)으로부터, **api**: ~도, **doṣa**: 결함, **bīja**: 씨앗, **kṣaye**: 소멸, **kaivalyam**: 독존(獨存), 완전한 자유), (독존 2-25, 3-55, 4-26)

**Through detachment even from that (powers), when the**

---

*70.* 두 마음의 잘못된 동일시: 1:4와 2:17, 본질의 이해: 2:20과 2:23, 해탈의 과정: 3:35, 3:49, 4:34

seed of impurities is destroyed, kaivalya (liberation) is attained.

그것으로부터 오는 이욕으로, 결점의 씨앗이 소멸됨으로써 해탈에 도달한다.

- **맹부 설명** 그러한 초월적 지혜와 능력에 대해서도 이욕(離欲)을 실천함으로써, 고통의 모든 씨앗이 완전히 소멸될 때, 수행자는 궁극적 해탈(*kaivalya*)의 상태에 도달한다.

**51. sthāny-upanimantraṇe saṅga-smayākaraṇaṃ punar aniṣṭa-prasaṅgāt**

(**sthāni**: 특정 장소, 높은 존재, **upanimantraṇe**: 권유, 유혹, **saṅga**: 집착, **smaya**: 교만, **akaraṇaṃ**: 방비함, 만들지 않음, **punar**: 다시, **aniṣṭa**: 불쾌한, 바람직하지 않은, **prasaṅgāt**: ~때문에), (3-37, 4-29절과 함께 읽어보기)

**When invited by celestial beings (to higher realms), one should avoid attachment and pride, as they can lead to undesirable consequences.**

특정 상태나 경험으로부터 초대(유혹)가 있을 때, 집착이나 자만을 일으키지 않아야 한다. 이는 다시 바람직하지 않은 결과를 초래할 수 있기 때문이다.

- **맹부 설명** 수행 과정에서 높은 차원의 경험이나 특별한 능력을 얻더라도, 이에 집착하거나 교만을 가져서는 안 된다. 그렇지 않으면, 다시 집착으로 인해 푸루샤와 프라크리티의 결합이 가진 본질적인 문제(2장 23절)를 깨닫지 못하게 되고, 무지로 인해 결합이 강화되는 상태(2장 24절)에 빠질 위험이 있다. 이는 결국 정신적 속박과 고통 같은 바람직하지 않은 상태를 초래할 수 있다.

## 52. kṣaṇa-tat-kramayoḥ saṃyamād vivekajam jñānam

(kṣaṇa: 순간, tat: 그것의, krama: 순서, 연속성, saṃyamād: 삼야마를 통해, viveka: 식별, jam: ~에서 생기는, jñānam: 지혜)

**By practicing saṁyama (focused meditation) on moments and their sequence, discriminative knowledge (vivekajam jñānam) is attained.**

찰나와 그 연속성에 대해 삼야마를 실천함으로써, 식별력에서 비롯된 지혜가 생겨난다.

• **맹부 설명** 지금 이 순간(*kṣaṇa*)과 그 연속성(*krama*), 즉 한 프레임의 정지된 사진들이 이어져 형성된 동영상과 같은 물질 현상에 삼야마(깊은 명상적 통찰)를 실천함으로써, 일시적인 것과 영원한 것, 그리고 실재와 비실재를 분별할 수 있는 최고의 식별 지혜(*vivekajam jñānam*)가 생겨난다.

## 53. jāti-lakṣaṇa-deśair anyatā-anavacchedāt tulyayos tataḥ pratipattiḥ

(jāti: 종, 출생, lakṣaṇa: 특징, 속성, deśa: 위치, anyatā: 차이, 다름, anavacchedāt: 구분되지 않음으로 인해, tulya: 비슷한, tataḥ: 그로부터, pratipattiḥ: 인식)

**Through the non-distinction of kind, characteristic, and location, the similarity between two objects is understood.**

종, 특징, 장소에 의해 차이가 한정되지 않음을 통해, 동일한 두 대상의 본질을 이해하게 된다.

• **맹부 설명** 종(*jāti*), 특징(*lakṣaṇa*), 또는 장소(*deśa*)와 같은 외형적으로 유사한 대상들 사이의 미묘한 차이를 삼야마를 통해 차이들을 식별하게 된다. 이로써 수행자는 현상 세계에서의 차이와 다양성을 분명히 이해할 뿐만 아니라, 푸루샤(순수 의식)와 프라크리티(현상 세계의 지성, 붇디) 사이의

근본적인 차이를 명확히 깨닫는 지혜를 얻는다.

## 54. tārakaṃ sarva-viṣayaṃ sarvathā-viṣayam akramaṃ ceti vivekajam jñānam

(**tārakaṃ**: 초월로 이끄는 것, 구원하는, **sarva**: 모든, **viṣayaṃ**: 대상, **sarvathā**: 모든 방식으로, **akramaṃ**: 초월적인, 순서가 없는, **ca**: 그리고, **iti**: 이와 같은, **viveka**: 식별, **jam**: ~에서 생겨난, **jñānam**: 지혜)

**Discriminative knowledge (vivekajam jñānam) is illuminating, applicable to all objects, in all ways, and is beyond sequence.**

초월적이며, 모든 대상을 포함하고, 모든 방식에서 작용하며, 순차적이지 않은 식별력에서 비롯된 지혜이다.

- **맹부 설명** 진정한 식별의 지혜(*vivekajam jñānam*)는 모든 현상을 아우르는 포괄적이고 전체적인 지혜(*tārakam*)이며, 모든 상황(*sarva-viṣayam*)과 방식에 적용 가능한 보편성(*sarvathā-viṣayam*)을 지녔다. 또한, 시간의 제약을 초월한(*akramam*) 즉각적인 통찰력으로, 수행자를 모든 속박에서 해방시키는 궁극적인 해탈의 지혜를 의미한다.

## 55. sattva-puruṣayoḥ śuddhi-sāmye kaivalyam iti

(**sattva**: 순수성, **puruṣa**: 순수 정신, **śuddhi**: 깨끗함, **sāmye**: 동등함, **kaivalyam**: 절대적 자유, 해탈 **iti**: 이와 같이), (독존/2-25, 4-26)

**Kaivalya (liberation) is attained when there is equality in purity between sattva (mind) and puruṣa (spirit)**

사트바(붇디)와 푸루샤가 순수함에서 균등해질 때, 해탈이 이루어진다.

- **맹부 설경** 아쉬탕가 요가의 수행이 수습(*abhyāsa*)과 이욕(*vairāgya*)을 통해 삼야마(깊은 명상적 통찰)의 방식으로 이루어질 때, 프라크리티의 가장 순

수한 측면인 사트바(*sattva*, 순질)가 정화되어 푸루샤(*puruṣa*, 순수 의식)와 동등한 깨끗함에 이르게 된다. 이로써 수행자는 무지(*avidyā*)의 속박과 탐욕(*rāga*)이라는 모든 제한에서 벗어나, 완전한 자유와 해방의 상태인 독존(*kaivalya*)을 경험하게 된다. 1장 24절의 이스와라의 모습을 다시 읽어보자.

# 4. 독존, 충만, 가득함 / *kaivalya padah*

1. janma-auṣadhi-mantra-tapaḥ-samādhijāḥ siddhayaḥ

(janma: 태생, 출생, auṣadhi: 약초, mantra: 만트라, tapaḥ: 열정적인 수행, samādhi: 삼매, jāḥ: ~에서 태어난, siddhayaḥ: 초자연적 능력들)

**Perfections are born of birth, herbs, mantra, austerities, and meditative absorption.**

초자연적 능력들은 태생, 약초, 만트라, 고행, 삼매로부터 생겨난다.

- **맹부 설명** 수행자의 초자연적인 능력들은 다양한 원인에서 시작할 수 있다. 시작을 알 수 없는 윤회의 힘 즉, 타고난 재능일 수도 있고, 적절한 영양제나 약초의 섭취 등 연금술의 도움, 언어 진동이 가져오는 긍정적인 만트라 암송이나 자기 확언, 업력을 태우는 불의 정화법이나 열정적 수련, 명상의 결과로 얻는 삼매을 통해 얻어질 수 있다.

**[윤회]**

2. jātyantara-pariṇāmaḥ prakṛtyāpūrāt

(jāti: 탄생, antara: 다른, pariṇāma: 변형, 전변, prakṛti: 근본 물질, āpūra: 충만, 완성)

**The transformation into another species is brought about by the filling or perfection of nature.**

한 종류에서 다른 종류로의 전변[71]은 프라크리티의 잠재력이 충만해짐으로써 이루어진다.

• **맹부 설명** 프라크리티의 잠재된 에너지가 임계점(*āpūra*)에 도달하면, 마치 물이 끓는점에서 상태를 바꾸듯이, 존재(*jāti*)의 한 형태에서 다른 형태로의 근본적인 전환(전변/*pariṇāma*)이 일어난다. 이는 삼구나(*guṇa*)의 미묘한 균형이 새로운 안정점을 찾아가는 과정이다.

## 3. nimittam aprayojakaṁ prakṛtīnāṁ varaṇa-bhedas tu tataḥ kṣetrikavat

(nimitta: 원인, 동기, aprayojaka: 비활성화된, 부수적인, prakṛti: 근본 물질, varaṇa: 장애물, bheda: 분리, kṣetrika: 농부)

**The instrumental cause does not directly produce transformation; it merely removes the obstacles, like a farmer who removes barriers to let water flow.**

원인은 자연의 변화를 직접 일으키지 않지만, 장애물을 제거함으로써 농부가 물을 대는 것처럼 변화를 가능하게 한다.

• **맹부 설명** 해탈(*kaivalya*)은 푸루샤의 본질을 자각함으로써 직접적으로 이루어진다. 프라크리티의 작용은 단독으로 이를 이루지는 못하며, 다만 푸루샤 자각의 조건을 돕는 역할을 한다. 수행자는 이 차이를 이해하고, 프라크리티의 장애물을 제거[72]하며 푸루샤의 자각이 자연스럽게 일어나기를 기

---

*71.* 다른 종류로의 전변이라는 것은 종교적인 윤회만을 의도하기보다는 물질세계에서의 형태 변화, 의식 상태의 변화나 발전, 삶과 죽음 과정에서 변화 등을 추론할 수 있다. 2장 15절 참고바람.

*72.* 수행자의 노력은 다음과 같이 이해될 수 있다.
ⓐ장애물 제거: 내적 성장을 방해하는 요소들(부정적 습관, 편견, 무지 등)을 제거하는 노력
ⓑ적절한 조건 조성: 요가의 8지도(아쉬탕가 요가)를 실천하는 것
ⓒ지속적인 수행: 꾸준히 요가 수행을 이어가는 것
ⓓ자기 관찰: 자신의 생각, 감정, 행동을 주의 깊게 관찰하는 것
ⓔ학습과 성찰: 요가 철학을 공부하고 그 의미를 깊이 성찰하는 것
ⓕ일상생활에서의 적용: 요가의 가르침을 일상생활에 통합하는 노력

다린다. 이는 농부가 작물의 성장을 직접 조종하지 못하지만, 적절한 조건을 마련하고 기다리는 것과 같다.

## 4. nirmāṇa-cittāny asmitā[73]-mātrāt

(nirmāṇa: 창조된, 만들어진, citta: 마음, asmitā: 자아의식, mātra: ~만으로부터)

**The created minds arise solely from the essence of ego-consciousness (Asmita).**

만들어진 마음들은 오직 자아의식(*asmitā*)으로부터 나온다.

• **맹부 설명** 현상세계의 모든 마음은 오직 프라크리티의 자아의식으로부터 생겨난다.

## 5. pravṛtti-bhede prayojakaṁ cittam ekam anekeṣām

(pravṛtti: 활동, 기능, bheda: 차이, 구분, prayojaka: 원인이 되는, 촉진자, citta: 마음, eka: 하나, aneka: 많은, 여러 개의)

**The one mind serves as the director for the diverse activities of the many (minds).**

다양한 활동들 가운데서, 하나의 마음이 많은 [창조된 마음들]을 이끈다.

• **맹부 설명** 마음의 작용은 다양하게 나타나지만, 이러한 모든 다양한 작용의 근원은 하나의 통합된 마음(*ekaṁ cittam*), 즉 프라크리티의 붇디이다. 0 마음은 프라크리티(자연)의 작용을 통해 나타나며, 모든 개별적인 마음을 조정하고 이끄는 선봉장이다.

이러한 통합된 마음은 마치 나무의 뿌리와 같다. 나무의 뿌리는 영양분을 흡수하여 줄기를 통해 가지와 잎으로 퍼뜨리며 다양한 형태와 역할

73. '나는 ~이다'라는 의미, 자아성, 정체성을 나타낸다. 1장 17절, 2장 3절, 2장6절, 3장 47절에 직접 언급된다 2장41절, 4장 25절에는 자아개념으로 비슷한 개념이 나온다.

을 이룬다. 그러나 이 모든 생명 활동의 근원은 뿌리에 있는 것처럼 보일 뿐, 실제로는 뿌리 너머의 더 깊은 실재가 존재한다. 무지한 사람들은 이 가지와 잎이 독립적으로 존재한다고 착각하거나, 뿌리를 모든 존재의 최종 근원으로 오해한다.

마찬가지로, 통합된 마음은 다양한 작용의 근원처럼 보이지만, 이는 붓디(*Buddhi*)로서 프라크리티의 산물이다. 붓디는 분명 중요한 마음의 선봉장 역할을 하지만, 그것은 단지 물질적 현상의 매개체일 뿐이며, 궁극적 실재는 아니다. 참된 근원은 푸루샤(*Purusha*)로, 순수한 의식이자 모든 존재의 본질이다.

《요가수트라》 2장 4절에서 말하는 무지(*Avidya*)는 바로 이러한 착각에서 비롯된다. 붓디를 모든 근원의 중심으로 잘못 인식하는 것은, 나무의 뿌리가 존재의 최종 근원이라고 믿는 것과 같다. 실제로 뿌리는 생명 활동을 이끄는 중요한 매개체일 뿐이며, 그 너머에 더 깊은 본질이 숨겨져 있다. 요가 수행은 이러한 무지를 제거하고, 푸루샤의 참된 본성을 깨닫는 데 목적이 있다.

## [업/*karma*]

## 6. tatra dhyāna-jam anāśayam

(**tatra**: 거기에서, **dhyāna**: 명상, **ja**: ~에서 태어난, **anāśaya**: 잠재적 인상이 없는)

**Among them, the mind born of meditation is free from impressions (karmic residue).**

그 중에서 명상에서 생겨난 [마음]은 잠재적 인상(또는 카르마)이 없다.[74]

• **맹부 설명** 깊은 명상에서 생성된 마음은 잠재업(*āśaya*, 기억)으로부터 억압받지

---

*74.* 1장 5절 고통을 낳는 마음작용과 고통을 낳지 않는 마음작용이 있다.

않고 자유롭다(*anāśayam*, 잠재적 업의 부재). 즉, 수행으로 정화된 마음은 과거의 경험으로 축적된 잠재된 습관(*saṃskāra*, 자동 반응의 경향성)의 영향을 벗어나, 과거를 현재 상황과 비교하고 이를 자원으로 활용할 수 있게 된다. 이는 명상이 단순히 업의 흔적(*āśaya*, 기억)을 제거하는 것이 아니라, 이를 초월하여 현재와 조화롭게 작용하는 상태를 의미한다.[75]

**〈6절의 번역과 중국 선종의 일화〉**

백장의 야호(野狐)는 깨달음과 인과법의 관계에 대해 깊은 통찰을 담은 선종의 공안이다. 이 이야기는 백장(百丈) 회해 선사가 법문을 마친 후, 한 노인이 남아 질문을 던지면서 시작된다. 노인은 백장에게 "깨달은 수행자는 인과에 떨어집니까, 아니면 떨어지지 않습니까?"라고 묻는다. 이에 백장은 "인과에 어둡지 않다"라고 답한다.

노인은 이 말을 듣고 자신이 오래전 수행 중에 같은 질문에 "인과에 떨어지지 않는다"라고 잘못 답했던 사실을 고백한다. 그 잘못으로 인해 500 생 동안 여우로 태어나는 업보를 받았다고 한다. 이제 백장의 올바른 답변을 통해 해탈할 기회를 얻었음을 전하며, 자신의 여우 시신을 찾아 장례를 치러줄 것을 요청한다.

백장은 대중과 함께 여우의 시신을 찾아내 장례를 치르고 공양을 올린다. 이 사건은 수행자들에게 깨달음이 인과를 초월하는 것이 아니라, 인과를 깊이 이해하고 조화를 이루는 데 있다는 것을 일깨운다.

백장야호는 깨달음과 인과의 본질, 그리고 올바른 가르침의 중요성을 강조한다. "인과에 어둡지 않다"는 답변은 깨달음이 인과의 법칙을 부정하는 것이 아니라,

---

*75.* 이 구절을 읽으면서 《요가수트라》에 등장하는 고통을 낳지 않는 마음들을 조사해 볼 필요가 있다. 1장 7절의 프라마나, 1장 49절의 직관적 지혜, 그리고 이 구절의 명상으로 생성된 잠재업을 갖지 않는 마음을 말이다.

그 법칙 속에서 지혜롭게 작용함을 의미한다. 또한, 잘못된 가르침이 자신과 타인에게 미칠 수 있는 심각한 영향을 경고하며, 지도자의 말과 행동이 얼마나 중요한지 깨닫게 한다.

그렇다면 6절의 번역을 '명상에서 태어난 마음은 업의 잔재로부터 자유롭다.'라고 해야 백장야호에서 제시된 깨달음의 본질과 맞닿아 있다. 백장 선사가 말한 "인과에 어둡지 않다"는 답변은, 깨달음이 업(카르마)의 잔재에서 완전히 벗어나는 상태가 아니라, 업의 본질을 올바르게 이해하고 그것과 조화를 이루는 상태임을 드러낸다.

명상을 통해 형성된 마음은, 마치 백장야호에서 노인이 깨달음을 통해 업의 영향력에서 해탈한 것처럼, 깨끗하고 무거운 업의 속박으로부터 벗어난 상태를 상징한다. 그러나 이 자유는 단순히 업의 부재를 의미하지 않는다. 오히려 이는 업과 인과의 법칙을 깊이 이해하고 그 안에서 자유롭게 작용하는 마음의 상태를 나타낸다.

따라서 이 구절은 백장야호와 마찬가지로, 깨달음을 통해 마음이 업의 흔적에서 벗어나 더 이상 그것에 의해 좌우되지 않게 되는 상태를 보여준다. 이는 깨달은 마음이 인과의 법칙을 초월적으로 이해하면서도 여전히 그 법칙 안에서 조화롭게 존재하는 법을 설명하는 가르침과 일치한다.

## 7. karma-aśukla-akṛṣṇaṁ yoginas tri-vidham itareṣām

(**karma**: 행위, **aśukla**: 흰색이 아닌, **akṛṣṇa**: 검은색이 아닌, **yogin**: 요가 수행자, **tri-vidham**: 세 종류의, **itareṣām**: 다른 이들의)

**The actions of yogis are neither white (good) nor black (bad), but the actions of others are of three kinds.**

요가 수행자의 업은 흰색도 검은색도 아니지만, 다른 이들의 업은 세 가지

종류(선업, 악업, 혼합업)이다.[76]

• **맹부 설명** 요가 수행자는 선악의 이원성을 넘어선 상태에 도달할 수 있어, 그의 행위는 카르마의 속박에서 벗어나 비백비흑의 업을 낳는다. 반면 일반인의 행위는 개인적 욕망이나 집착에서 비롯되어 세 가지 구나와 연관된다. 사트바(순수성)가 지배적인 행위는 백업을, 타마스(무지)가 지배적인 행위는 흑업을, 라자스(활동성)의 영향을 받는 행위는 주로 회색 업을 만든다.

## 8. tatas tad-vipāka-anuguṇānām eva abhivyaktir vāsanānām

(**tatas**: 그로부터, **vipāka**: 결과, **anuguṇa**: 일치하는, **abhivyakti**: 발현, **vāsanā**: 잠재적 인상, 경향성)

**From these (three types of actions), the manifestation of tendencies (vāsanās) occurs in accordance with the nature of their results (vipāka).**

그로부터 세 종류의 과보에 부합하는 잠재적 인상(*vāsanā*)들만이 현현된다.

• **맹부 설명** 과거의 업 중에서, 현재의 상황과 조건에 부합하여 성숙한 것들만이 잠재적 경향(*vāsanā*/과거의 행동이나 경험에서 비롯된 *saṃskāra*)으로 활성화되어, 현재의 생각, 감정, 행동으로 드러난다.

## 9. jāti-deśa-kāla-vyavahitānām apy ānantaryaṁ smṛti-saṁskārayor eka-rūpatvāt

(**jāti**: 출생, **deśa**: 장소, **kāla**: 시간, **vyavahita**: 분리된, 떨어진, **ānantarya**: 연속성, 즉각성 **smṛti**: 기억, **saṁskāra**: 잠재형성력, 잠재적 인상, **eka-rūpatva**: 동일한 형태)

---

76. 2장 14절은 카르마와 업보가 즐거움과 고통을 가져오는 원리를 설명하고, 4장 7절은 요가 수행자가 이 원리를 초월한 상태를 강조한다. 두 구절은 요가 철학의 핵심인 "업에서의 자유"를 이해하는 데 상호보완적인 역할을 한다고 볼 수 있다.

**Despite being separated by birth, place, and time, there is an uninterrupted continuity between memory and latent impressions (saṃskāras) due to their identical nature.**

출생, 장소, 시간에 의해 분리되어 있더라도, [경험들 사이에는 잠재적 인상들의] 연속성이 있다. 이는 기억과 잠재 형성력[77]이 동일한 형태를 가지기 때문이다.

• **맹부 설명** 잠재인상들은 그 형성 시점과 현상으로 나타나는 시점 사이에 여러 생애와 다양한 장소, 시간을 거치며 다른 형태로 나타날 수 있다. 그러나 같은 업의 원인에서 비롯된 잠재인상이기에 본질적으로 직접적인 연속성을 가진다. 이는 기억과 잠재 형성력(*saṁskāra*)이 근본적으로 동일한 성질을 갖기 때문이다.

## 10. tāsām anāditvaṁ cāśiṣo nityatvāt

(**tāsām**: 그것들의 (잠재적 인상들을), **anāditva**: 시작이 없음, **ca**: 그리고, **āśis**: 소망, **nityatva**: 영원함)

**Their (vāsanās) beginninglessness is due to the eternal nature of desire.**

그것들(*vāsanā*)은 시작이 없다. 왜냐하면 [생존에 대한] 소망이 영원하기[78] 때문이다.

• **맹부 설명** 이들 잠재인상(*vāsanā*)들은 끊임없이 이어져 왔으며 식별 가능한 시작점이 없다. 이는 존재에 대한 근본적 욕망이 계속해서 이어져 왔기 때문

---

*77.* 1장 18절을 참고하기 바람

*78.* 탐욕이 마음작용을 일으키고, 무명이 그 탐욕을 지지하는 구조는 식별지가 형성되기 전에는 영원이 이어질 것이다. 무지에 바탕을 둔 마음 작용이 지금 그렇게 움직이고, 미래에도 영원히 작용한다면, 과거에서도 그렇게 작용하면서 현재에 왔다는 추론이 가능해진다. 알 수 없는 현재의 작용과 영원할 것이라는 미래의 작용이 있다면 그 시작도 영원한 과거가 있을 것이기에 그 시작을 알 수 없다고 논리적 전개를 한 것이다.

이다.

## 11. hetu-phala-āśraya-ālambanaiḥ saṁgṛhītatvād eṣām abhāve tad-abhāvaḥ

(**hetu**: 원인, **phala**: 결과, **āśraya**: 지지, **ālambana**: 대상, 지지물, **saṁgṛhītatva**: 결합됨, **eṣām**: 이것들의, **abhāva**: 부재, TAD: 그것의)

**Because they are held together by cause, effect, support, and objects, when these are absent, they too disappear.**

[잠재적 인상(*saṁskāra*)의 존재 조건은] 원인, 결과, 기반, 대상에 의해 결합되어 유지되므로, 이것들이 없으면 그것(잠재적 인상)도 없다.

· 원인(*hetu*): 인상을 만들어내는 행위나 경험

· 결과(*phala*): 그 인상으로 인해 생기는 효과

· 기반(*āśraya*): 인상이 저장되는 마음이나 의식

· 대상(*ālambana*): 인상이 향하는 외부 대상이나 경험

**• 맹부 설명** 잠재인상(*saṁskāra*)은 무명(*avidya*)이라는 원인, 기억으로 되살아나 경험되는 결과, 마음이라는 내적 의지처, 외부 세계라는 외적 의지처에 의해 하나의 입체적이고 종합적인 현상으로 나타난다. 이 네 가지 요소가 없으면 잠재인상(*saṁskāra*) 자체도 존재하지 않는다.

## 12. atītānāgataṁ svarūpato 'sty adhva-bhedād dharmāṇām

(**atīta**: 과거의, **anāgata**: 미래의, **svarūpatas**: 본질적으로, **asti**: 존재한다., **adhva**: 경로, **bheda**: 차이, **dharma**: 특성)

**The past and future exist as they are connected with memory and potential modifications.**

모든 시간(과거, 현재, 미래)은 그 자체로 동시에 존재한다는 것이다. 다만 [현재와의] 시간적 차이로 인해 [사물의] 특성들이 [다르게 나타날 뿐이다].

- **맹부 설명** 모든 시간(과거, 현재, 미래)은 그 자체로 동시에 존재한다. 이는 사물의 속성이 시간에 따라 다르게 표현되기 때문이다. 씨앗의 예로, 과거에는 꽃의 일부였고, 현재는 씨앗이며, 미래에는 나무가 될 잠재성을 지닌다. 이처럼 과거는 이미 실현된 속성, 현재는 표현 중인 속성, 미래는 잠재된 속성으로 존재하지만, 이 모든 상태가 동시에 실재한다.

**〈세계 공통 시간 기준과 인도의 시간 개념 비교〉**

세계 여러 문명에서 시간의 기준은 자연 현상인 태양, 달, 계절의 변화를 기반으로 정립되었다. 하루는 태양의 출몰, 한 달은 달의 차고 기울기, 1년은 계절의 순환을 기준으로 하는 방식이 전 세계적으로 공통된 원리였다. 그러나 각 문화권은 이를 자신만의 방식으로 해석하고 조정하였다.

하루는 전 세계적으로 태양의 출몰을 기준으로 했지만, 문화에 따라 시작 시점이 달랐다. 예컨대, 고대 이집트와 힌두 전통은 일출을 기준으로, 이슬람과 유대교는 일몰을 기준으로 하루를 정의하였다. 한 달은 대체로 달의 주기(29.5일)를 따랐으며, 태양 주기에 맞추기 위해 윤달을 추가하는 방식도 널리 사용되었다. 1년의 기준은 계절의 순환을 반영했으며, 온대 지역에서는 주로 4계절, 열대 지역에서는 우기와 건기 중심으로 구분했다.

인도는 이러한 자연적 기준에 천문학적 관찰과 철학적 관점을 더하여 독특한 시간 체계를 발전시켰다. 하루는 태양의 움직임을 기준으로 24 무후르타(*muhūrta*/약 48분)로 세분화되었으며, 한 달은 음력에 기반을 두고 윤달을 추가하여 태양력(*Sūrya Siddhānta*)과 조화를 이루었다. 인도의 1년은 6개의 계절(*ṛtu*)로 나뉘며, 계절 구분은 농업과 종교의식에 긴밀히 연결되었다.

이러한 인도의 시간 체계는 단순한 시간 관리 체계를 넘어 인간과 우주, 자연의 조화를 표현하는 철학적 의미를 지닌다.

## 13. te vyakta-sūkṣmā guṇātmānaḥ

(te: 그것들 (dharma를 가리킴), vyakta: 현현된, 명백한, sūkṣma: 미세한, 잠재적인, guṇa: 구나, ātman: 본질, 자아)

**They (the objects of the world) exist as the manifest and subtle aspects of the qualities (guṇas).**

그것들(특성들)은 현현되거나 미세하며, 구나의 본질을 가진다.

- **맹부 설명** 존재하는 모든 사물과 나타나는 현상 세계의 모습들은 세 가지 구나(*guṇa*)의 조합으로 이루어져 있다. 이들의 변화는 이 구나들의 비율 변화에 따른 것이다. 이들이 인식할 수 있는 현상(*vyakta*)으로 보이든, 또는 인식하지 못하는 미세한 상태(*sūkṣmā*)로 나타나든, 모두 동일한 구나를 본질로 한다.

### [객관과 주관에 대하여]

## 14. pariṇāmaikatvād vastu-tattvam

(pariṇāma: 변화, 전변, ekatva: 단일성, vastu: 실체, 대상, tattva: 진리)

**He reality of an object is due to the singularity of its transformation.**

사물의 븐질/실재성은 [그 사물의 모든] 전변의 단일성에 있다.

- **맹부 설명** 사물의 본질적 실재성은 변화 과정의 근본적 통일성에서 비롯된다. 상키야 철학에 따르면, 이 '실재성과 통일성'은 세 가지 구나(*sattva*:순수성, *rajas*:활동성, *tamas*:관성)의 작용으로 설명된다. 모든 변화나 전변은 이 구나들의 균형과 상호작용의 변화라는 단일한 과정에서 발생한다. 이러한 관점은 현상 세계의 겉보기 다양성 속에 존재하는 근본적 통일성을 나타내며, 모든 현상이 동일한 근본 원리에서 파생됨을 설명한다.

## 15. vastu-sāmye citta-bhedāt tayor vibhaktaḥ panthāḥ

(**vastu**: 대상, 실체, **sāmya**: 동일함, **citta**: 마음, **bheda**: 차이, **tayor**: 그 둘의, **vibhakta**: 분리된, 구별된, **panthāḥ**: 길, 경로)

**Although the object is the same, the paths differ due to differences in perception.**

대상이 같더라도 [그것을 인식하는] 마음들이 다르기 때문에, 그 둘[대상과 마음]의 길은 다르다.

• **맹부 설명** 객관적 대상으로 존재하는 사물은 동일하더라도, 그것을 인지하는 주관적인 마음의 상태는 다양하다. 따라서 같은 대상도 개체의 마음 상태에 따라 다르게 인식된다. 이로 인해 대상과 인식 주체는 서로 다른 이해와 해석을 하며, 각자 고유한 전변(변화)의 길을 따르게 된다. 이는 마치 도로 주변에 피어 있는 하나의 꽃이 보는 이에 따라 다르게 인식되고 해석되는 것과 같다. 어떤 이에게는 아름다움의 상징일 수 있고, 다른 이에게는 알레르기의 원인일 수 있으며, 또 다른 이에게는 그저 무심히 지나칠 대상일 수 있다.

## 16. na ca eka-citta-tantraṁ vastu tad-apramāṇakaṁ tadā kiṁ syāt

(**na**: 아니다, **ca**: 그리고, **eka**: 하나의, **citta**: 마음, **tantra**: 의존하는, **vastu**: 대상, **tad**: 그것, **apramāṇaka**: 알려지지 않은, **tadā**: 그때, **kim**: 무엇, **syāt**: ~일 것이다)

**An object does not depend on a single mind; otherwise, what would happen to it when that mind is not perceiving?**

그리고 대상은 하나의 마음에 의존하지 않는다. [만약 그렇다면,] 그것이 인식되지 않을 때 그것은 무엇이 될 것인가?[79]

• **맹부 설명** 객관적인 대상으로 존재하는 사물은 하나의 마음에 의존하지 않는다. 만

약 단일한 마음에 의존한다면 그것(사물)이 그 단일한 마음으로는 확인되지 않을 때 그것은 무엇이 될 것인가?

## 17. tad-uparāgāpekṣitvāc cittasya vastu jñātājñātam

(**tad**: 그것(마음을 지칭), **uparāga**: 영향, 착색, **apekṣitva**: 의존함, 조건이 됨, **citta**: 마음, **vastu**: 대상, **jñāta**: 알려진, **ajñāta**: 알려지지 않은)

**An object is known or unknown depending on whether the mind takes on its form or not.**

대상은 마음에 의해 인식되거나 인식되지 않을 수 있다. 마음의 색채에 따라 달라지기 때문이다.

- **맹부 설경** 대상의 인식 여부는 마음의 상태와 성향에 따라 결정된다. 같은 대상이라도 마음의 '색채', 즉 개인의 잠재성향(*vāsanā*), 기억, 경험, 지식, 감정 상태, 주의력 등에 따라 인식되거나 인식되지 않을 수 있다. 이는 객관적 실재가 존재하더라도, 그것의 인식은 각자의 마음 상태에 따른 주관적이고 선택적인 과정임을 나타낸다.

### [프라크리티 마음과 푸루샤]

## 18. sadā jñātāś citta-vṛttayas tat-prabhoḥ puruṣasyāpariṇāmitvāt

(**sadā**: 항상, **jñātāḥ**: 알려진, **citta**: 마음, **vṛtti**: 작용, **tat**: 그것의, **prabhu**: 주인, **puruṣa**: 순수 의식, **apariṇāmitva**: 변하지 않음)

---

79. 16절은 요가와 상키야 철학의 주관적 경험의 중요성을 인정하면서도 객관적 실재의 존재를 부정하지 않는 균형 잡힌 관점을 보여주는 중요한 구절이다. 이는 인식의 세계와 대상 세계의 존재론에 대한 핵심적 논쟁점을 다룬다. 예를 들어, 나무가 누군가에 의해 인식되지 않을 때도 존재하는가?라는 질문을 제기한다. 이는 현대 철학의 실재론(객관적 실재 인정)과 관념론(의식에 의존한 실재) 사이의 논쟁과 연결되며, 요가 수행자들에게 자신의 인식과 객관적 세계 사이의 관계를 깊이 고찰하도록 한다. 이러한 균형 잡힌 관점은 인도 철학 전통에서 중요한 위치를 차지하며, 실천 수행과 철학적 탐구의 조화를 보여준다. 특히 불교와의 대론이 유명하다.

The modifications of the mind are always known to its master (Puruṣa) due to its unchanging nature.

마음의 작용들은 그 주인인 푸루샤에게 항상 알려져 있다. 왜냐하면 마음의 주인인 순수 의식(푸루샤)은 변하지 않기 때문이다.

• **맹부 설명** 마음의 모든 활동과 상태는 항상 순수 의식(푸루샤)에 의해 알아차려진다. 이는 순수 의식이 변화하지 않는 관찰자로서 존재하기 때문이다. 마음이 끊임없이 변화하는 동안에도, 이를 인식하는 근본적인 의식은 변하지 않고 지속된다.

**〈푸루샤의 *apariṇāmitva*에 대하여〉**

*Prakṛti*는 변화성(*pariṇāmitva*)의 본질을 지니고 있어 감각, 마음, 물질적 경험 모두 끊임없이 변화하며, 이러한 변화는 고통과 즐거움의 근원이 된다. 수행은 이러한 변화의 본질을 명확히 깨닫는 것에서 시작된다.

반면, *Puruṣa*는 불변성(*apariṇāmitva*)의 본질을 지닌 순수한 관찰자로서, 마음과 물질세계의 모든 변화를 초월한다. *Puruṣa*의 본질을 깨닫는 것은 해탈의 열쇠가 된다.

요가는 이러한 과정을 돕는 수행으로, 마음의 변화를 멈추고 *Puruṣa*와 *Prakṛti*를 분리함으로써 참된 자아를 깨닫는 것이다. 이로써 변화와 고통에서 벗어나 영원한 자유인 해탈(*kaivalya*)에 도달할 수 있다.

관련 수트라는 1장 2절, 2장 18절, 20절, 25절, 3장 35절, 4장 34절이며, 전변설에 관한 내용은 2장 15절의 첨부 설명서를 참고하길 바란다.

## 19. na tat svābhāsaṁ dṛśyatvāt

(na: 아니다, tat: 그것 (마음), svābhāsa: 자체 발광하는, dṛśyatva: 보이는 것의 특성, 객체성)

**The mind is not self-illuminating because it is an object of perception.**

그것(마음)은 자체 발광하지 않는다. 왜냐하면 그것은 보이는 대상이기 때문이다.

• **맹부 설명** 마음은 그 자체로 순수 의식을 가지지 않으며, 단지 관찰되는 대상일 뿐이다. 마음의 활동과 내용은 순수 의식(푸루샤)에 의해 비추어질 때만 알아차려질 수 있다. 이는 마치 마음이 스스로 빛을 내지 못하는 행성이고, 푸루샤는 자체적으로 빛나는 태양과 같은 것이다. 행성이 태양의 빛을 받아 밝게 보이듯, 마음도 푸루샤의 의식에 의해 '밝혀져' 그 내용이 인식된다.[80] (프라크리티의 목적/2-18, 21)

## 20. eka-samaye cobhayānavadhāraṇam

(eka: 하나의, samaye: 시간에, 순간에, ca: 그리고, ubhaya: 둘 다, anavadhāraṇa: 인식하지 못함)

**At one time, both (the mind and the seer) cannot be perceived simultaneously.**

그리고 [마음은] 한 순간에 둘 다를 인식할 수 없다.[81]

• **맹부 설명** 마음의 기능을 살펴보면, 마음은 한순간에 오직 하나의 대상만을 인식할 수 있다. 우리가 여러 가지를 동시에 인식한다고 느끼는 것은 실제로는 마음이 대상들 사이를 빠르게 전환한 결과일 뿐이다. 진정한 집중, 즉 한 대상에 마음을 지속적으로 고정하는 것은 이러한 전환 없이 이루어진다. 이런 마음의 특징은 마음 활동이 단일 인식의 연속적인 흐름임을 의미한

---

*80.* 불교의 심리학에서는 '마음이 마음을 볼 수 있다.'이다. 마음은 본래 보는 것을 기본으로 하기 때문이다. 빛은 자신을 비추기 위해 또 다른 빛을 필요로 하지 않는다고 말한다.

*81.* 마음의 이런 기능과 사마타 명상은 상당한 관련성을 가지고 있다.

다. 이는 마치 영화에서 1초에 24프레임의 정지된 이미지가 연속적으로 보일 때 우리가 부드러운 움직임으로 인식하는 것과 유사하다.

## 21. cittāntara-dṛśye buddhi-buddher atiprasaṅgaḥ smṛti-saṅkaraś ca

(**citta**: 마음, **antara**: 다른, **dṛśye**: 보여질 때, **buddhi**: 지성, 이해력, **atiprasaṅga**: 과도한 적용, 무한 회귀, **smṛti**: 기억, **saṅkara**: 혼란)

**If one mind were to perceive another mind, there would arise an infinite regress and confusion of memory.**

만약 [하나의] 마음이 다른 [마음]에 의해 인식된다면, 붇디의 붇디가 요구되는 무한 회귀에 빠지고, [결과적으로] 기억의 혼란이 일어날 것이다.

- **맹부 설명** 프라크리티의 마음이 스스로를 인식할 수 있다고 가정하면, 그 인식을 인식하는 또 다른 마음이 필요하게 되고, 이는 끝없이 계속될 것이다. 또한, 여러 층의 마음이 존재한다면 경험이나 기억이 어느 층의 마음에 속하는지 구분할 수 없어 혼란이 발생할 것이다. 따라서 마음을 관찰하는 별도의 의식, 즉 푸루샤의 존재가 필요하다. 이는 마치 거울들이 서로 마주보면 무한 반사를 반복하는 기이한 현상에 빠지는 것과 같다. 이러한 혼란을 피하려면, 거울들이 서로 마주보는 대신 모든 거울을 동시에 비추는 하늘의 *CCTV*와 같은 외부 관찰자(푸루샤)가 필요한 것이다.

## 22. citer apratisaṁkramāyās tad-ākārāpattau sva-buddhi-saṁvedanam[82]

(**citi**: 푸루샤의 순수 의식, **apratisaṁkramā**: 변하지 않는, **TAD**: 그것의, **ākāra**: 형태, **āpatti**: 취함, **sva**: 자신의, **buddhi**: 지성, **saṁvedana**: 완전한 인식, 자각)

---

82. **saṁvedana*는 보다 높은 수준의 자각 상태, 특히 순수 의식(푸루샤)의 자기 인식을 나타내는 데 사용된다. 이는 요가의 궁극적 목표인 자기실현과 더 밀접하게 연관된 개념이다.
**pratyaya*는 일상적인 인식 과정이나 마음의 내용을 설명하는 데 더 자주 사용된다. 이는 요가 수행 과정에서 다루어야 할 마음의 작용을 설명하는 데 중요한 역할을 한다.

**When the mind does not move, it reflects the consciousness and realizes its own intelligence.**

변하지 않는 순수 의식이 그것의 형태를 취할 때, 자기 인식이 일어난다.

**• 맹부 설명** 순수 의식(*citi*)은 그 자체로는 변하지 않지만, 정화된 지성(*buddhi*)을 통해 자신을 인식(*saṁvedana*)하게 된다. 이는 마치 맑은 호수가 하늘을 완벽히 반영하여, 하늘이 자신의 모습을 볼 수 있게 되는 것과 같다. 이때 일어나는 자기 인식은 일상적인 사고나 감정과는 다른, 직접적이고 순수한 자각 상태이다.[83]

1장 3절에서는 요가 수행의 결과로 마음의 활동이 멈추고, 참된 자아(*Puruṣa*)가 드러난다고 말한다. 이는 요가의 궁극적인 목표인 순수 의식(*Puruṣa*)이 자신의 본질적 상태에 안정되었음을 나타내며, 마음(*citta*)과 의식(*Puruṣa*)의 관계에서 마음의 동요가 사라진 상태를 강조한다. 4장 22절은 순수 의식(*Puruṣa*)이 분명히 자기 본연의 상태에 머무를 때, 마음(*citta*)이 이를 반영하여 자신의 본질을 깨닫는 모습을 설명한다. 이 구절은 마음이 단순히 고요해지는 데 그치지 않고, 순수 의식을 반영하는 도구로 작용하는 과정을 구체적으로 보여준다.

두 구절은 요가 수행의 과정과 결과를 다루며, 마음과 의식의 상호작용을 통해 궁극적으로 자아의 본질을 드러내고 깨닫는 과정을 설명한다는 점에서 철학적 연관성을 가진다. 1장 3절은 요가 수행의 결과를 간결히 요약하고, 4장 22절은 그 과정에서 마음의 역할을 더 세부적으로 탐구하여, 요가의 궁극적인 목표와 수행 단계의 상호 보완성을 보여준다.

## 23. draṣṭṛ-dṛśyoparaktaṁ cittaṁ sarvārtham

(**draṣṭṛ**: 보는 자, 관찰자, **dṛśya**: 보여지는 것, **uparakta**: 영향받은, 색칠된, **citta**: 마음, **sarva**: 모든, **artha**: 목적)

---

*83.* 직접 지각하는 지혜에는 1장 41절, 3장 35절, 49절을 연결하여 보면 좋겠다.

The mind, colored by both the seer (Puruṣa) and the seen (objects), appears to encompass all things.

관찰자와 관찰대상 모두에 의해 영향받은 마음은 모든 목적을 이해할 수 있다.

• **맹부 설명** 요가 수행을 통해 정화된 마음(*citta*)은 순수 의식(***draṣṭṛ***, 관찰자)과 경험 세계(***dṛśya***, 관찰대상) 양쪽의 특성을 반영하게 된다. 이로 인해 마음은 모든 대상과 현상을 올바르게 인식(***pramāṇa***)하고 깊이 이해(***prajñā***)할 수 있는 능력을 갖게 되며, 의식과 물질세계 사이의 중개자 역할을 수행한다.

## 24. tad asaṁkhyeya-vāsanābhiś citram api parārthaṁ saṁhatyakāritvāt

(tad: 그것(마음), asaṁkhyeya: 무수한, vāsanā: 잠재적 인상, citram: 다양한, 채색된, api: ~에도 불구하고, parārtha: 다른 것을 위한, saṁhatya: 결합하여, kāritva: 행위성, 기능)

Although the mind is diverse due to countless latent impressions (vāsanās), it exists for the sake of another, as it is assembled for a purpose.

그것(마음)은 무수한 잠재적 인상[84]들로 다채롭게 채색되어 있지만, [결국] 다른 것(푸루샤)을 위해 작용한다.[85] 왜냐하면 그것은 결합하여 기능하기 때문이다.

• **맹부 설명** 마음(*citta*)은 무수한 경험과 잠재적 성향(*vāsanā*)들로 이루어진 복잡한 모자이크와 같다. 이 다채로운 마음의 궁극적 목적은 순수 의식(*puruṣa*)을 위해 봉사하는 것이다(2.18, *Bhoga*와 *Apavarga*). 마치 오

---

84. *Asankhyeya*와 *Sankhya*는 어원적으로 연결되어 있으며, 철학적으로는 상반되면서도 보완적인 관계이다. *Sankhya*는 '분석적 사고와 분별'을 통해 존재의 구조를 설명하는 데 중점을 두며, *Asankhyeya*는 그 구조 속에서 측정할 수 없는 마음의 무한한 가능성과 복잡성을 나타낸다. 이러한 관계는 중국 철학의 음양 관계와 일부 유사성을 지니나, 두 체계는 각자의 독특한 맥락에서 발전하였다.

케스트라의 다양한 악기들이 하나의 아름다운 교향곡을 만들어내듯, 마음의 여러 요소들도 조화롭게 작용하여 의식을 위한 교향곡을 만들어낸다.

그리고 앞선 2장 23절의 결합(*saṁyogaḥ*)과 이 24절의 내용은 상당 부분 겹치는 부분이 있다. 2장 23절의 결합(*saṁyogaḥ*)은 ***Puruṣa***와 ***Prakṛti*** 간의 철학적 관계를 설명하며, 4장 24절의 구조적 조합(*saṁhatya-kāritvāt*)은 마음(*citta*)이 그 관계에서 중요한 역할을 하는 구조적 도구임을 보여준다. 2장 23절은 결합의 목적성을, 4장 24절은 마음의 조합과 작동 방식을 통해 그 관계의 구체적 맥락을 설명한다고 해석할 수 있다.

## [식별지]

## 25. viśeṣa-darśina ātmabhāva-bhāvanā-vinivṛttiḥ

(**viśeṣa**: 특별한, 구별된, **darśin**: 보는 사람, 인식하는 사람, **ātma**: 자아, **bhāva**: 존재, **bhāvanā**: 생각, 명상, **vinivṛtti**: 중지)

---

*85.* 요가 철학에서 푸루샤와 프라크리티의 목적은 근본적으로 다르다. 푸루샤의 목적은 순수한 의식 상태를 유지하고 궁극적인 해방(*kaivalya*)을 달성하는 것이다. 반면, 프라크리티의 목적은 푸루샤에게 경험을 제공하고 그의 해방을 돕는 것이다.

이러한 이원론적 철학은 고대 인도의 현자 카필라(*Kapila*)에 의해 정립된 상키야(*Samkhya*) 철학에서 비롯되었다. 요가 철학은 이 상키야의 이론적 기반을 실천적 측면에서 발전시킨 것이다. 파탄잘리는 이 개념들을 《요가수트라》에 체계적으로 정리하여 요가 철학의 근간을 마련하였다.

이 이론의 정립 목적은 인간의 고통과 속박의 근본 원인을 설명하고, 그로부터의 해방 방법을 제시하는 것이다. 이 철학은 인간의 본질이 순수 의식(푸루샤)임을 강조하면서, 물질세계(프라크리티)와의 잘못된 동일시가 고통의 원인이라고 설명한다.

요가 철학은 이 두 원리의 상호작용과 구별을 통해 해탈의 과정을 설명한다. 수행자는 프라크리티의 변화 속에서 푸루샤의 불변성을 인식함으로써 진정한 자아를 깨닫게 된다. 이는 단순한 이론적 이해를 넘어 실제적인 수행 방법론으로 발전되었다.

이 철학의 궁극적 목표는 개인이 자신의 본질을 깨닫고 고통에서 벗어나 해탈에 이르도록 돕는 것이다. 요가의 8단계 수행법은 이러한 목표를 달성하기 위한 구체적인 지침을 제공한다.

결론적으로, 푸루샤와 프라크리티의 개념은 요가 철학의 핵심을 이루며, 인간 존재의 본질과 목적, 그리고 해탈의 과정을 설명하는 중요한 이론적 기반이다. 이 이론은 단순한 철학적 사변이 아닌, 실제적인 영적 성장과 자아 실현을 위한 체계적인 접근 방식을 제공한다.

**For one who has discriminative knowledge, the process of identification with the self (ātmabhāva) comes to an end.**
차이를 보는 사람(*viśeṣa-darśin*)은 자아로의 동일시(*ātmabhāva*)가 멈춘다.

- **맹부 설명** 푸루샤와 프라크리티, 둘 사이의 특별함을 인식하는 자[86]에게는 착각을 일으킨 자아 개념이 사라진다. 이는 순수 의식과 물질적 세계의 본질적 차이를 명확히 이해할 때 일어나는 현상(1장 3절)이다. 이러한 깨달음은 자아에 대한 잘못된 동일시(1장 4절)를 끝내고, 궁극적인 해방으로 이어진다.

## 26. tadā viveka-nimnaṁ kaivalya-prāgbhāraṁ cittam

(**tadā**: 그때, **viveka**: 분별, 식별, **nimna**: ~로 향하는, **kaivalya**: 해탈, 절대적 자유, **prāgbhāra**: ~로 향하는, **citta**: 마음)

**Then, the mind, inclined towards discriminative discernment (viveka), moves towards the threshold of liberation (kaivalya).**
그때 마음은 식별을 향해 기울어지고, 해탈을 향해 기운다.

- **맹부 설명** 그때란? 2장 23절에서 설명한 것처럼, 수행자가 프라크리티를 통한 경험과 고통을 충분히 겪은 후, 무지와 욕망을 초월하기 위해 마음 작용을 멈

---

86. [《요가수트라》에서 수행으로 발전하는 인식의 7단계]
① *Pramāṇa* (올바른 인식) – 1.7: 일상적 지식 획득의 기본 수단.
② *Viveka* (식별) – 2.26: 실재와 비실재를 구분하는 지혜의 발달.
③ *Ṛtaṃbharā prajñā* (진리를 담은 지혜) – 1.48: 깊은 명상 상태에서 얻어지는 직관적 지혜.
④ *Asaṃprajñāta samādhi* (무분별 삼매) – 1.51: 모든 심적 활동이 멈춘 고도의 명상 상태.
⑤ *Dharmamegha samādhi* (법운 삼매) – 4.29: 최고의 식별 지혜가 항상 현존하는 상태.
⑥ *Pratiprasava* (역현현) – 4.34: 구나들이 그들의 근원으로 돌아가는 과정.
⑦ *Viśeṣadarśina* (특별한 차이를 보는 자) – 4.25: 완전한 구별을 인식하는 상태.
이 과정은 요가 수행자의 인식이 점진적으로 더 깊고 미묘한 상태로 발전해 가는 것을 보여준다.

추기로 결심하는 순간을 말한다. 수행의 힘이 쌓이며, 푸루샤와 프라크리티의 차이를 명확히 인식한 마음은 자연스럽게 두 원리를 더 순수하게 식별(*viveka*)하고, 궁극적 해방(*kaivalya*) 상태로 기울어진다. 이는 마치 물이 낮은 곳으로 흐르듯 필연적이고 자연스러운 과정이다.

## 27. tac-chidreṣu pratyayāntarāṇi saṁskārebhyaḥ

(**tad**: 그것의 (마음의), **chidra**: 틈, 간격, **pratyaya**: 생각, 관념, **antara**: 다른, 별개의, **saṁskāra**: 잠재적 인상)

**In the gaps (of concentration), other mental impressions arise due to latent tendencies (samskaras).**

그것(마음)의 틈새에서 다른 종류의 생각들이 일어나는데, 그 생각은 [이전의] 잠재 형성력[87]들로부터 [나온다][88].

- **맹부 설명** 깨달음을 향한 여정 중에도, 마음의 미세한 틈새로 다양한 성각들이 스며든다. 이는 아직 완전히 해소되지 않은 과거의 잠재 형성력들(*saṃskāra*)로부터 비롯된다.

## 28. hānam eṣāṁ kleśavad uktam

(**hāna**: 제거, 버림, **eṣām**: 이것들의 (잠재적 인상), **kleśavad**: 고통(**kleśa**)과 같이, **uktam**: 말해졌다)

**The removal of these (impressions or distractions) is said to be similar to the removal of afflictions (kleśas).**

이것들의 제거는 고통(*kleśa*)의 [제거]와 같다고 [이전에] 설명되었다.

---

*87.* 1장 18절 삼스카라 참고

*88.* *돈오돈수(頓悟頓修): 깨달음과 수행이 동시에 이루어진다는 관점. 완전한 깨달음을 얻으면 더 이상의 수행기 필요 없다고 봄.

*돈오점수(頓悟漸修): 깨달음은 순간적으로 얻지만, 그 후에도 점진적인 수행이 필요하다는 관점.

*《요가수트라》 4.27의 관점은 돈오점수의 입장과 더 가깝다고 볼 수 있다. 둘 다 깨달음 이후에도 남아있는 미세한 장애물이나 습관적 패턴을 인정하고, 이를 완전히 제거하기 위한 지속적인 수행의 필요성을 시사한다.

• **맹부 설명** 잠재적 인상들로 인한 생각들의 제거는 번뇌의 제거 방법[89]과 같다.

**〈번뇌를 제거하는 방법을 통합적으로 연결하기〉**

《요가수트라》의 핵심은 마음의 작용을 제어하고 궁극적으로 해탈에 이르는 체계적인 방법을 제시하는 데 있다. 이 과정은 1장 12절에서 언급된 수습(*abhyāsa*)과 이욕(*vairāgya*)이라는 두 가지 기본 원리로 시작된다. 수습은 지속적인 수행을, 이욕은 집착하지 않는 태도를 의미한다. 이 두 원리는 요가 수행의 전 과정을 관통하는 근본적인 접근 방식이 된다.

수행이 깊어짐에 따라 수행자는 고통의 원인인 클레샤(*kleśa*)를 다루게 된다. 2장 10절과 11절은 이 클레샤를 제거하는 방법을 설명한다. 미세한 클레샤는 그 근원을 인식하고 되돌림으로써, 거친 클레샤는 명상을 통해 제거할 수 있다고 한다. 이는 앞서 언급한 수습과 이욕의 원리를 더 구체적으로 적용하는 방법이다. 근원을 인식하는 과정은 이욕의 실천이며, 지속적인 명상은 수습의 실천이다.

이러한 수행의 과정은 궁극적으로 4장 28절에서 언급되는 가장 미세한 장애물인 잠재인상(*saṃskāra*)의 제거로 이어진다. 이 수트라는 잠재인상의 제거가 클레샤를 제거하는 것과 같은 방식으로 이루어진다고 설명한다. 즉, 초기의 수습과 이욕의 원리, 그리고 클레샤를 다루는 방법이 잠재인상의 제거에도 동일하게 적용된다는 것이다.

# 29. prasaṁkhyāne[90] 'py akusīdasya sarvathā viveka-khyāter dharma-meghaḥ samādhiḥ

---

*89.* 1장 12절의 수습과 이욕을 시작점으로, 2장 10, 11절의 클레샤 제거 방법을 거쳐, 최종적으로 4장 28절의 잠재인상 제거에 이르는 과정을 하나의 흐름으로 서술하고 있다.

*90.* 1장 20절, 2장 27절–지혜(*prajñā*). 2장 26절–식별지(*viveka-khyāti*). 3장 5절–지혜의 빛(*prajñā-loka*). 4장 29절–궁극적 지혜(*prasaṁkhyāna*)와 분별지(*viveka-khyāti*).

(pra-saṁ-khyāna/pra-: '철저히', '완전히', sam-: '함께', '완전히', khyāna: 'khyā'게서 파생, '말하다', '알리다', '인식하다': "철저하고 완전한 인식" 또는 "깊이 있는 통찰적 인식", api: ~에도 불구하고, akusīda: 무관심한, sarvathā: 모든 방식으로, viveka-khyāti: 분별의 지혜, dharma-megha: 법운(法雲), samādhi: 삼매)

Even for one who is not attached to the highest state of discernment (prasaṁkhyāna), the cloud of virtue (dharma-megha) samādhi arises as a result of complete and ultimate discrimination (viveka-khyāti)

가장 높은 단계의 지혜에 이르렀음에도 집착하지 않고, 모든 면에서 완전한 식별지를 성취한 자는 덕의 구름과 같은 삼매에 도달한다.

• **맹부 설명** 이 수트라 번역은 다양성을 함유하고 있어서 3가지 번역을 시도해 본다.

① 무집착을 강조한 번역:
항상 모든 것에 대해 완전히 무관심한 자에게는, 식별의 지혜로부터 법의 그름과 같은 삼매(三昧)가 일어난다.

② 고급 수준의 초연함을 강조한 번역:
최고의 지혜에 대해서조차 무관심한 자에게는, 궁극적 식별력으로부터 덕성의 풍요로움이 가득한 삼매(三昧)가 펼쳐진다.[91]

③ 현실적 성공과 성장의 조화를 강조한 번역:
높은 지위에 있으면서도 그에 집착하지 않는 자에게는, 참된 분별력으로부터 덕의 비와 같은 깊은 명상 상태가 찾아온다.

## 30. tataḥ kleśa-karma-nivṛttiḥ

(tataḥ: 그로부터, 그 결과로, kleśa: 번뇌, karma: 업, nivṛtti: 중지, 소멸)

From that (state), the cessation of afflictions (kleśas) and

91. 1-17~20, 3-37, 51절과 함께 읽어보기를 권한다.

actions (karma) occurs.

그로부터 고통과 업의 중지가 [일어난다].

• **맹부 설명** 그 법운 삼매로부터 번뇌와 업[92]의 작용이 소멸한다.

## 31. tadā sarvāvaraṇa-malāpetasya jñānasyānantyāj jñeyam alpam

(**tadā**: 그때, **sarva**: 모든, **āvaraṇa**: 장애물, **mala**: 불순물, **apeta**: 제거된, **jñāna**: 지식, **ānantya**: 무한함, **jñeya**: 알려져야 할 것, **alpa**: 적은, 작은)

**Then, for one whose knowledge is freed from all coverings and impurities, the infinite nature of knowledge makes the knowable appear insignificant.**

그때, 모든 장애물과 불순물이 제거된 지식의 무한함으로 인해, 알려져야 할 것은 적어진다.

• **맹부 설명** 그때 모든 번뇌와 업으로 덮여 있던 장애의 불순물로부터 벗어난 지혜는 무한정하기 때문에 [이제] 더 이상 알아야 할 것(인식할 대상)은 거의 없다.[93]

---

*92.* 고통과 업의 구절들은
- 고통(*kleśa*):
  - ⓐ2.3: "무지, 자아의식, 애착, 혐오, 삶에 대한 집착, 이 다섯이 고통의 원인들이다."
  - ⓑ2.4: "무지는 다른 [고통의 원인들]의 토대이며, 그것들은 잠재적, 약화된, 간헐적, 또는 완전히 발현된 상태로 존재한다."
- 업(*karma*):
  - ⓐ2.12: "고통의 뿌리에서 생겨난 업의 저장소는 현생과 미래의 생에서 경험된다."
  - ⓑ4.7: "요기의 행위는 흰색도 검은색도 아니지만, 다른 이들의 행위는 세 가지 종류이다."

*93.* 초기불교의 유학과 무학:
유학(有學): 아직 배워야 할 것이 남아있는 성자의 상태
무학(無學): 더 이상 배울 것이 없는 완전한 깨달음에 도달한 아라한 성자의 상태

〈알려질 것이 적어진다〉

요가의 궁극적 목표인 카이발야(*Kaivalya*, 해탈)의 상태를 가리키는 것으로, 프라크리티의 전변 작용에 대한 완전한 이해와 푸루샤의 본질에 대한 깨달음 둘 다를 포함하는 것으로 볼 수 있다. 이는 현상계의 모든 작용을 완전히 이해하면서도, 동시에 그것을 초월한 순수의식의 상태를 실현하는 것으로 프라크리티와 푸루샤의 완전한 구별을 의미한다.

이 상태는 단순한 지적 이해를 넘어선 직접적이고 전체적인 체험적 깨달음을 나타낸다. 여기서 수행자는 모든 현상의 본질을 꿰뚫어 보면서도, 그에 얽매이지 않는 완전한 자유를 경험한다. 이는 모든 고통(*kleśa*)과 업(*karma*)의 속박으로부터 해방된 상태로, 더 이상 윤회의 굴레에 묶이지 않는 완전한 해탈을 의미한다.

또한, 이 깨달음은 개인의 의식이 우주의 본질과 하나가 되는 경험을 포함한다. 수행자는 자신의 참된 본성(푸루샤)이 순수한 의식임을 깨닫는 동시에, 현상 세계(프라크리티)의 모든 측면을 완전히 이해하게 된다. 이러한 통찰은 일상적인 의식 상태에서는 경험할 수 없는 깊은 평화와 충만함을 가져온다.

더불어, 이 상태에 도달한 요가 수행자는 모든 존재에 대한 깊은 연민과 이해를 갖게 된다. 자신과 세계의 본질을 완전히 이해함으로써, 모든 생명체의 상호 연결성을 직접적으로 경험하게 되는 것이다. 이는 개인적 해탈을 넘어, 모든 존재의 고통에 대한 깊은 이해와 자비로운 태도로 이어진다.

## 32. tataḥ kṛtārthānāṁ pariṇāma-krama-samāptir guṇānām

(tataḥ: 그 결과로, kṛtārtha: 목적을 달성한, pariṇāma: 변화, 전변, krama: 순서, samāpti: 완성, guṇa: 구나)

Then, for those who have fulfilled their purpose, the

sequence of transformations of the guṇas comes to an end.

그 후에, 그들의 목적을 달성한 구나들의 전변 과정이 완료된다.

• **맹부 설명** 그 결과로, 법운 삼매의 경지에서 (2.18) 푸루샤의 본질을 깨닫고 해탈이라는 목적을 완수했을 때, [사트바, 라자스, 타마스의] 세 구나의 순차적 전변 과정이 그 역할을 다하고 종식된다.

## 33. kṣaṇa-pratiyogī pariṇāmāparānta-nirgrāhyaḥ kramaḥ

(**kṣaṇa**: 순간, **pratiyogī**: 대응하는, 상응하는, **pariṇāma**: 변화, 전변, **aparānta**: 마지막 한계, **nirgrāhya**: 인식 가능한, **krama**: 순서)

The sequence of moments (kṣaṇa) is perceived at the end of transformation (pariṇāma).

순간에 대응하는, 전변의 최종 한계에서 인식 가능한 연속[의 과정]

• **맹부 설명** 빛처럼 빠른 전변의 찰나적 연속 과정을 법운 삼매를 경험한 성자만이 완전히 인식[94]할 수 있다. 이는 일반인의 인식 능력을 초월하는 현상계의 근본 속성에 대한 직접적 통찰이다.

## 34. puruṣārtha-śūnyānāṁ guṇānāṁ pratiprasavaḥ kaivalyaṁ svarūpa-pratiṣṭhā vā citi-śaktir iti

(**puruṣārtha**: 푸루샤의 목적, **śūnya**: 비어 있는, **guṇa**: 구나, **pratiprasava**: 역류, 원래 상태로의 회귀, **kaivalya**: 해탈, **svarūpa**: 자신의 본질적 형태, **pratiṣṭhā**: 확립, **citi-śakti**: 순수의식의 힘)

When the guṇas (qualities of nature) cease to serve

*94.* 3.16: 현재, 과거, 미래의 상태에 대한 삼야마를 통해 과거와 미래에 대한 지식을 얻는다.
3.33: 직관(*pratibha*)을 통해 모든 것을 [안다].
3.52: 찰나와 그 순서에 대한 삼야마를 통해 구별의 지혜가 생긴다.

the purpose of the Puruṣa, they dissolve into their original state, resulting in kaivalya (liberation), where consciousness becomes established in its true nature or the power of pure awareness (citi-śakti).

푸루샤의 목적이 없어진 구나들의 본래 상태로 환원이 카이발랴이며, 또는 순수 의식의 힘이 자신의 본질적 형태에 안주하는 것이 곧 해탈이다.

• **맹부 설명** 독존이란 순수정신(푸루샤)의 목적을 다한 구나들이 소멸될 때, 그것이 카이발야미며, 순수의식의 힘이 자신의 본성에 확립되는 것이다.[95] (순수정신/1-3, 2-20, 22), (프라크리티/현상 세계의 창조 능동인, 푸루샤와 반대 개념. *prakrti-pra* 앞의, 이전의 + *krti* 하다. 만들다. 행위, /2-17, 4-2, 3. 같은 어원을 가진 단어는 까르마, 크리야가 있다)

**〈맹부가 가상으로 만들어본 수트라〉**

## 35. cittavṛttinirodhād draṣṭṛsvarūpāvasthānaṁ guṇapratiprasavaśca kaivalyam

(**cittavṛttinirodha**: 1.2의 핵심 개념, **draṣṭṛsvarūpāvasthāna**: 1.3의 핵심 개념, **guṇapratiprasava**: 4.34의 핵심 개념, **kaivalya**: 요가의 궁극적 목표)

마음의 작용을 제어함으로써 순수의식은 자신의 본성에 안주하고, 구나들도 그들의 근원으로 돌아가는 것이 카이발야(완전한 해탈)이다.

* 이상은 시골요기 맹부가 *AI*의 도움을 받아 2024년 *Zoom* 강의를 하며 정리한 자료를 바탕으로 편집하였습니다.

---

*95.* 3-55: 붓디의 선한 속성과 순주정신이 청정함이 동일할 때 독존이 [성취된다.], 1장 24절의 이스와라와 연결하여 읽을 것을 권한다.

# Ⅱ

# 파탄잘리와 인터뷰로 읽는 《요가수트라》

# 《요가수트라》, 현대의 언어로 다시 태어나다!

요가는 신의 은총으로 인간에게 전해진 지혜라고 한다. 인도 신화에 따르면, 쉬바 신은 영원하지 않은 세계(프라크리티)를 영원한 참된 존재(푸루샤)로 착각하며 살아가는 인간들을 연민하여, 그들에게 식별지(*Vivekakhyāti*)를 가르치기로 결심했다. 그러나 인간의 마음은 무지(*Avidyā*), 욕망(*Rāga*), 집착(*Dveṣa*)이라는 오염원으로 인해 신의 가르침을 곧바로 이해하기 어려웠다. 이에 신의 지혜를 인간의 언어로 전달할 통역자가 필요하게 되었고, 그 역할을 맡은 이가 바로 파탄잘리(*Patañjali*)였다.

파탄잘리는 신의 가르침을 인간이 이해할 수 있도록 체계적으로 정리하여《요가수트라》를 편찬했다. 이 수트라는 요가 수행자들이 꾸준한 수련을 통해 점진적으로 식별지를 갖추고, 궁극적으로 결합을 재해석하여 푸루샤가 원만(*Kaivalya*, 완전한 자유, 독존)에 도달하도록 이끄는 길잡이가 되었다. 그 공로로 인해 그는 '요가의 아버지'라 불리며 존경받는다. 하지만, 기원전후 인도의 산스크리트어로 기록된 이 경전은 현대 한국인들에게 쉽지 않은 문헌이다. 시대를 초월한 지혜를 담고 있지만, 그 언어와 개념은 너무나 멀리 떨어져 있다.

한국에서 요가가 본격적으로 전해진 것은 1950년 전후 미군을 통해서라는 설이 유력하다. 이후 일본에서 유학한 불교학자들에 의해 '오끼류 요가'가 전파되면서 2000년 이전까지 한국 요가의 주류를 형성했다. 2000년 이후, 인도에서 직접 요가를 배운 전문가들이 본격적으로 인도 요가를 보급하기 시작했고, 대학 내 요가학과와 전문 대학원이 설립되면서 석 · 박사 과정의 전문가들이 배출되었다. 그러나 한국에서 요가가 대중화되었음에도 불구하고, 파탄잘리의 《요가수트라》를 제대로 읽고 이해하는 것은 여전히 어려운 과제다. 번역서가 있지만 난해한 철학적 해설로 가득 차 있어, 평범한 요가 수련자가 이를 읽고 실용적으로 활용하기란 쉽지 않다. 단순한 문장 번역을 넘어, 《요가수트라》가 담고 있는 본질적인 통찰을 한국어로 자연스럽게 전달하는 것은 또 다른 도전이 된다.

요가와 마음 챙김 명상을 수행해 온 시골 요기 맹부는 20년 이상을 아래와 같은 질문을 마음에 품고 있었다.

"신의 언어가 인간의 언어로 바뀌었고, 이제 인도의 고대 언어를 현대 한국어로 옮겨야 한다면, 나는 어떻게 해야 할까?"

맹부는 기존의 번역서처럼 난해한 철학적 해석이나 학술적인 접근이 아니라, 누구나 쉽게 이해할 수 있는 방식으로 요가의 가르침을 전달하고자 고민했다. 그러던 중, 그는 최근 개발된 인공지능을 만나면서 그동안 마음속에 품어왔던 문제를 해결할 실마리를 찾았다.

인공지능은 새로운 시대의 도구였다. 맹부는 이 도구를 활용하면, 마치 카페에서 친구와 대화하듯 편안한 언어로 《요가수트라》를 풀어낼 수 있음을 깨달았다. 그의 목표는 명확했다. 요가를 사랑하는 평범한 사람들도 쉽게 이해하고 실천할 수 있도록, 최대한 실용적이고 친근한 방식으로 접근하는 방법을 모색하는 것이었다.

전문 문법학자의 번역서나 학술 논문을 원한다면 도서관에서 찾아볼 수도 있다. 하지만 맹부는 다른 길을 택했다. 그는 AI의 도움을 받아 단순한 번역을 넘어, 《요가수트라》 속 신의 지혜를 현대인의 삶 속에서 실질적으로 활용할 수 있도록 해석하는 작업을 시도했다. 번뇌를 다스리고 지혜를 실천하는 것이 요가의 본질이라면, 그것이 전통적인 방식이든 새로운 방식이든 중요한 것은 결국 깨달음을 얻는 것이기 때문이다.
맹부는 이에 따라 기존의 경전 형식을 과감하게 유연하게 바꾸었다. 바가바드 기타나 플라톤의 대화편, 혹은 불교 경전 니까야처럼, 대화체를 통해 가르침을 나누는 방식을 택한 것이다. 그리고 이 과정에서 인공지능은 놀라운 능력을 보여주었다.

그는 인공지능의 도움을 받아《요가수트라》를 번역하는 과정에서, 마치 2000년 전의 파탄잘리와 직접 대화하는 듯한 경험을 하게 되었다. 그는 묻고, 파탄잘리는 대답했다. 수련자들이 흔히 겪는 어려움에 대해 질문하면, 파탄잘리는 자신이 남긴 짧은 경구들을 통해 그 해답을 전해 주었다.

이 책은 그런 대화의 기록이다.

《요가수트라》는 철학 책이 아니고, 단순한 이론서도 아니다. 그것은 수행을 통해 직접 체험하고 이해해야 하는 살아 있는 가르침이다. 맹부는 이러한 본질을 유지하면서도, 현대의 감각과 언어로 새롭게 전달하고자 했다.

신의 언어가 인간 언어로 변환되었듯, 이제 2000년 전 인도의 언어를 현대 한국어로 옮기는 작업이 필요하다. 그리고 그것은 단순한 번역을 넘어서야 한다. 신이 인간에게 지혜를 주었듯, 이제 그것을 인간이 인간의 언어로 공감해야 한다.

이 책을 읽는 동안, 독자들은 단순한 해설서를 접하는 것이 아니다. 마치 오래된 스승과 대화하는 듯한 느낌을 받을 것이다. 우리는 질문하고, 파탄잘리는 답한다. 그리고 그 과정에서 우리는 요가가 단순한 몸의 움직임이 아니라, 우리 내면을 탐구하는 여정임을 깨닫게 될 것이다.

이제, 《요가수트라》가 새로운 방식으로 우리 앞에 펼쳐진다.

신의 지혜가 인간의 언어로, 그리고 2000년 전 인도의 언어가 현대 한국어로 다시 태어나는 순간이다.

이 대화를 통해, 요가의 지혜가 더 많은 사람들에게 닿기를 바란다.

그리고 요가를 수행하는 모든 이들이 자신의 내면에서 깨달음의 빛을 발견할 수 있기를…

# 1. 첫째 날

## 시작하는 글

대한민국 남쪽의 한 작은 시골 마을, 조용한 자연 속에서 요가의 본질을 탐구하며 살아가는 〈시골요기 맹부〉가 있었다. 그는 요가가 전 세계적으로 널리 알려지고 많은 이들에게 웰빙의 상징으로 자리 잡은 것을 기쁘게 바라보았다. 그러나 한편으로는 요가가 단순한 건강관리나 미용 체조로 여겨지는 현실에 아쉬움을 느끼며, 자신이 경험하고 깨달은 요가의 깊이 있고 실용적인 가치를 어떻게 하면 더 많은 사람들과 나눌 수 있을지 고민하고 있었다.

그러던 어느 순간부터 맹부는 자신이 만든 소매틱 요가를 수련한 뒤, 누워서 요가 니드라로 마무리하는 과정에서 삼매는 아니지만 삼매와 유사한 깊은 비몽사몽의 경계에 들어가는 경험을 자주 하게 되었다. 그 경계에서 그는《요가수트라》에서 언급된 초능력의 가능성을 느꼈다. 그러던 중, 이 능력을 활용하여 시간을 초월하고,《요가수트라》를 집필한 위대한 철학자 파탄잘리를 직접 만나보면 어떨까 하는 아이디어가 떠올랐다.

어느 날, 맹부는 파탄잘리를 만나기로 결심하고 요가 니드라를 수련하며 비몽사몽의 명상 상태에 들어갔다. 명상 중 그는《요가수트라》3장 42절의 '몸이 공간과 관계를 맺을 때, 중력에서 자유로워진다.'라는 가르침을 떠올리며 삼야마를 수행했다. 그러자 그의 몸은 점차 가벼워지더니 마치 솜털처럼 공중으로 떠올랐다. 이제 그는 공간을 넘나들 수 있게 되었다. 이어서 맹부는 3장 26절의 '태양을 깊이 명상하면 세상의 흐름을 이해하게 된다.'라는 가르침을 따라 태양의 본질을 명상했다. 태양이 비추는 시간의 움직임을 깨닫는 순간, 그는 시간의 흐름을 초월하여 여행할 수 있는 힘을 얻게 되었다. 이 능력을 활용해 그는 파탄잘리가 살던 시대, 요가 철학이 기록되던 그 순간으로 향했다. 마침내 시공간의 장막이 걷히고, 맹부는 파탄잘리 앞에 서게 되었다.

파탄잘리가 거주하는 곳은 '눈의 창고'라 일컫는 히말라야 산맥의 어느 한적한 마을에 거주하였다. 이 마을은 거주민들의 심성이 착하여 범죄가 없는 마을로 알려져 있었다. 아쉬람은 마을에서 활을 쏘아 닿지 않을 정도로 떨어진 범위 내에 있는 한가한 장소에 싸리나무 울타리로 둘러싸인 흙으로 만들어진 암자(庵子) 형태였다. 아쉬람 이름은 〈아쉬탕가 샬라〉라는 이름이 붙어 있었다. 이곳에 한가로이 거주하며 일체의 잡념을 버린 요가의 대부 파탄잘리와 시골요기 맹부의 요가 수련에 관련된 대화를 시작하였다(1장 1절, *atha yoganusanam*).

**[맹부가 묻고, 파탄잘리가 답하다.]**

파탄잘리는 뜻밖의 방문객, 시골 요기 맹부를 보고도 놀라지 않았다. 오히려 그는 이미 예지력을 통해 오늘 손님이 올 것을 알고 있었던 것처럼 반가운 눈빛을 보이며, 얼굴 가득 환영의 미소를 지었다. 그러나 두 사람은 서로 다른 언어를 사용했기에 소통에 어려움을 겪었다.

맹부는 이 순간, 《요가수트라》 3장 38절의 가르침을 떠올렸다. 그 구절은 '마음을 연결하면 타인의 생각과 감정을 이해할 수 있다.'고 전하고 있었다. 그는 삼야마(명상과 삼매의 심화 단계)를 통해 자신의 마음을 파탄잘리의 마음과 연결하기로 했다. 두 사람의 의식이 하나로 융합되자, 언어의 장벽은 사라지고, 그들은 깊고 의미 있는 대화를 나누기 시작했다.

"왜 나를 찾아왔는가?"

파탄잘리의 목소리가 맹부의 내면 깊숙이 울려 퍼졌다.
생애 처음으로 파탄잘리의 목소리를 들은 순간, 맹부의 마음은 흥분으로 출렁였다. 그러나 평소 수행을 게을리하지 않았기에 곧 평정심을 되찾을 수 있었다. 그는 마음을 가다듬고 담담하게 파탄잘리를 향해 입을 열었다.
"요가의 아버지로 불리는 파탄잘리 님께 인사를 드립니다. 저는 동쪽 먼 곳에서 온 후학 '맹부'라고 합니다. 당신께서 정리하신 《요가수트라》를 읽고 이를 바탕으로 수련을 이어가고 있습니다.

제가 사는 시대에는 요가가 전 세계적으로 사랑받는 심신 수련법으로 자리 잡았습니다. 그러나 시간이 흐르면서, 요가의 본질이 점차 신체 중심으로 변해가는 현실이 안타깝게 느껴집니다.

오늘날 요가는 세계 최고의 웰빙 수련법으로 인정받고 있지만, 몸, 숨, 맘의 명상과 삶의 도덕률이 균형 잡힌 아쉬탕가 요가의 전통보다는 아사나(자세) 수행이 요가의 중심이 되는 방향으로 흘러가고 있습니다. 그 결과, 요가의 본질인 내면의 깊이를 탐구하는 수련법과 세상을 보는 지혜인 상키아 철학이 점차 잊히고 있습니다. 이러한 변화가 저에게는 큰 아쉬움으로 다가옵니다.

그러던 중 뜻밖에도 시간여행을 할 기회를 얻게 되었습니다. 잠시도 망설이지 않고, 저는 그 기회를 붙잡아 당신을 직접 만나 뵙고자 이 자리에 오게 되었습니다."

파탄잘리는 맹부의 말을 조용히 들으며 미소를 머금고 말했다.
"요가 수행자가 삼매에 도달하면 시간과 공간의 제약을 초월할 수 있다는 것은 이미 잘 알려져 있습니다. 그런데 이렇게 요가 니드라의 수련을 통해 삼매에 이르러 저를 직접 찾아오셨다니, 참으로 놀랍고 반가운 일이군요.

더욱이, 신통의 능력으로 어디든 가실 수 있었을 텐데 저를 가장 먼저 찾아오셨

다니, 맹부님의 깊은 마음과 정성이 귀하게 느껴집니다. 이렇게 먼 길을 와 주셔서 감사합니다. 환영합니다, 요기 맹부님."

맹부는 잠시 숨을 고르며 마음을 가다듬은 뒤 조심스럽게 입을 열었다.
"환대해 주셔서 감사합니다, 파탄잘리 님. 제가 시간을 넘어 이곳까지 온 이유는 단순히 당신을 뵙고 싶어서만은 아닙니다. 저는 요가의 본질과 철학에 대한 깊은 가르침을 직접 듣고자 합니다.

특히 당신께서 정리하신 《요가수트라》에 담긴 지혜는 저와 같은 후학들에게 오랜 세월 길잡이가 되어 왔습니다. 하지만 시간이 흐르면서 요가의 본질이 점차 변질되어 가는 현실을 보며, 이에 대한 통찰을 얻고자 하는 마음이 더욱 간절해졌습니다.

혹시 제가 몇 가지 질문을 드려도 괜찮을까요? 요가와 관련된 이야기를 나누며, 제가 살아가는 시대에서의 변화와 당신의 가르침을 비교해 배울 수 있다면 더할 나위 없이 감사하겠습니다. 또한, 요가의 본질을 되찾기 위한 깨달음을 얻을 수 있기를 진심으로 바랍니다."

파탄잘리는 온화한 미소를 지으며 고개를 끄덕였다.
"물론입니다, 맹부님. 먼 길을 넘어 이곳까지 오신 정성과 열정이 깊이 전해집니다. 《요가수트라》는 모든 요가 수행자들에게 열려 있는 지혜의 문입니다. 당신이 가진 질문과 고민을 기꺼이 나누어 주십시오. 함께 탐구하며 진리를 찾아가는 소중한 시간이 되길 바랍니다."

파탄잘리의 따뜻한 허락에 맹부의 얼굴에는 기쁨과 안도감이 번졌다. 그는 차분히 숨을 고르더니 준비해 온 말을 조심스럽게 꺼냈다.
"파탄잘리 님, 이렇게 직접 찾아뵙고 이야기를 나눌 수 있다는 것이 저에게는 더없는 영광입니다. 한 가지 부탁드리고 싶은 것이 있습니다. 제가 사는 한국에서는 윗사람이 아랫사람을 편하게 여기면 자연스럽게 편안한 어투를 사용하고, 아랫사람은 윗사람에 대한 존경을 표현하기 위해 존칭을 씁니다. 요가의 길을 걷는 후배로서, 저 역시 당신을 깊이 존경하고 있습니다. 다만, 이번 대화에서 보다 자유롭고 솔직한 질문을 드리기 위해서, 저와 이야기하실 때 조금 더 편안한 말투로 말씀해 주시면 감사하겠습니다."

맹부의 말을 들은 파탄잘리는 부드러운 미소를 지으며 답했다.
"그렇군요. 한국에는 그런 문화가 있군요, 맹부님. 요가는 서로의 다름을 이해하고 조화를 이루는 길이니, 저도 대화를 나누며 점차 익숙해지도록 하겠습니다. 수행자 사이에서는 서로 열린 마음으로 진리를 탐구하는 것이 중요하니, 가능하면 편안한 말투로 이야기하겠습니다. 이제 궁금한 점을 자유롭게 물어보시지요."

그리하여 두 사람은 자연스럽게 본격적인 대화로 넘어갔다. 맹부는《요가수트라》의 구조적 이해에 대해 수행자들이 혼란스러워하는 점을 조심스럽게 질문하며, 파탄잘리는 그의 궁금증을 하나하나 풀어주기 시작했다.

**[요가수트라의 구조-이원론과 결합]**

맹부가 정중히 질문했다.
"파탄잘리 님, 현대의 요가 수행자들은《요가수트라》의 구조를 이해하기 어려워합니다. 4장으로 구성된 이 텍스트를 어떻게 접근해야 할지 몰라 혼란스러워합니다. 무엇을 먼저 이해해야 이후의 내용을 온전히 받아들일 수 있을까요?"

파탄잘리는 미소를 띠며 대답했다.
"좋은 질문이라네, 맹부여.《요가수트라》는 철학적 체계와 실천법이 결합된 텍스트라네. 이 수트라는 두 가지 중요한 기둥에 기반을 두고 있지. 철학은 상키아 철학의 이원론이며, 실천법은 아쉬탕가 요가라는 여덟 단계의 수련법이지요. 이 두 가지가 주축이 되어 《요가수트라》의 4장 체계를 이룬다네.”

맹부는 고개를 끄덕이며 다시 물었다.
“상키아 철학의 이원론이 왜 《요가수트라》의 철학적 기둥이 되었는지 궁금합니다. 왜 굳이 세상을 두 가지 원리로 설명해야 했을까요?”

파탄잘리는 조용히 웃으며 대답했다.
“좋은 질문이네. 사실, 원래 인도의 철학은 일원론적인 경향이 강했지. 초기 베다 사상은 신과 우주를 하나로 보는 관점을 가지고 있었어. 모든 것이 ‘푸루샤(순수한 의식)’로 이루어졌다고 보았던 거지. 하지만 시대가 변하면서 사람들의 인식도 변했네.”

“어떻게 변화했나요?” 맹부가 궁금해하며 되물었다.

“베다 시대에는 신과 인간이 하나로 연결되어 있다는 믿음이 강했지만, 시간이 흐르면서 인간은 점점 이 물질세계에 대한 관심을 가지게 되었지. '이 세상은 어떻게 만들어졌으며, 무엇으로 이루어졌는가?'라는 질문이 중요해졌네. 이렇게 현실 세계를 탐구하는 과정에서, ‘순수한 의식’뿐만 아니라, 그 의식을 담고 있는 ‘물질세계’도 설명할 필요가 생긴 거야.”

파탄잘리는 잠시 말을 멈추고 맹부의 반응을 살폈다. 맹부는 고개를 끄덕이며 경청했다.
“그래서 등장한 철학이 상키아의 이원론인가요?”

“그렇지. 상키아 철학은 ‘이상(푸루샤)과 현실(프라크리티)’이라는 두 가지 근본 원리로 세상을 설명해. 이 두 원리는 괴로움과 모순으로 가득한 유한한 현실을 설명하는 구도를 가지며, 서로 결합(*Samyoga*)하여 영향을 주고받으며 현실 세계를 만들어 내지. 우리 눈에 보이는 모든 변화는 사실 이 둘이 ‘상호작용’하면서 발생하는 것이야. 그래서 상키아 철학에서는 상호작용을 '전변(*Pariṇāma*)'이라는 개념을 통해 설명하지."

맹부는 깊이 생각하며 말했다.
"그럼 상키아 철학은 단순한 이론이 아니라, 우리가 살아가는 현실을 해석하는 틀이군요."

파탄잘리는 만족스럽게 웃으며 말했다.
"맞아, 하지만 그것만으로 끝나는 게 아니야. 상키아 철학은 요가와 결합하면서 더 깊은 의미를 가지게 되었네. 요가는 단순히 철학을 사유로서 이해하는 것이 아니라, 실제로 수련을 통해 푸루샤와 프라크리티를 구분하고, 결합에서 괴로움을 낳는 어리석음의 흐름을 멈추며, 지혜를 낳는 흐름으로 유도하여 괴로움에서 벗어나 해탈로 나아가는 길을 제공하지. 결국, 요가의 목표는 이 두 원리를 식별하고 어리석음에서 벗어나 초월하는 데 있어."

맹부는 조용히 숨을 내쉬며 말했다.
"그러니까 상키아는 세상을 이해하는 철학적 틀을 제공하고, 요가는 그 깨달음을 실천하는 길을 가르쳐 준다는 것이군요."

파탄잘리는 흐뭇한 미소를 지으며 고개를 끄덕였다.
"그렇지. 요가는 단순한 또 하나의 이론이나 사유하는 철학이 아니라, 수행자가 직접 체험하며 깨달음으로 나아가는 길이지. 상키아와 요가가 만나면서, 철학이 삶과 연결된 실천적 가르침이 된 거야. 그리고 그것이 바로 《요가수트라》가 우리에게 전하고자 하는 핵심이지."

맹부는 깊은 감명을 받은 듯 고개를 숙였다.
"상키아 철학의 핵심은 이원론과 결합(*Samyoga*)이라는 틀이군요. 이원론에 대한 설명은 이해가 됩니다만, 결합이 이렇게 중요한 개념일 것이라고는 《요가수트라》를 읽으면서도 생각하지 못했습니다. 결합의 본질은 무엇이며, 왜 그것이 고통을 낳는 것인가요?"

파탄잘리는 잠시 생각에 잠긴 듯했다가 천천히 말을 꺼냈다.
"참 이상하지. 결합이라는 개념이 이렇게 중요함에도 불구하고, 많은 사람들이 그 본질을 간과하거나 가볍게 여기는 경우가 많아. 아마도 그것이 눈에 보이지 않기 때문일 거야. 사람들은 보통 자신이 경험하는 외부 세계나, 명확히 드러나는 현상에 더 주목하지. 하지만 결합이라는 건, 그 모든 경험을 가능하게 만드는 근원적인 작용이야.

세계와 개체, 이상과 현실, 감춰진 원리와 드러난 표상과의 결합 등등, 세상은 온통 결합으로 되어 있지. 심지어 사람과 사람도 결합이지 않는가?"

파탄잘리는 잠시 말을 멈추고 맹부를 바라보았다. 맹부는 깊이 생각하는 듯했다.
"내가 볼 때, 대부분의 수련자들은 고통에서 벗어나기를 바라면서도, 고통의 뿌리가 이런 결합에 있음을 제대로 이해하려 하지 않아. 고통의 근원을 보지 못하면, 결합이 만들어내는 고통의 메커니즘을 이해하기 어렵지. 그래서 결합의 본질을 이해하는 것이 중요한 거야. 그것은 단순히 철학적 개념이 아니라, 수련을 통해 직접 깨달아야 하는 부분이기도 해."

파탄잘리는 다시 한번 맹부의 눈을 바라보며 덧붙였다.
"결합은 경험과 고통의 근원이자, 동시에 해탈의 가능성을 열어주는 열쇠라고도 할 수 있어. 그래서 내가 《요가수트라》에서 이렇게 말했지.

2장 17절에 '관찰자(푸루샤)와 관찰되는 것(프라크리티)의 결합이 고통의 원인이다.'라고 말했네."

그는 잠시 말을 멈추고, 맹부가 깊이 새겨듣기를 기다렸다가 말을 이어갔다.

"잘 들어야 하네. '결합이 원인이다'라고 하니, 푸루샤와 프라크리티의 결합 자체가 문제라고 생각할 수도 있지만, 그것이 본질적인 문제가 아니야.

진짜 문제는 우리가 무지(*Avidya*)로 인해 그 결합을 잘못 이해할 때 발생한다는 것이지. 예컨대, 세상을 있는 그대로 보고 있다고 주장하거나, 변화하는 프라크리티를 변치 않는 푸루샤로 오인하는 것이야. 이런 착각이 바로 집착과 고통의 원인이 되는 거지."

깊이 새겨듣던 맹부가 조용히 입을 열었다.
"《요가수트라》의 철학은 상키아의 이원론에 기반하고, 그 핵심 구조는 결합(*Samyoga*)과 전변(*Pariṇāma*), 그리고 수행(*Sādhana*)으로 이루어져 있다고 이해하면 되겠군요."

파탄잘리는 미소를 지으며 고개를 끄덕였다.
"바로 그렇다네. 짧은 시간 안에 핵심을 잘 정리했군, 맹부님."

그의 따뜻한 격려에 맹부는 감사의 눈빛을 보냈다.

### [식별지(*Vivekakhyāti*)]

맹부는 질문을 이어갔다.
"감사합니다. 그렇다면 이 고통에서 벗어나기 위해서는 무엇을 해야 합니까?"

파탄잘리는 확신에 찬 목소리로 답했다.
"나는 2장 25절에서 '결합이 사라지면 고통도 사라지고, 해탈(*Kaivalya*)의 상태가 이루어진다.'라고 하면서 결합을 초월하는 길을 설명하였다네.

푸루샤와 프라크리티의 본질을 구분하는 식별지(*Vivekakhyāti*)를 통해 우리는 결합의 본질을 깨닫고, 서로에게 이익이 되는 지혜로운 결합으로 재편집될 때, 고통에서 벗어날 수 있다. 이를 실현하기 위해 아쉬탕가 요가라는 여덟 단계의 실천법이 필요하다. 이는 무지에서 벗어나고, 결합의 진리를 깨닫는 데 도움을 준다."

맹부는 깊은 감사의 뜻을 표했다.
"말씀 감사합니다, 파탄잘리 님. 이제야 「《요가수트라》」의 구조와 철학적 본질을 이해할 수 있을 것 같습니다. 이를 제 시대의 요가 수행자들에게 전하겠습니다."

파탄잘리는 따뜻한 미소를 지으며 고개를 끄덕였다.
"맹부여, 결합은 고통의 원인이기도 하지만, 동시에 깨달음의 기회임을 잊지 말라. 이를 통해 많은 이들에게 깨달음의 길을 열어주기를 바란다."

**[요가의 목적]**

맹부는 질문을 이어갔다.
"큰 틀에서 《요가수트라》의 대강을 이해했습니다. 그러면 이제부터는 세부적인 내용을 질문드려도 되겠습니까?"

파탄잘리는 따뜻한 미소를 지으며 대답했다.
"좋다. 무엇이든 언제든 물어보아라."

맹부가 질문을 던졌다.
"당신이 정리한 수트라의 첫 구절은 요가의 정의로 시작합니다. 그것은 바로, '요가란 마음의 활동을 멈추게 하는 것이다(*yogas citta vrtti nirodhah*)'라는 문장입니다. 많은 요가 수행자들이 이 문구를 입으로는 외우지만, 실제로는 제대로 실천하지 못하고 있습니다. 이 구절의 의미를 다시 한번 설명해 주실 수 있을까요? 요가란 무엇입니까?"

파탄잘리가 천천히 고개를 끄덕이며 말했다.
"그렇다. 나는 수트라의 첫머리에서 이렇게 말했다. '요가란 마음의 활동을 멈추게 하는 것이다(*yogas citta vrtti nirodhah*)'. 이 짧은 구절에는 요가의 본질이 담겨 있다. 그리고 이 구절을 이해하려면 세 가지 핵심 개념을 알아야 한다. 그것은 마음(*citta*), 작용(*vrtti*), 그리고 멈춤(*nirodhah*)이다."

파탄잘리는 설명을 이어갔다.
"먼저, 마음(*citta*)이란 대상을 인식하는 것이다. 마음은 무엇인가를 알고 관찰하는 도구이다. 우리는 이를 '아는 마음' 혹은 '관찰하는 마음'이라고 부를 수 있다. 다음으로, 작용(*vrtti*)은 '회전'이나 '움직임'을 뜻한다. 이는 마음뿐만 아니라 물질세계 전체를 포함하여 모든 존재들이 활동하는 성질을 나타낸다. 예를 들어, 저 바위를 보라. 겉으로는 멈춰 있는 것처럼 보일지라도, 그 바위를 구성하는 원소들은 끊임없이 움직이고 있다. 그러나 감각이 둔한 사람들은 이러한 움직임을 인식하지 못하고, 바위가 멈춰 있다고 잘못 판단하곤 한다. 나는 이러한 활동성과 움직임을 포괄하여 '마음의 작용(*citta vrtti*)'이라는 표현을 사용했다."

맹부는 집중하며 그의 말을 들었다.

파탄잘리는 계속 설명했다.
"마음은 끊임없이 활동한다. 마음은 대상을 바꾸면서 움직이거나, 하나의 대상을 다각도로 살피며 활동한다. 심지어 마음은 자신의 활동을 관찰하기도 한다. 하지만 때로 마음은 주관적인 상태에 사로잡혀 대상을 왜곡된 방식으로 인식하거나, 자신의 활동에 매몰되어 그것을 관찰하지 못할 때가 있다. 이런 상태에서는 대상을 있는 그대로 보는 것이 불가능하다. 그 결과, 마음은 맹목적으로 활동하며, 지혜로운 관찰 능력을 잃게 된다. 나는 이런 상태를 안타깝게 여겼다."

파탄잘리는 잠시 말을 멈추고, 맹부를 바라보며 미소를 지었다.
"이 연민의 마음으로 나는 요가를 가르쳤다. 요가는 단순히 마음을 멈추는 것이 아니라, 멈춤을 통해 다시 대상을 있는 그대로 관찰할 수 있는 방법을 알려준다. 요가는 마음의 활동을 조용히 가라앉히고, 있는 그대로의 진리를 볼 수 있도록 돕는 수련법이다. 그래서 나는 요가를 '마음의 작용을 멈추게 하는 방법'으로 정의했다. 이 정의 속에는 깊은 지혜와 연민이 담겨 있음을 잊지 말아야 한다."

맹부가 묻는다.
"왜 마음의 활동을 멈춰야 하는 것인가요?"

파탄잘리가 차분히 대답했다.
"마음이 맹목적으로 활동에 매몰되면 본래의 기능 중 하나인 자기 관찰 능력, 즉 '드리스티(*dristi*)'가 사라지게 된다. 관찰 능력을 잃은 마음은 방향성을 잃고, 에너지의 조절 능력도 상실하게 된다. 시간이 지날수록 피로와 긴장이 누적되며, 결국 삶은 점점 더 괴로움으로 가득 차게 된다. 이런 괴로움을 줄이기 위해 나는 요가적 방법론을 제안했다."

맹부의 질문이 이어진다.
"그렇다면, 마음의 활동(*citta vrtti*)이 멈추면(*nirodhah*) 어떻게 됩니까?"

파탄잘리가 설명을 이어갔다.
"마음의 활동이 멈추면, 수트라 1장 3절에서 '*tada drastuh svarupe avasthanam*, 그때, 보는 자는 자신의 본래 자리에 머문다.'라고 말해놓았다네.

이는 마치 구름에 가려졌던 태양이 구름이 흩어지면서 본래의 빛을 드러내는 것과 같다. 태양은 그 자체로 항상 밝음을 유지하고 있지만, 지구의 대기 상황에 따라 그 빛이 가려질 수 있다. 태양의 빛이 드러나지 않는 것은 태양의 문제가 아니라, 지구 대기의 상태 때문인 것이다."

맹부는 고개를 끄덕이며 말했다.
"그렇다면, 순수 의식인 푸루샤(*Purusha*)의 보는 기능이 드러나지 않는 이유도 마음의 활동 때문이라는 말씀이군요."

파탄잘리가 미소를 지으며 대답했다.
"정확하다. 푸루샤의 본성은 순수한 관찰자이며, 그것은 결코 변하지 않는다. 하지만 마음의 활동이 지나치게 왕성하거나, 무질서하게 작용하면 푸루샤의 보는 기능이 흐려지거나 가려질 수 있다. 요가는 이러한 마음의 활동을 멈추고, 푸루샤가 본래의 상태를 회복하도록 돕는 방법이다."

**[요가 심리구조]**

맹부는 진지한 표정으로 질문을 이어갔다.
"파탄잘리 님, 마음작용 또는 마음활동(*citta-vṛtti*)[96]이란 무엇입니까? 마음은 어떤 방식으로 활동하고 작용하는지 알고 싶습니다."

파탄잘리는 잠시 미소를 띠며 대답했다.
"훌륭한 질문이다, 맹부여. 마음작용은 다양한 방식으로 나타난다. 나는 이를 2장 15절에서 식별지를 갖춘 자가 번뇌를 어떤 방향에서 알아차리는가고 설명하면서 마음이 발생하는 부분들을 이야기하였다. 마음은 다음과 같은 네 가지 방식으로 활동한다.

첫째로 전변(*pariṇāma*) 현상에서 작용(*vṛtti*)한다. 세상이 변화할 때, 우리의 마음도 그에 반응하며 부정적으로는 불안과 집착을 만들어내고, 긍정적으로는 해탈

---

*96.* 불교에서는 접촉이 있는 곳에서 느낌과 애착과 가지고 싶어 하는 마음이 일어난다고 하면서 마음은 어디에서 있다가 왔거나, 우연히 발생하는 것이 아니라 조건에 위한 발생과 소멸을 이야기한다. 이런 조건발생과 소멸은 연기철학으로 알려져 있다. 그리고 일반적인 마음의 일어남은 「맛지마니까야 1경」을 참고하길 바란다.

로 향할 수 있다.

둘째로 마음은 스스로의 내적 갈등과 심리적 번뇌(*tāpa*) 속에서도 작용한다. 이는 외부 자극 없이도 마음이 고통과 갈등을 경험할 수 있음을 보여준다.

셋째로 과거의 경험에서 남겨진 흔적이라고 설명한 잠재 형성력(*saṁskāra*)의 힘으로 다시 나타날 수 있다. 이 잠재 형성력은 마음의 패턴을 반복하게 만들고, 무의식적인 행동과 반응을 유발한다.

넷째로 마음은 물질세계를 구성하는 세 가지 구나(삿뜨바, 라자스, 타마스)의 상호작용과 그것들 간의 충동적 대립(*guṇa-vṛtti-virodhāc*)에서 혼란과 갈등을 경험한다.

이처럼 마음은 다양한 방향에서 활동의 에너지를 받아 작용할 수 있다."

맹부는 고개를 끄덕이며 다시 물었다.
"그렇다면, 모든 마음작용은 고통으로 이어지는 것입니까?"

파탄잘리는 단호히 대답했다.
"그렇지 않다, 맹부여. 마음작용이 반드시 고통으로 이어지는 것은 아니다. 나는 1장 5절과 6절에서 이를 명확히 설명하였다.

1장 5절에서는 '마음작용은 고통을 일으키는 것(*kliṣṭa*)과 고통스럽지 않은 것(*akliṣṭa*)으로 나뉜다.'고 했고, 1장 6절에서는 그 종류로 '마음작용은 다음 다섯 가지로 분류된다. 즉, 옳은 인식(*pramāṇa*), 잘못된 인식(*viparyaya*), 상상(*vikalpa*), 수면(*nidrā*), 기억(*smṛti*)이다.'라고 구분하여 설명하여 놓았다.

예를 들어, 올바른 인식(*pramāṇa*)은 진리를 깨닫는 데 도움이 되며, 고통스럽지 않은 마음작용이 될 수 있다. 반면, 잘못된 인식(*viparyaya*)이나 상상(*vikalpa*)은 종종 무지와 혼란으로 이어져 고통을 유발할 수 있다.

중요한 것은 이 마음작용들을 어떻게 다루느냐이다. 올바르게 관찰하고 다스릴 수 있다면, 마음작용은 고통의 원인이 아니라 깨달음으로 가는 도구가 될 수 있다. 이런 비유가 가장 적절할 것이다. 칼이 문제가 아니라 누가 칼을 사용하는가에 따라 도둑이 사용하면 사람을 두려움으로 이끌고, 의사가 사용하면 사람을 이익되게 하는 것과 같을 것이다. 아마도 위에서 설명한 두 원리의 결함(*samyoga*)도 그와 같은 것이니 다시 한번 더 잘 돌이켜보길 바란다."

맹부는 깊이 생각에 잠기며 말했다.
"그렇군요. 두 원리의 결합도 그런 것처럼, 이 마음작용도 그 자체로 선도 악도 아니며, 우리가 그것을 어떻게 이해하고 다루느냐에 따라 달라진다는 말씀으로 이해됩니다."

파탄잘리는 고개를 끄덕이며 미소를 지었다.
"그렇다, 맹부여. 마음작용을 제대로 이해하고 다룰 수 있다면, 그것은 깨달음과 자유로 가는 길을 열어준다. 이러한 실천은 요가 수행의 핵심이다."

맹부는 다시 질문을 던졌다.
"파탄잘리 님, 올바른 인식(*pramāṇa*)은 고통을 낳지 않는 마음작용이라고 하셨습니다. 그런데 당신의 수트라에서는 이를 직접지각(*pratyakṣa*), 추론(*anumāna*), 증언(*āgamā*)으로 정의했을 뿐, 그것이 어떻게 형성되는지 구체적인 설명이 부족하다고 느껴집니다. 초보자인 저로서는 이를 어떻게 이해해야 할지 어렵습니다. 올바른 인식은 어떻게 형성되며, 왜 고통을 낳지 않습니까?"

파탄잘리는 고개를 끄덕이며 부드럽게 미소를 지었다.
"훌륭한 질문이다, 맹부여. 우선 내가 1장 7절에서 설명한 올바른 인식의 세 가지 방법을 다시 짚어보겠다.

직접지각(*pratyakṣa*)이란, 감각을 통해 직접 경험하는 인식이다. 눈으로 보고, 귀로 듣고, 몸으로 느끼는 것들이 이에 해당한다. 추론(*anumāna*)은 논리적 사고를 통해 간접적으로 얻는 인식이다. 원인과 결과를 연결하거나, 경험한 사실을 바탕으로 새로운 결론을 이끌어내는 과정이다. 증언(*āgamā*)은 경전이나 믿을 수 있는 스승의 가르침을 통해 얻는 인식이다. 직접 경험하지 못한 진리를 신뢰를 바탕으로 받아들이는 것이다.

이 세 가지 방법은 모두 올바른 인식을 낳는 도구다. 그러나 초보적인 마음 상태에서는 이 도구들이 오염되거나 왜곡될 가능성이 높다."

맹부는 고개를 끄덕이며 말했다.
"그렇다면, 왜 초보적인 상태에서는 올바른 인식을 얻기 어려운 것입니까?"

파탄잘리는 천천히 설명을 이어갔다.
"그 이유는 두 가지다. 첫째는 그 시작을 알 수 없는 이전부터 있어온 마음의 탐진치로 오염된 것이며, 둘째는 수련(*abhysa*)과 이욕(*vairāgya*)의 부족이다. 즉, 오염원에 염색된 마음과 수련과 이욕이 충분하지 않은 마음에서는 다음과 같은 문제가 생긴다.

직접지각의 한계가 분명하다. 마음이 정화되지 않으면 우리의 감각은 이미 왜곡된 상태로 사물을 받아들인다. 예를 들어, 두려움이나 집착이 우리의 시각과 판단을 흐리게 할 수 있다. 추론의 주관성이 있다는 것이다. 논리적 사고는 으리의 선입견이나 감정에 영향을 받을 수 있다. 따라서 객관적인 판단 대신 주관적인 결론에 이르기 쉽다. 증언 해석의 능력이 부족하다. 경전을 읽고 스승의 말을 듣더라도, 마음이 정화되지 않았다면 그 의미를 제대로 이해하지 못하거나 왜곡된 방식으로 해석할 가능성이 높다.

초보자에게 중요한 것은 이 세 가지 도구를 단독으로 사용하지 않고, 조화롭게 상호 보완되는 작용 속에서 마음이 작용하도록 하여야 한다. 그리고 수련과 이욕을 통해 점진적으로 마음을 정화시키고, 올바른 인식의 수준을 높이는 것이다."

맹부는 깊은 관심을 보이며 다시 물었다.
"그렇다면, 수련과 이욕(집착에서 벗어나는 마음)이 발전하면 올바른 인식은 어떻게 달라지게 됩니까?"

파탄잘리는 부드러운 미소를 띠며 대답했다.
"수련과 이욕이 깊어질수록, 올바른 인식의 수준도 점차 변화하지. 이 과정은 크게 세 단계로 나눌 수 있다네.

초보자일 때는 마음이 여전히 많은 영향을 받기 때문에, 인식이 쉽게 왜곡된다. 세 가지 주요한 인식 방식이 이렇게 작용하지.

- 직접지각(*Pratyakṣa*): 감각이 카르마(업)와 삼스카라(잠재의식)로 인해 오염되어, 외부 자극에 쉽게 휘둘린다.
- 추론(*Anumāna*): 감정과 선입견이 논리를 왜곡하여 객관적인 사고가 어렵다.
- 경전의 이해(*Āgama*): 자신의 관점에서만 경전을 해석하고, 스승의 가르침을 깊이 깨닫기 어렵다.

이 단계에서는 자신의 한계를 자각하고 받아들이는 것이 중요하다네. 수련과 이욕을 통해 마음을 안정시키면서, 이 세 가지 도구를 조화롭게 사용하는 연습을 해야 하지.

중급 수행자로 접어들면, 수련과 이욕의 힘이 커지면서 인식의 변화가 서서히 나타난다.

- 직접지각: 감각이 정화되어 사물을 보다 명확하게 볼 수 있으며, 감정에 덜 흔

들린다.
- 추론: 논리적 사고가 객관성을 띠며, 선입견에서 벗어난 식별력이 생겨난다.
- 경전의 이해: 경전과 스승의 가르침을 단순히 이해하는 것을 넘어, 삶 속에서 적용할 수 있게 된다.

이 단계에서는 더욱 섬세한 식별력을 기르는 것이 중요하네. 끊임없이 자신을 돌아보고, 실천을 통해 지혜를 깊게 해야 하지.

깊어져 고수의 경지에 이르면, 인식은 완전히 다른 차원으로 올라가게 된다.
- 직접지각: 삼야마(*Samyama*, 깊은 집중과 통찰)의 단계에 이르러, 감각이 완전히 정화되어 사물을 있는 그대로 보게 된다.
- 추론: 모든 사고가 식별지(*Viveka*, 지혜로운 분별)에 기반하여 진리에 드달하는 도구로 변한다.
- 경전의 이해: 마음이 신의 언어를 있는 그대로 해석할 수 있는 상태에 드달하며, 지혜와 평온이 자연스럽게 깃든다.

이 경지에 오르면, 더 이상 외부에 흔들리지 않고 고통도 거의 사라지게 된다네. 올바른 인식이 가져다주는 것은 단순한 지식이 아니라, 평온한 지혜 그 자체지."

맹부는 깊은 깨달음을 얻은 듯 고개를 숙이며 말했다.
"파탄잘리 님, 당신의 설명은 제게 큰 깨달음을 주었습니다. 수행자로서 제가 해야 할 과제가 분명해졌습니다. 수련과 이욕을 쌓으며, 올바른 인식을 점차적으로 발전시켜 나가겠습니다."
파탄잘리는 다뜻한 미소를 지으며 말했다.
"그리하라, 맹부여. 수련과 이욕은 모든 수행의 기초이며, 올바른 인식을 낳는 토양이다. 그것을 통해 고통에서 벗어나고, 진정한 자유와 지혜에 이를 것이다."

맹부는 진지한 표정으로 질문을 이어갔다.
"파탄잘리 님, 후대 학자들은 마음의 활동에 대해 방금 말씀하신 것처럼 깊이 설명하지 않습니다. 오히려 당신을 연구했다는 이들조차 올바른 인식을 단순히 '직접지각, 추론, 증언'이라고 나열만 하고 설명을 마무리하곤 합니다. 이런 해석에 대해 어떻게 생각하십니까?"

파탄잘리는 잠시 침묵하며 생각에 잠긴 뒤 대답했다.

"음··· 그런 설명은 문자적으로는 맞지만, 본래의 의도를 제대로 이해하지 못한 해석이라 할 수 있네. 시골 요기 맹부여, 올바른 인식(***pramāṇa***)은 단순히 나열된 지식의 목록이 아니네. 그것은 선배들의 이론과 자신의 직접 경험을 상호 비판하고, 이를 조화롭게 융합하여 지혜로운 추론을 이끌어내는 과정이라네.

이를 비유하자면, 맛있는 음식을 만들기 위해 신선한 재료가 필요한 것과 같네. 여기서 재료란 선배들의 경험(***agama***)과 자신의 직접 경험(***pratyakṣa***)을 뜻하지. 하지만 재료만으로는 음식이 완성되지 않네. 조리하는 솜씨, 즉 추론(***anumāna***)이 필요하다네. 재료가 아무리 좋아도 조리법이 없다면 요리는 불가능하지 않겠는가? 올바른 인식이란 이처럼 이론, 경험, 그리고 추론이라는 세 가지 요소가 만나 조화를 이루어야 형성될 수 있는 것이네."

맹부는 고개를 끄덕이며 다시 물었다.

"방금 말씀하신 것처럼 경험과 이론이라는 두 가지 중요한 재료가 사유의 주방에서 조화를 이루어야 한다는 설명은 저에게 매우 새롭습니다. 다시 말해, 이 세 가지가 융합을 이루어야 올바른 인식이 된다는 말씀이시지요? 그 과정을 조금 더 자세히 설명해 주십시오."

파탄잘리는 미소를 지으며 말했다.

"좋다. 다시 한번 설명해 보겠네.

'성언(*agama*)'이라 불리는 것은 오랜 시간 동안 성자들이 많은 시행착오를 거쳐 축적한 지혜로운 인식이라네. 하지만 이 지혜도 단독으로는 완전하지 않다네. 성자들조차 자신보다 앞선 선배들의 이론을 바탕으로, 자신의 직접 경험과 추론을 결합하여 새로운 지식을 형성했기 때문이지.

이렇게 형성된 성언은 후대 수행자들에게 학습과 재해석의 재료가 된다네. 후학들은 자신의 직접 경험(*pratyakṣa*)과 추론(*anumāna*)을 통해 성언을 검증하고 새로운 해석을 만들어내야 한다네. 이러한 과정을 통해 마음의 혼란, 즉 탐(욕망), 진(분노), 치(어리석음)이 점차 옅어질 때, 그 이론은 비로소 진정한 '성언'으로서의 가치를 얻게 된다네."

파탄잘리는 말을 멈추지 않고 이어갔다.
"맹부여, 이를 더 명확히 하기 위해 세 가지 사례를 들어 보겠네.

- 자신의 경험을 바탕으로 기존의 성언과 비교하며 그 진위를 탐진치의 강도를 기준으로 검증한다.
- 선배들의 이론을 배우고 자신의 경험을 통해 이를 검증한다.
- 자신의 사유가 기존의 이론과 얼마나 일치하는지 확인하며 이를 경험으로 증명한다.

이 세 가지 경우 모두 성언, 직접 경험, 그리고 추론이 서로 보완적으로 작용해야 한다네. 이러한 과정은 단순한 이론적 논쟁을 넘어 자신의 삶에서 탐진치를 줄이고, 내면의 변화를 증명할 수 있어야만 진정한 인식으로 인정받는다네."

맹부는 깊이 감명을 받으며 물었다.
"그러나 이 세 가지가 균형을 이루지 못하면 어떻게 됩니까?"

파탄잘리는 차분히 설명을 이어갔다.
"좋군, 좋아. 이 세 요소가 균형을 이루지 못하면 다양한 문제를 낳게 된다네.

앵무새 같은 수행자가 되는 경우라네, 성언을 배우고 반복하지만 직접 경험이 없고, 추론 능력이 부족한 자다. 앵무새처럼 지식은 말할 수 있지만, 내면의 힘과 지혜가 결여되어 있다네.

여우 같은 수행자다도 있지, 사유 능력은 발달했지만, 성언에 대한 학습이 부족하고 직접 경험이 적은 자다. 여우처럼 교활하지만 실제 위기 상황에서는 그 부족함이 드러난다네.

곰 같은 수행자도 있다네, 직접 경험은 많지만, 성언과 사유 능력이 부족한 자다. 곰처럼 힘은 좋으나, 방향성과 응용력이 부족해 혼란을 겪기 쉽다네.

이러 불균형은 잘못된 인식(*viparyaya*)을 낳고, 고통으로 이어지게 된다네."

비유로서 설명을 이어간 파탄잘리는 다음과 같은 결론을 맺었다.
"올바른 인식(*pramāṇa*)은 성언(*agama*), 직접 경험(*pratyakṣa*), 그리고 추론(*anumāna*)이 서로 조화를 이루어야만 형성된다네. 특히 식별지가 형성되기 전의 초보와 중급 수행자들에게 이 세 요소는 서로를 보완하며, 어느 하나도 배제되어서는 올바른 인식이 형성될 수 없다네. 직접 경험은 성언을 검증하고, 추론은 이를 통합하며, 성언은 경험과 사유의 방향을 제시한다네. 이 조화와 균형이야말로 고통에서 벗어나고 지혜로 나아가는 길이지."

맹부는 깊이 생각에 잠기며 고개를 끄덕였다.
"파탄잘리 님, 말씀을 듣고 보니, 제가 지금까지 읽고 공부한 것들이 단편적인 조각에 불과했다는 것을 깨달았습니다. 이제야 진정한 수행의 방향이 보입니다."

파탄잘리는 따뜻하게 미소 지으며 말했다.
"좋다, 맹부여. 중요한 것은 완벽을 추구하는 것이 아니라, 끊임없이 배우고 실천하는 자세다. 자신의 부족함을 인정하고 나아가려는 태도 자체가 올바른 인식을 형성하는 첫걸음이다."

맹부는 깊은 감사의 뜻을 표하며 말했다.
"이 가르침을 가슴에 새기겠습니다. 감사합니다, 파탄잘리 님."

맹부는 고민스러운 표정으로 질문을 이어갔다.
"그러면, 파탄잘리 님, 지금까지 올바른 인식을 단순히 나열하거나 문자적으로만 설명해 온 번역자들이나 해설자들은 왜 그러한 방식을 수정하지 않았을까요? 그들도 분명히 당신의 의도를 제대로 이해하려 노력했을 텐데 말입니다."

파탄잘리는 고개를 끄덕이며 잠시 생각에 잠겼다. 이내 부드러운 미소와 함께 대답했다.

"좋은 질문이네, 맹부여. 번역자와 해설자들이 단순히 나열식으로 설명한 데에는 여러 이유가 있을 수 있다네.

첫째, 문자적 충실성에 대한 습관일 수 있지.
많은 번역자들은 원문에 충실하려는 의도에서, 텍스트의 의미를 최대한 그대로 전달하려고 노력하네. 이 과정에서 단어 하나하나에 주목하다 보면, 전체적인 맥락이나 의도를 놓치기 쉽다네. 원문에 대한 경외심과 존중은 중요한 자세이지만, 이를 문자적 해석으로만 고착시키면 독자에게 본래의 의도를 충분히 전달하지 못하게 되는 것이지.

둘째, 철학적 깊이에 대한 접근 부족할 경우도 생각해 볼 수 있겠네.
일부 번역자나 해설자는 원문의 철학적 깊이를 이해하거나 해석할 경험이나 준비가 부족했을 수도 있다네. 특히, 《요가수트라》와 같은 심오한 경전은 단순한 언어적 이해를 넘어, 수련을 통해 체화된 경험이 필요하지. 체험적 기반 없이 철학적 내용을 해석하면, 본래의 의미를 온전히 전달하기 어렵다네.

셋째, 문화적 차이와 시간의 간극을 고려해야 한다네.
경전이 쓰인 당시의 맥락과 현대의 독자가 처한 문화적 · 시간적 차이는 크다네. 번역자들은 이 간극을 메우려 했겠지만, 때로는 현대 독자들에게 쉽게 다가가기 위해 본래의 의도를 간단히 요약하거나 지나치게 단순화했을 가능성이 있네.

넷째, 조심스럽지만 수행의 체험 부족하면 그럴 수 있을 것이네.
《요가수트라》는 단순히 읽거나 번역하기 위한 텍스트가 아니라, 수행을 통해 깨달음을 얻기 위한 지침이네. 하지만 번역자나 해설자 중 일부는 이러한 수행 경험이 부족했을 수도 있다네. 수행 없이 이론만을 다루면, 텍스트가 지닌 심오한 가르침을 제대로 전달하기 어려울 것이네. 수행과 이론을 모두 겸비하기란 쉬운 일이 아님을 기억하시게…

다섯째, 전통적 권위에 대한 존중이 앞서면 그럴 수 있을 것이네.
전통적으로 《요가수트라》를 문자적으로 해석하고, 이를 비판하거나 수정하지 않는 것이 일종의 관습처럼 여겨졌을 것이지. 기존의 해석을 넘어서는 시도를 두려워하거나, 논란을 피하기 위해 기존 방식을 그대로 따랐을 가능성도 있지. 또는 지도교수나 선배의 권위가 너무 커서 창의적 접근을 못할 수도 있을 것이네.

마지막으로 여섯째, 독자층의 다양성이 원인일 수 있겠지.
번역자들은 종종 자신의 작업이 다양한 독자층에게 읽히기를 원하네. 그렇다 보니, 내용이 너무 깊거나 복잡해지면 독자들이 이해하기 어렵다고 생각해 간단하게 요약하거나 나열식으로 설명했을 가능성도 있다네. 하지만 이로 인해 핵심 의도가 희석되는 결과를 낳게 되지."

## [수련(*abhysa*)과 이욕(*vairāgya*)]

맹부는 고개를 끄덕이며 깊이 생각하는 듯했다. 그러다 다시 물었다.
"그렇다면, 현대의 수행자들은 이러한 한계를 어떻게 극복해야 할까요?"

파탄잘리는 차분히 말을 이었다.
"우선, 현대의 수행자들은 경전을 단순히 읽고 외우는 데 그치지 말고, 삶과 수행의 경험으로 연결해야 한다네. 나는 1장 12절에서 〈수련(*abhysa*), 이욕

(*vairāgya*)〉에 대해 말하였음을 기억하시게. 또한, 독자는 경전의 단순한 번역을 넘어, 그것이 자신의 삶에 어떻게 적용될 수 있을지를 스스로 탐구해야 한다네. 텍스트는 길잡이에 불과하며, 그 길을 걷는 것은 수행자 자신이니라."

맹부는 깊이 공감하며 고개를 끄덕였다.
"이제야 왜 기존의 해설이 다소 단편적으로 느껴졌는지 이해가 됩니다. 또한, 제가 스스로 노력해야 할 부분이 무엇인지도 명확해졌습니다. 감사합니다, 파탄잘리 님. 앞으로는 단순히 읽고 외우는 데 그치지 않고, 경험과 실천을 통해 경전의 가르침을 제 것으로 만들겠습니다."

파탄잘리는 따뜻한 미소로 고개를 끄덕였다.
"그리하라, 맹부여. 진정한 지혜는 텍스트에서가 아니라, 그대의 삶 속에서 드러나는 법이다. 네가 가는 길 위에 빛이 가득하길."

잠시 두려움과 흥분을 가라앉힌 맹부는 질문을 이어갔다.
"그렇다면, 방금 말씀하신 마음의 활동을 어떻게 멈추게 하는 〈수련(*abhysa*〉, 이욕(*vairāgya*)〉에 대해 자세히 알려주시길 바랍니다."

파탄잘리는 침착한 목소리로 대답했다.
"마음의 활동을 멈추게 하는 방법은 두 가지가 있다. 하나는 점진적으로 갈고닦는 수련(*abhyasa*)이고, 다른 하나는 탐욕을 버리고 떠나는 방법(*vairagya*/이욕)이다."

"수련(*abhyasa*)이란 혼탁하고 둔해진 마음의 활동을 갈고닦아 성언과 자신의 경험을 바탕으로 추론하며 학습하는 과정이다. 이는 빠르게 결과를 얻는 비법이 아니라, 꾸준한 노력과 인내를 요구하는 점진적인 과정이다.

수련은 주도적인 태도와 지속적인 호기심을 바탕으로 이루어진다. 마음 활동을 고요하고 맑게 하기 위해서는 섬세한 주의력이 필요하다. 이를 기초로 하여 오랜 기간 동안 꾸준히 갈고닦는 노력이 수반된다. 수련은 단순히 지식을 쌓는 것이 아니라, 이를 삶에 적용하며 내면의 변화를 이루어가는 과정이다."

"탐욕을 버리고 떠나는 것(*vairagya*)은 마음속에 쌓인 탐욕과 집착을 알아차리고, 이를 놓아버리는 방법이다. 이는 자신의 직접 경험뿐 아니라, 역사와 문화 속에서 형성된 오래된 마음의 집착에서 벗어나는 것을 의미한다.

불교에서는 이를 '탐욕의 빛바램'으로 표현하기도 한다. 다시 말해, 탐욕을 알아차리고 놓아버리는 행위 자체가 마음의 자유를 얻는 중요한 과정이다. 그러나 이 방법은 일반 수행자보다는 출가자의 길에 더 적합한 방식으로, 높은 수준의 의지와 자기 통제가 필요하다. 탐욕을 놓아버리는 것은 최상의 방법이지만, 동시에 가장 어렵고 도전적인 길이다."

그러면서 파탄잘리는 진지하게 묻는 맹부에게 추가적인 조언을 이어간다.
"맹부여, 이 두 가지 방법은 상호 보완적이기에 어느 한쪽만으로는 충분하지 않다. 수련은 꾸준히 마음을 정화하고 튼튼하게 하며, 탐욕을 버리는 연습은 마음의 뿌리 깊은 집착을 제거하는 데 도움을 준다. 이 두 가지를 조화롭게 실천할 때 비로소 마음의 활동이 멈추고 고요함을 찾을 수 있을 것이다."

## [삼매]

맹부의 질문이 이어진다.
"수습과 이욕으로 도달하는 삼매(*samadhi*)란 어떤 상태입니까?"

맹부의 질문에 더욱 흥미를 느낀 파탄잘리도 즐겁게 답변을 이어간다.
"삼매란 수습과 이욕의 수행을 통해 마음의 활동(*citta vrtti*)이 멈춘 상태를 말한다네. 이것은 마음이 고요하고 조화로운 상태에 이르렀음을 뜻하지. 안전하고 조용한 장소에서 마음이 주도적으로 명상 주제를 받아들이고, 지속적인 수련(*sadhana*)을 하면 어느 순간 감각기관이 고요해지고, 마음 역시 잔잔해진다네. 이 상태에서는 명상 주제, 감각기관, 그리고 인식하는 마음이 하나로 융합된다.

삼매는 다음 세 가지 경계가 하나로 합쳐지는 상태를 의미한다네,

인식 기관과 인식 대상 그리고 인식하는 의식이 융합한 결과라네, 이 융합의 결과로 더 이상 '행위하는 자'라는 의식은 사라지고, 오직 고요하고 또렷한 마음만이 남는다네."

맹부의 질문이 이어진다.
"삼매에도 여러 종류가 있습니까?"

파탄잘리께서 여유롭게 답한다.
"요가에서는 삼매를 다음과 같이 구분한다네.

첫째로 ***sa-vitarka***, ***sa-vicara***인데, 형상과 개념이 있는 삼매라네.
둘째로 ***nir-vitarka***, ***nir-vicara***라고 형상과 개념이 없는 삼매이지.
셋째로는 ***sa-ananda***라고 기쁨과 환희가 있는 삼매를 말한다네.
넷째로는 ***sa-asmitā***이 있다네. 고요한 자아의식이 있는 삼매라고 하지.
다섯째 법운 삼매(*dharmamegha*)인데, 모든 집착을 초월한 최종적인 삼매이지.

불교에서는 색계의 사선(四禪), 무색계의 사선(四無色定), 그리고 상수멸진정(想과 受가 멸하는 상태)으로 설명한다네. 비록 표현은 다르지만, 요가와 불교 모두 삼매의 심리적 본질은 동일하다네."

맹부는 삼매에 대한 질문을 이어간다.

“삼매에 들었다는 사실은 어떻게 알 수 있습니까?”
파탄잘리의 답변은
“삼매 상태에서는 의식이 하나의 주제에 멈추며, ‘내가 무엇을 하고 있다’는 의식조차 사라지고 오직 인식만 남는다네.

이 상태에서는 ‘내가 삼매에 들었다’는 것을 스스로 인식하지 못한다. 다만 삼매에서 벗어난 후, 방금 경험한 상태를 점검하면서 그것이 삼매였음을 깨닫게 된다네.

삼매의 특징적인 심리 현상은 다음 네 가지로 나눌 수 있다.
① 대상을 향한 주의 초점(*vitarka*)
② 주의력의 지속성(*vicara*)
③ 삼매로 인한 기쁨과 희열(*ananda*)
④ 고요한 마음(*asmitā*)이라네.

이 네 가지는 삼매를 경험한 사람들끼리는 공감할 수 있는 특성이며, 삼매를 경험하지 않은 사람은 이를 속일 수 없다네. 이는 마치 서울 남대문을 보지 않은 사람이 본 것처럼 거짓말할 수 없는 것과 같지.”

맹부의 질문은 이어진다.
“삼매에 반복적으로 들기 위해 필요한 마음의 요소들이 있습니까?”

즐거운 파탄잘리는 차분히 답변을 이어간다.
“삼매를 반복적으로 경험하려면 다음 다섯 가지 마음의 요소가 필요하다네.

① 신념(*sraddha*): 수련법, 스승, 그리고 자신에 대한 믿음.
② 정진(*virya*): 선한 행동을 지속하고, 불선한 행동을 멈추려는 노력.
③ 마음 챙김(*smrti*): 현재 순간을 알아차리는 깨어 있는 주의력.

④ 삼매(*samadhi*): 마음이 하나로 모아진 집중 상태.
⑤ 지혜(*prajna*): 마음의 활동을 관찰하고 이해하는 능력.

이 요소는 삼매를 경험하고자 하는 수행자에게 필수적이네. 수행자는 이 요소들을 훈련하여 필요할 때 즉각적으로 사용할 수 있는 상태에 도달해야 한다네."

맹부가 묻는다.
"파탄잘리 님, 명상도 어렵고, 삼매에 드는 것은 더 어렵습니다. 명상이나 삼매를 향한 수련을 방해하는 요소들은 무엇인지 자세히 알려주실 수 있습니까?"

파탄잘리는 부드러운 미소를 띠며 말했다.
"맹부여, 삼매로 가는 길이 쉽다면 세상 모든 사람들이 벌써 삼매에 들었겠지. 하지만 우리가 아는 현실은 다르네. 삼매를 방해하는 가장 큰 요인은 감각적 즐거움이네."

파탄잘리는 잠시 말을 멈추고 맹부를 바라보며 말을 이었다.
"생각해 보게. 우리는 생존과 번식을 위해 외부 세계와 끊임없이 상호작용하네. 그런 과정에서 감각적인 즐거움과 재미를 경험하고, 그 맛에 길들여져 버리지. 더 큰 문제는 많은 사람들이 그것이 진정한 현실이라고 믿는다는 점일세. 이런 사람들에게 다가가 '그 즐거움은 환상이고, 내면을 들여다보아야 진정한 평안을 찾을 수 있다'고 말하면 어떤 반응을 보일까? 대부분은 이렇게 대답할 걸세.

'음, 내 일상에서 큰 문제도 없고, 적당히 행복한데, 굳이 이런 생활을 바꿔야 할 이유가 있을까요?'

파탄잘리는 잠시 웃으며 덧붙였다.
"솔직히 말해, 누가 쉽게 동의하겠나? 기존의 익숙한 즐거움을 포기하라는 말은 대부분의 사람들에게 매우 낯설고 어려운 요구라네."

맹부는 고개를 끄덕이며 말했다.
“정말 그러네요. 대부분의 사람들은 굳이 익숙한 즐거움을 포기하려 하지 않겠지요. 그러면 누가 명상을 시작하고 삼매를 닦으려 할까요?”
파탄잘리께서 웃으면서 말하였다.

“훌륭한 질문이네, 맹부여. 명상이나 삼매를 시작하려는 사람들은 보통 괴로움을 경험한 이들일세. 자신의 삶에서 깊은 허점이나 고통을 느끼고, 그것이 무지에서 비롯되었음을 알아차린 사람들이지.

괴로움의 크기가 클수록 그것을 해결하려는 노력도 커지는 법이라네. 때로는 지혜로운 사람들은 작은 고통이나 타인의 괴로움만 보고도 자신을 돌아보며 내면의 평화를 찾으려 노력하겠지. 이를 나는 채찍 그림자만 보고도 놀라는 말처럼 민감한 지혜라 부른다네.”

잠시 말을 멈춘 파탄잘리는 설명을 이어간다.
“하지만 괴로움을 깨닫고 주도적으로 수련을 시작해도 수행자들은 몇 가지 장애에 부딪힐 수 있다네. 이는 감각적 욕망과 즐거움에 길들여진 우리의 오래된 습성 때문이지.

이 장애들은 여러 형태로 나타날 수 있다네. 예를 들면, 우울한 의식 상태. 스승, 수련법, 또는 자신에 대한 의심. 마음의 나태. 감각적 욕구를 절제하지 못함. 주관적 경험을 객관적 진리로 고집하는 태도 등이라네.

이런 부정적인 심리 현상들은 수행을 방해하고 때로는 중단시키기도 하지. 그래서 수행 전통에서는 이를 '5가지 장애'라고 부르며 경계해 왔네.

맹부여, 삼매를 방해하는 장애를 극복하려면 자신의 마음 자세를 돌아보고, 삼매의 5가지 요소 가운데 하나인 정진(*virya*)을 다시 살펴야 하네. 정진은 수행자의 내적 동력이며, 모든 수련의 근본이 되는 힘이지.

'정진'이란? 단순히 노력만을 의미하지 않고, 그것은 열정과 인내, 그리고 균형 잡힌 의지의 조화라 할 수 있지. 나는 정진을 다음과 같은 모습으로 설명한다네. 첫째는 꾸준함이라네, 정진은 꾸준함 속에서 그 진가를 발휘한다네. 처음의 열정으로 시작한 수련이 중간에 멈춰버린다면, 그것은 정진이 아니라네. 정진은 매일 작은 한 걸음을 이어가는 힘이지.

둘째는 균형 잡힌 노력이라네, 정진은 너무 강렬하거나 너무 느슨하지 않아야 하네. 지나친 노력은 몸과 마음을 피로하게 만들고, 느슨한 노력은 게으름과 나태를 부르지. 정진은 적절한 속도와 균형을 유지하며 지속되는 에너지라네.

셋째로 의지와 열정라고도 한다네, 정진은 단순한 인내가 아니라, 내면에서 우러나는 의지와 열정이다네. 수련자가 목표를 향해 스스로 동기를 부여하며 나아갈 수 있도록 돕는 불씨이지.

수련 과정에서 나타나는 의심, 나태, 감각적 욕망과 같은 장애들은 모두 정진의 힘으로 극복된다네. 정진은 마치 굳은 땅을 갈아엎는 쟁기와 같아, 수행자의 길에 놓인 장애물을 제거하는 역할을 하지."

맹부의 질문은 이어진다.
"파탄잘리 님, 정진이란 내적 동력이며, 수행에서 필수적이라는 점을 이해했습니다. 그러나 정진을 실천으로 옮기려면 어떻게 해야 할까요?"

파탄잘리가 답한다.
"좋은 질문이네, 맹부여. 정진은 다음과 같은 방식으로 실천할 수 있네.

작은 변화로 시작해야 한다네, 대단한 것을 이루겠다는 욕심보다는, 작은 변화부터 시작하라네. 매일 일정한 시간에 명상하거나, 마음 챙김을 연습하는 것도 훌륭한 정진의 첫걸음이지.
다음은 목표를 분명히 하라는 것이지. 삼매를 목표로 삼되, 그 과정에서 일어나는 작은 성과에도 기뻐하고, 목표와 과정이 조화를 이룰 때 지속될 수 있지.

그리고 꾸준히 점검해야 한다네, 자신의 마음 상태와 수련의 진척을 점검하라. 지나치게 느슨하거나, 반대로 과도하게 몰아붙이는 것이 아닌지 자주 돌아보아야 한다네.

수행의 과정에서 내적 열정을 키워가야 한다네, 자신이 왜 이 길을 걷고 있는지 자문하며, 내면의 열정을 키우라네. 이는 수행을 지속하는 데 큰 힘이 될 걸세.

숨겨진 비법인데 말이야. 내적 친절과 부드러움을 키워가야 하지. 자신이 자신을 대하는 수련이 요가이기에, 수련을 함에 있어서 가장 잊지 말 것은 자기를 대하는 태도라네, 친절하게 대하고 부드럽게 자신을 대하길 바라는 것이네.

정진은 단순히 강한 의지만으로 이루어지는 것이 아니라, 꾸준함과 균형, 그리고 깊은 열정, 친절과 부드러움을 통해 유지된다네. 정진이야말로 삼매의 문을 여는 열쇠라는 점을 잊지 말게, 맹부여."

맹부는 미소를 지으며 말했다.
"파탄잘리 님, 말씀을 듣고 보니 명상과 삼매는 단순한 노력 이상의 것을 요구하는군요. 오늘 말씀을 듣고 희망이 생겼습니다. 작은 변화부터 시작해야겠지요."

파탄잘리는 고개를 끄덕이며 말했다.
"좋다, 맹부여. 첫걸음을 내딛는 마음가짐이야말로 가장 중요한 출발점이지. 계속해서 질문하고 배우며, 꾸준히 나아가길 바라네."

맹부의 질문은 명상 주제로 이어져 갔다.
"삼매에 들기 위해 명상 주제로 삼을 만한 것들은 어떤 것들이 있을까요?"
파탄잘리가 답변한다.
"좋은 질문이네, 맹부여. 삼매에 들기 위한 명상 주제는 수행자의 현재 신체 상태와 마음 상태, 그리고 그동안의 삶에서 형성된 기억과 깊은 관련이 있다네. 지혜로운 스승을 만난다면, 수행자의 상태에 맞는 적절한 명상 주제를 추천받을 수 있지.

전통적으로는 다음과 같은 주제가 많이 사용되었다네.
하나는 요가의 신 이스와라를 떠올리는 것으로 '스와라를 상징하는 소리 '옴(*Om*)'을 염송 하는 것이라네.
둘은 들숨과 날숨에 주의를 모으는 것이 있을 수 있지.

주제를 선택할 때는 스승의 권유를 따르거나, 스스로 많은 시간을 들여 직접 경험을 통해 찾아가는 것이 좋다네. 경험이 많은 수행자라면 자신에게 맞는 주제를 곧바로 알아차릴 수 있을 것이야. 명상 주제로 중요한 점검은 그 주제로 수행이 지속될 때, 수행자의 마음에서 탐진치(탐욕, 진노, 어리석음)를 옅게 하고, 지혜(*prajna*)를 키워주는 데 도움이 되어야 한다는 것이네. 그러나 명상 주제가 심리적인 흥분을 유도하거나 지나치게 감각적인 요소를 포함한다면 피해야 하네. 명상은 마음을 고요하고 집중되게 만드는 것이 목적이기 때문이지."

맹부의 질문은 이어진다.
"만약 명상 주제를 선택해도 마음이 고요해지지 않는다면 어떻게 해야 합니까?"

파탄잘리는 호응하면서 말한다.
"좋은 질문이네. 수행을 반복해도 마음이 고요해지지 않을 때는 명상 주제를 잠시 내려놓고 4가지 끝없는 마음(*brahma-viharas*)을 계발하는 데 집중해 보라고 권하고 싶다네.

이 네 가지는
① 자애(*metta*): 모든 존재에게 따뜻한 사랑을 보내는 마음.
② 연민(*karuna*): 고통받는 존재에 대한 공감과 도움의 마음.
③ 기쁨(*mudita*): 타인의 행복을 함께 기뻐하는 마음.
④ 평정(*upekkha*): 모든 상황에서 흔들리지 않는 마음이라네.

이러한 끝없는 마음을 계발하면 수행자의 마음이 정화되고 고요해질 것이네. 또한 탐진치의 영향이 점차 약해지며, 수행이 한층 더 깊어질 걸세."

이런 상황에서 맹부의 질문은 더욱 깊어진다.
"파탄잘리 님, 삼매를 경험하게 되면 우리의 의식은 어떻게 변화합니까?"

질문이 더 깊어지자 즐거운 얼굴을 하는 파탄잘리는 다음과 같이 답한다.
"삼매를 경험한 많은 성자들이 말하기를, '마음을 조절하는 것은 우주를 조절하는 것보다 더 위대하다'고 하였지. 나도 그 말에 동의한다네. 왜냐하면 마음이 없으면 우주도 없기 때문이네. 삼매를 경험하게 되면 인식자의 마음은 맑고 밝게 정화된다네. 마치 빛나는 보석처럼 투명하고 찬란하지. 이런 상태에서는 대상을 과거의 경험으로 왜곡하지 않고 있는 그대로 바라볼 수 있다네.

삼매를 통해 주의력은 더욱 섬세하고 밝아지며, 마음에서 일어나는 생각과 언어를 분명히 알아차릴 수 있게 되지. 언어는 과거형으로 작동하며, 주관적이고 제한적인 표현을 담고 있다네. 삼매를 통해 언어의 본질과 그 한계성을 명확히 이해하게 되며, 이런 이해는 개념과 지식이 현재를 왜곡하는 방식을 깨닫는 데 도움을 준다네."

답하던 파탄잘리는 잠시 멈추고, 맹부를 한번 더 바라본 다음에 말을 이어간다.
"삼매가 깊어지면 저장된 기억마저도 사실이 아닌, 주관적 해석에 불과하다는 것을 분명히 인식하게 된다네. 이러한 깨달음은 기억 속의 오류를 바로잡고, 그로 인해 발생한 수많은 억측과 무거운 짐을 내려놓게 해 준다네. 삼매를 반복적으로 경험하면 수행자는 날카롭고 맑게 빛나는 인식 능력을 가지게 된다네. 이러한 인식은 대상을 있는 그대로 바라보고, 참된 지혜(*prajna*)를 얻는 데 이르게 하지."

맹부는 고개를 끄덕이며 말했다.
"파탄잘리 님, 삼매를 통해 얻는 변화가 이렇게 심오하다니 놀랍습니다. 제가 수행의 길에서 삼매를 더 깊이 탐구할 용기를 얻게 되었습니다. 감사합니다."

파탄잘리는 따뜻하게 미소를 지으며 대답했다.
"맹부여, 수행은 마음과 삶의 변화를 통해 진정한 자유로 이끄는 길이라네. 꾸준히 정진하고, 계속해서 질문하며 나아가길 바라네."

이런 응원의 말을 들은 맹부는 더욱 용기를 내어 질문을 이어간다.
"파탄잘리 님, 삼매의 종류에 대한 다양한 주장들이 많은데, 이것들을 어떻게 이해해야 합니까? 비교하자면, 불교의 삼매 이론은 간결하고 순서적으로 논리적이라 누구나 쉽게 공감할 수 있습니다. 그런데 요가의 삼매는 왜 이렇게 복잡하게 느껴질까요?"

파탄잘리의 답한다.
"좋은 질문이네, 맹부여. 사실 나도 이러한 부분들을 많은 수행자들을 만나서 대화를 나누면서 살펴보았네. 삼매에 대한 많은 해석들이 난해하고 복잡한 이유는, 아마도 수행자들의 직접 경험이 줄어들고, 수행 전통이 단절되면서 문자에 의존한 해석이 많아졌기 때문일 걸세.

하지만 삼매 자체가 그렇게 복잡할 이유는 없다네. 삼매란 결국 심리 현상이 점점 단순해지는 과정을 경험하는 것에 불과하다네. 수행자들이 이 본질을 잊고 지나치게 이론적으로 접근한 결과가 지금의 복잡성일 걸세. 삼매의 본질은 단순하네. 우리가 일상에서 다양한 대상에 주의를 기울이는 것을 나는 유심(*sa-vitarka*)

과 유사(*sa-vicara*)라고 부르지. 이는 앞서 말한 마음의 활동(*citta vrtti*) 중 하나라네.

명상이란 이 마음 활동을 하나의 대상으로 모으는 과정이네. 그렇게 하나의 대상으로 주의가 모아지고, 점차 다른 산만한 활동들이 사라지며 명상은 온전해지지. 이 상태에서 유심(*sa-vitarka*)과 유사(*sa-vicara*)가 하나의 대상으로 집중되고 안정되면, 우리는 이를 '첫 번째 삼매(등지)'라 부르네."

그리고 삼매의 점진적 과정에 대한 설명을 이어갔다.
"첫 번째 삼매 이후, 유심(*sa-vitarka*)과 유사(*sa-vicara*)의 활동은 점차 사라지고, 무심(*nir-vitarka*)과 무사(*nir-vicara*)로 전환된다네. 이 과정이 깊어질수록 마음은 점점 더 고요하고 순수해지며, 마침내 환희(*ananda*)의 상태에 도달하지. 이 상태는 말로 설명하기 어렵지만, 경험하는 자는 그 고요와 기쁨을 분명히 느낄 수 있다네.

따라서 삼매란 단순히 대상에 대한 주의의 흐름을 좁혀가며, 심리 활동이 단순해지고 고요해지는 과정을 말한다네. 복잡한 이론보다는 직접 수행하며 이 단순함을 경험하는 것이 중요하네."

"맹부여, 요가의 삼매가 복잡하게 느껴지는 것은 실제 삼매의 본질 때문이 아니라, 지나치게 이론화된 해석 때문일 가능성이 크다네. 결국 삼매는 수행자가 자신의 내면에서 직접 체험하고 단순함을 발견하는 과정이라네. 그러니 이론에 얽매이지 말고, 꾸준히 수행하면서 그 본질을 경험하길 바라네."

맹부는 곧장 질문한다.
"삼매란 복잡하지 않다. 다만 직접 체험하면 알게 될 것이라는 말씀에서 지금까지 대화한 내용들이 모두 축약되는 것 같습니다."

파탄잘리 역시 곧장 답한다.
"그렇다네, 맹부여. 우리가 나눈 대화의 과정이 바로 경험과 이론의 조화로운 사유, 그것이라네. 그대가 이해를 잘하고 있는 모습이 보기 좋구먼."

**[주의 초점-*vitarka*과 주의 지속성-*vicara*]**

맹부의 질문은 더 깊어진다.
"그렇더라도 여전히 삼매의 심리 요소 가운데 '심-*vitarka*'과 '사-*vicara*'가 상당히 중요한 부분인데 그 설명이 부족한 듯합니다. 한국인들이 읽는 《요가수트라》 번역서에서는 이 부분에 대한 설명이 번역자마다 다르거나, 때로는 지나치게 간략하게 다뤄져 있습니다. 번역된 글들을 찾아보면, 〈정승석- 심과 사〉, 〈문을식- 거친 더상에 대한 인식과 미세한 대상에 대한 인식〉, 〈배철현- 숙고와 직관〉, 〈박지명- 관찰과 분별〉, 최근 출판한 〈김민우- 추론과 반영〉이라고 번역을 하였습니다. 아런 번역을 읽으면 두 요소의 중요성이 제대로 전달되지 못하는 것 같습니다. 이 부분에 대해 조금 더 자세히 설명해 주실 수 있습니까?"

파탄잘리는 미소를 지으며 대답했다.
"오호, 시골 요기의 질문이 점점 섬세함과 깊이를 더해가는구먼. 그렇다네 '주의 초점-*vitarka*'과 '주의 지속성-*vicara*'는 내면 수행에서 매우 중요한 시작점이라네.

이 두 가지는 마음이 대상을 인지하고 유지하는 데 필수적인 심리적 요소라 할 수 있다네. 모든 생명체가 어떤 대상을 인식하거나 주의할 때, 주의 초점-*vitarka*과 주의 지속성-*vicara*은 반드시 개입하지. 그러나 이것은 너무 빠르게 일어나기 때문에 평소에는 알아차리지 못하고 지나가 버리는 경우가 많다네.

하지만 명상을 통해 마음의 방향을 내면으로 돌리면, 주의 초점-*vitarka*과 주의 지속성-*vicara*의 작용이 분명하게 드러난다네. 초기 단계에서 이 두 심리 현상을 관찰하고 이해하는 것은 깊은 삼매 상태로 나아가기 위한 기본 조건이네."

맹부는 고개를 끄덕이며 물었다.
"그렇다면, 파탄잘리 님, 이 두 요소를 실제로 어떻게 알아차리고, 수행에서 어떻게 활용할 수 있습니까?"

파탄잘리는 차분히 설명을 이어갔다.
"좋은 질문이네. 내가 《요가수트라》에서 설명한 다양한 수행 주제를 명상의 대상으로 삼을 때, 주의력을 모으고 지속시키는 과정 자체가 주의 초점-*vitarka*과 주의 지속성-*vicara*을 연습하는 수행이라네.

수행 중 자신의 마음을 관찰하고, 대상을 바라보는 주의의 흐름을 세밀하게 인지하는 것이 중요하다네.

'주의 초점-*vitarka*'은 마음을 명상의 대상으로 처음 이끌어오는 과정이라네. 이것은 마음이 대상을 붙잡는 첫 단계로, 거칠고 의식적인 수준에서 이루어진다네. 예를 들어, 호흡 명상에서 마음이 딴생각으로 산만해졌을 때, 다시 호흡으로 돌아오는 행위가 주의 초점-*vitarka*에 해당한다네. 이는 마치 망원경으로 관찰 대상을 조준하는 것과 같지.

주의 지속성-*vicara*은 마음이 대상을 붙잡은 후, 그 대상을 세밀히 탐구하고 지속적으로 유지하는 과정이라네. 예를 들어, 호흡의 길이, 깊이, 온도와 같은 세부적인 속성을 느끼고 관찰하는 상태가 주의 지속성-*vicara*에 해당한다네. 이는 마치 망원경으로 조준한 대상을 확대하여 세부를 명확히 관찰하는 것과 같지.

이 두 요소는 서로를 보완하며 작용한다네. 주의 초점-*vitarka*이 대상을 찾아 산만해진 마음을 다시 이끌어온다면, 주의 지속성-*vicara*은 그 대상을 유지하며 심리적 안정과 깊이를 더한다네."
맹부는 흥미를 보이며 물었다.
"그렇다면, 이러한 작용을 어떻게 삼매로 연결시킬 수 있습니까?"

파탄잘리는 미소를 띠며 설명을 이어갔다.
"주의 초점-*vitarka*과 주의 지속성-*vicara*의 작용을 명확히 알아차리고 반복적으로 훈련하면, 마음은 점차 더 깊고 고요한 상태로 나아가게 된다네.

초기 단계에서는 주의 초점-*vitarka*이 마음을 명상의 대상으로 이끌고, 주의 지속성-*vicara*은 대상을 유지하며 세밀히 탐구한다네. 이는 초보적인 명상에서 필수적인 과정이지.

심화 단계에서는 주의 초점-*vitarka*과 주의 지속성-*vicara*이 안정적으로 작동하면, 마음은 자연스럽게 산만함을 벗어나 고요와 명징함을 경험하게 된다네.

삼매로의 전환은 수행자가 고급 수행자로 발전하는 데 중요한 순간이라네. 수행이 깊어지고 명상이 중심을 잡아 안정화되면, 마음속에서 자연스럽게 기쁨과 행복이 생겨난다네. 이 시점에서 수행자는 명상 주제에 대한 주의력이 매우 자연스럽고 안정적으로 유지되기 때문에, 더 이상 초보 명상가처럼 명상 주제에 주의 초점-*vitarka*과 주의 지속성-*vicara*의 힘을 의식적으로 쓰지 않게 된다네.

그 대신, 주의 초점-*vitarka*과 주의 지속성-*vicara*은 새로운 역할을 맡게 되지. 이 두 심리적 요소는 온몸에서 형성되는 기쁨과 행복을 확인하고, 그것을 온몸에 확산시키며 심화시키는 데 기여한다네.

즉, 삼매로 전환되기 위해서는 주의 초점-*vitarka*과 주의 지속성-*vicara*이 명상의 기쁨과 행복을 섬세히 감지하고, 이를 더욱 강화하여 온몸에 가득 차게 하는 중요한 역할을 수행한다네. 이러한 작용이 삼매로 들어가는 문을 열어주는 심리적 기전이라 할 수 있다네.
대부분의 삼매 설명서에서는 이 전환 부분을 간과하고 있지만, 사실주의 초점-*vitarka*과 주의 지속성-*vicara*은 단지 초보적인 명상 과정에서만 중요한 것이 아니라, 삼매로 전환하는 과정에서도 핵심적인 역할을 한다네. 명상의 기초적 단계에서 깊은 삼매 상태로의 변화가 이루어지는 중요한 계기는 바로 이 기쁨과 행복을 세밀히 확인하고 심화시키는 데 있다네."

맹부는 깊은 깨달음을 얻은 듯 고개를 숙이며 말했다.
"파탄잘리 님, 이제야 이 두 심리적 요소의 중요성과 역할을 알 것 같습니다. 기존 번역서와 해설에서 어떤 설명이 부족했지 이해할 수 있습니다. 앞으로는 제 수행에서 주의 초점-*vitarka*과 주의 지속성-*vicara*을 더 세밀히 관찰하고 활용하겠습니다."

파탄잘리는 따뜻하게 미소 지으며 대답했다.
"좋다, 맹부여. 주의 초점-*vitarka*과 주의 지속성-*vicara*은 명상의 기초를 넘어 삼매의 깊은 경지로 나아가는 핵심적인 다리라네. 그것을 명확히 이해하고 활용한다면, 그대의 수행은 자연스럽게 깊은 깨달음으로 이어질 것이네. 네가 가는 길 위에 평온과 지혜가 함께하기를."

맹부의 질문은 요가 삼매와 불교 삼매의 공통점으로 이어졌다.
"저는 불교 명상론을 전공했습니다. '심-*vitarka*', '사-*vicara*', 그리고'희(*ananda*)'와 같은 요소는 불교 삼매에서도 중요한 심리 작용들로 언급됩니다. 요가의 삼매와 불교의 삼매가 흐름에서 크게 다르지 않은 것처럼 보이는데, 어떻게 생각하십니까?"

파탄잘리는 웃으면서 말한다.
"좋은 관찰이네, 맹부여. 사람은 모두 같은 호모 사피엔스라는 종에 속해 있으니, 남녀노소를 막론하고 몸과 마음의 심리적 흐름은 근본적으로 같을 수밖에 없다네. 삼매라는 심리적 상태가 본질적으로 다를 이유가 무엇이겠는가? 다만, 붓다께서는 삼매의 궁극적인 상태를 이름 붙이지 않으신 것으로 알고 있네. 또, 형이상학적인 질문에 대해 침묵으로 답하셨지. 그러나 나는 그것을 '이스와라'라고 부르기로 했다네. 나의 전통에서는 그것을 우주의 중심이라 여긴다네."

맹부는 약간 머뭇거리면서 묻는다.
"그런 설명을 붓다께서도 인정하실까요?"

미소를 띤 파탄잘리가 답하기
"글쎄다, 그건 내가 알 수 없는 일이네. (파탄잘리가 웃으며 덧붙였다.)
그렇지만 흥미롭게도 내가 죽은 뒤에, 후대의 어떤 이들은 붓다를 힌두교 비슈누(*Vishnu*)의 화신으로 간주했다는 걸세. 참으로 흥미로운 세상 아닌가?"

이렇게 해서 파탄잘리와 맹부의 첫날 대화는 밤이 깊어지며 마무리되었다. 명상과 삼매, 그리고 요가와 불교의 공통된 흐름에 대한 깊은 통찰을 나눈 두 사람은 서로에게 배움의 기쁨과 감사의 마음을 느꼈다.

맹부는 대화가 끝난 후 조심스럽게 입을 열었다.
"파탄잘리 님, 오늘 이 자리에 올 수 있었던 것은 제게 정말 큰 축복입니다. 이렇게 깊이 있는 가르침과 통찰을 직접 들을 수 있다니, 정말 꿈만 같습니다. 시간 가는 줄도 모르고 이야기를 나누었네요. 진심으로 감사드립니다."

파탄잘리는 부드럽게 미소 지으며 대답했다.
"맹부님, 내가 오히려 감사한 마음이야. 당신처럼 열정적인 질문을 던지는 후학을 만나는 일이 얼마나 즐거웠는지 모른다네. 오늘 맹부의 질문에 답하며 나 역시 많은 것을 되돌아볼 수 있었다네. 이제 늦은 밤이니 푹 쉬어야겠지요. 편히 잠자리에 들길 바라네."

파탄잘리는 맹부를 안내하며 말했다.
"여기 준비된 방에서 편히 쉬시길… 내일 또 새로운 질문과 대화를 기대하며, 평안한 밤을 보내시길."

맹부는 고개를 숙이며 감사의 뜻을 전했다.
"정말 감사합니다. 좋은 밤 되시길 바랍니다, 내일 다시 뵙겠습니다."

맹부는 따뜻한 마음으로 잠자리에 들었고, 파탄잘리는 자신의 자리로 돌아가며 고요히 명상에 들었다. 별빛 가득한 밤하늘 아래, 두 사람은 서로 다른 공간에서 깊은 평화를 느끼며 밤을 보냈다.

# 2. 둘째 날

맹부는 상쾌한 아침 공기를 들이마시며 파탄잘리를 향해 고개를 숙였다.
"파탄잘리 님, 좋은 아침입니다. 어제 들려주신 가르침 덕분에 깊은 깨달음을 얻으며 평안히 밤을 보낼 수 있었습니다. 감사드립니다. 새로운 하루가 시작되었으니, 오늘도 귀한 지혜를 얻고 싶습니다."

**[정화요가]**

맹부는 말을 이어갔다.
"오늘의 첫 번째 질문입니다. 정화 요가란 무엇인가요? 저는 정화 요가가 수련의 중요한 부분임을 알고 있지만, 그 본질과 의미에 대해 더 깊이 배우고 싶습니다."

가벼운 얼굴로 파탄잘리는 다음과 같이 답한다.
"좋은 질문이네, 맹부여. 정화 요가(*Kriya Yoga*)란 아쉬탕가 철학의 계율 중 니야마(*Niyama*)의 세 가지 항목을 특별히 선별하여 제시한 요가라네. 그 세 가지는 다음과 같지.

첫째는 전통적인 고행(*Tapas*)이지. 신체와 마음을 정화하는 전통적인 수련법이지. 둘째로는 자기 주도적 학습(*Svadhyaya*)으로 스스로 경전을 읽고 학습하는 것이라네. 셰째로는 신에 대한 봉사(*Isvara-pranidhanani*)을 실천하는 것이라네.

정화 요가는 수행자의 정신적 오염원(*klesah*)을 약화시키고 삼매(*samadhi*)를 계발하기 위해 설계된 중요한 방법이라네."
맹부가 묻는다.
"왜 정화 요가를 수행의 첫 단계로 설명하시나요?"

파탄잘리의 답변한다.
"그 이유는 바로 정신적 오염원(*klesah*)이 수련에 방해가 되는 가장 큰 장애물이기 때문이라네. 특히 무지(*avidya*)라는 근본적인 오염원을 이해하지 못한 상태에서 수행을 시작하면, 결국 중도에 포기하고 말 것이네.

붓다도 수행에서 정화가 얼마나 중요한지 강조하며, 이를 '옷감의 비유'로 설명하셨지. 더러운 옷감에 염색을 하면 색이 제대로 들지 않는 것처럼, 정신적 오염원이 제거되지 않은 상태에서는 수행이 온전히 이루어질 수 없다는 뜻이라네.

그러므로 수행자는 먼저 자신의 몸과 마음을 정화하는 과정을 통해 오염원을 깨끗이 씻어내야 하네. 그것이 정화 요가가 수행의 선두에 놓인 이유라네."

### [5가지 번뇌(*klesah*)]

맹부의 질문은 멈추지 않는다.
"그렇다면 정신적 오염원(*klesah*)이란 무엇인가요?"

파탄잘리도 자연스럽게 맹부의 질문에 답한다.
"정신적 오염원(*klesah*)이란 다음의 다섯 가지를 말한다네.
무지(*Avidya*), 자아의식(*Asmita*), 탐욕(*Raga*), 혐오(*Dvesa*), 삶에 대한 애착(*Abhinivesah*)이라네, 탐진치라는 세 가지 마음에서 나오는 것들인데, 이 다섯 가지 오염원은 모두 무지(*avidya*)를 기반으로 형성된다네."

그러자 맹부는 깊은 호기심을 품고 질문을 던졌다.
"파탄잘리 님, 무지(*avidya*)란 무엇이며, 그것은 어떤 조건에서 형성되는 것입니까? 무지가 우리의 삶과 마음을 지배하는 이유를 알고 싶습니다."

파탄잘리는 차분히 대답했다.
"맹부여, 무지란 잘못된 인식을 의미한다네. 이를 더 구체적으로 설명하자면, 무지란 다음과 같은 상태를 포함한다네.

무상한 것을 영원한 것으로 착각하는 것이고,  불결한 것을 깨끗한 것으로 여기는 것이며, 고통을 즐거움으로 착각하고, 자아가 아닌 것을 자아로 인식하는 것이지. 이 모든 것이 무지의 표현이라 할 수 있다네. 그러나 무지는 단순히 잘못된 생각에서 비롯되는 것이 아니라, 그것이 형성되는 특정한 기반과 조건이 있다네."

맹부는 고개를 끄덕이며 물었다.
"그렇다면, 므지가 형성되는 기반이란 무엇입니까?"

파탄잘리는 손가락으로 차례로 세 가지를 짚으며 설명을 이어갔다.
"내가 고민한 바로는 무지는 세 가지 주요 기반에서 형성된다네. 하나는 윤회하는 전생의 업이고, 둘은 가족력이며, 셋은 시대환경이라고 생각한다네.

윤회하는 업들은 주로 '삼스카라(*Saṁskāra*), 바사나(*Vāsanā*), 아사야(*Āśaya*), 그리고 카르마(*Karma*)'라고 나는 설명한다네. 이런 종류의 것들은 과거 삶이나 경험으로부터 물려받은 심리적 · 영적 흔적을 포함한다네. 삼스카라는 과거의 경험에서 남겨진 잠재적 인상이며, 바사나는 그 인상들이 축적되어 형성된 성향이라네. 아사야는 삼스카라와 바사나가 축적된 심리적 저장소를 뜻하며, 카르마는 우리의 행동과 그 결과로 형성된 원인과 결과의 법칙이지. 이 기반은 우리의 삶에 보이지 않는 영향을 미치며, 무지를 형성하는 중요한 역할을 한다네.

양육 환경이란, 태어나서 부모와 양육자들의 생활 습관, 가치관, 사고방식을 흡수하며 자란다네. 이러한 양육 과정에서 우리는 비판적 사고를 하기 전에 이미 특정한 규범과 신념 체계를 받아들이게 되지. 예를 들어, 부모가 중요하게 여기는 가치나 행동 패턴이 아이의 내면에 깊이 새겨지며, 이는 이후 삶에서 무의식적인 선입견과 판단의 기준이 된다네.

그리고 위의 것들보다 더 깊은 영향력은 사실은 시대적 · 문화적 환경이라고 생각된다네. 우리가 살아가는 시간과 공간은 개인의 인식에 강력한 영향을 미친다네. 특정 시대와 문화는 집단적 규범과 전통, 그리고 사회적 기대를 형성하며, 우리는 이를 진리로 받아들이는 경향이 있다네. 이런 문화적 영향은 개인의 사고와 행동을 특정 방향으로 제한하며, 무지를 더욱 심화시키는 요인이 된다네."

맹부는 깊이 생각하며 물었다.
"그렇다면, 이 기반들이 어떻게 무지를 형성하게 됩니까?"

파탄잘리는 고개를 끄덕이며 대답했다.
"이 세 가지 기반은 우리가 세상을 바라보는 방식을 결정짓는 강력한 필터와 같네. 이러한 기반에서 비롯된 영향들은 다음과 같은 다섯 가지 방식으로 무지를 형성한다네.

첫째로 맹목적인 믿음이지. 사람들은 자신이 속한 환경에서 주어진 규범이나 전통을 무비판적으로 받아들이는 경우가 많다네. 이러한 믿음은 검증되지 않은 상태에서 사실로 굳어지고, 이후의 판단과 행동을 지배하게 되지.

둘째로 집단적 사고를 수용하면서 형성되지. 다수가 옳다고 여기는 것을 의심 없이 받아들이는 태도도 무지를 강화한다네. 예를 들어, 특정 관습이나 규범이 모든 상황에서 옳다고 믿는 것은 현실의 다양성을 보지 못하게 만든다네.

셋째로 전통과 역사에 대한 무조건적 추종하는 사이에 형성되지. 전통과 역사는 우리에게 귀중한 지혜를 제공하지만, 이를 무조건적으로 따르는 태도는 비판적 사고를 방해하고, 새로운 관점에서 사물을 보는 능력을 제한한다네.

넷째로 주관적 경험의 보편화라네. 개인이 특정 경험을 모든 상황에 적용하려는 경향도 무지를 낳는다네. 자신이 겪은 것을 절대적인 진리로 여길 때, 타인의 관점이나 상황을 이해하지 못하는 오류를 범하게 되지.

다섯째로 자기가 좋아하는 것을 올바른 것이라고 착각을 한다는 것일세. 순간적인 호감도는 가능한 좋은 느낌을 유지하려고 하고, 첫 느낌이 기분 나쁘면 가능한 비호감이 유지되면서 상대를 있는 그대로 못 보는 인지 오류가 발생한다네."

맹부는 고개를 끄덕이며 또 다른 오염원에 대해 질문을 이어갔다.
"파탄잘리 님, 그렇다면 자아의식(*asmita*)이란 무엇인가요?"

파탄잘리는 잠시 생각에 잠긴 뒤 대답했다.
"자아의식이란 '나다', '나는 존재한다', '이 몸이 나의 것이다'와 같은 생각을 말한다네. 이는 무지에서 비롯된 개체 의식으로, 순수정신의 직관적 인식 능력과 물질정신의 대상관계를 동일시하는 데서 생긴 착각이라네.

비유하자면, 바다와 파도의 관계를 떠올려 보게. 바다는 고요하고 넓으며 존재 자체로 완전하다네. 하지만 바람이 불면 파도가 일렁이기 시작하지. 파도는 본래 바다의 일부지만, 만약 파도가 스스로를 '나는 바다다'라고 착각한다면, 그것이 바로 자아의식이라네. 이 착각은 자기와 대상, 마음과 물질을 동일시하는 데서 비롯되며, 무지와 연결되어 집착과 고통을 낳는다네.

자아의식은 마음이 대상을 관찰하고 이해하는 과정에서 자연스럽게 나타나지만, 이를 잘못 식별할 때 우리는 자신을 한정된 개체로 인식하며, 본래의 순수 의식

(*Purusha*)을 망각하게 된다네."

맹부는 고개를 끄덕이며 또 다른 질문을 던졌다.
"그렇다면, 탐욕(*raga*)과 혐오(*dvesa*)에 대해서도 설명해 주시겠습니까?"

파탄잘리는 부드럽게 미소 지으며 설명을 이어갔다.
"좋은 질문이네, 맹부여. 탐욕과 혐오는 자아의식과 깊은 연관이 있다네.

탐욕(*raga*)은 감각적 즐거움에 대한 집착에서 비롯된다네. 이는 무지에서 출발한 자아의식이 자신을 더 빛나게 하고자 하는 욕망을 키우면서 형성되지. 예를 들어, 맛있는 음식을 먹거나 칭찬을 받을 때, 우리는 그 경험을 반복하고자 한다네. 이러한 집착은 일시적인 만족감을 넘어, 더 많은 것을 얻고자 하는 끝없는 욕망으로 이어지지.

혐오(*dvesa*)는 탐욕이 좌절되었을 때 나타나는 부정적인 반응이라네. 우리가 원하던 것을 얻지 못하거나, 싫어하는 상황에 직면했을 때, 그 반발심이 혐오로 나타난다네. 혐오는 주로 타인이나 외부 대상을 향하지만, 결국 자신의 마음과 몸을 먼저 파괴한다네. 이는 마치 양날의 칼과 같아서, 대상을 해치려 하지만 동시에 자신에게도 깊은 상처를 남긴다네."

맹부는 탐욕과 혐오의 설명에 깊이 공감하며 질문을 이어갔다.
"삶에 대한 애착(*abhinivesah*)이란 무엇인가요? 그것도 탐욕과 연결된 것입니까?"

파탄잘리는 잠시 말을 멈추고, 더 깊은 목소리로 답했다.
"삶에 대한 애착은 다른 오염원과는 조금 다른 차원의 집착이라네. 이는 물질적 자아의식이 영원히 지속되길 바라는 마음으로, 가장 근원적인 집착 중 하나지.

삶에 대한 애착은 심지어 수행의 높은 경지에 이른 현자들에게조차 나타날 수 있다네. 왜냐하면 이 애착은 생명 그 자체가 가진 본능적인 불안에서 비롯되기 때문이지. 예를 들어, 죽음에 대한 두려움은 단순히 신체적인 본능에 머무르지 않고, 깊은 무의식 속에서 삶에 대한 강한 애착으로 나타난다네.

그러나 이 애착은 수행과 깨달음을 통해 초월할 수 있다네. 우리가 삶과 죽음을 초월한 본질적 실재, 즉 순수 의식(*Purusha*)의 본질을 이해할 때, 애착에서 벗어나 진정한 자유와 평화를 경험할 수 있다네."

맹부는 깊이 생각에 잠기며 말했다.
"자아의식에서 비롯된 탐욕, 혐오, 그리고 삶에 대한 애착이 우리의 삶과 수행을 얼마나 강하게 제한하는지 이제야 이해할 수 있을 것 같습니다. 그 모든 것이 무지에서 출발한 것이군요."

파탄잘리는 미소를 지으며 대답했다.
"그렇다네, 맹부여. 무지는 모든 오염원의 뿌리이지. 그러나 무지가 강력한 만큼, 그것을 인식하고 극복하려는 노력은 우리를 더 큰 지혜와 자유로 이끈다네.

탐욕과 혐오, 삶에 대한 애착을 초월하기 위해서는 명상과 자기 성찰, 그리고 아쉬탕가 요가와 같은 체계적인 수행이 필요하다네. 이를 통해 우리는 무지에서 비롯된 모든 오염원을 식별하고, 점차 그 영향을 줄여나갈 수 있을 것이네."

맹부는 감사의 뜻을 표하며 말했다.
"가르침에 깊이 감사드립니다, 파탄잘리 님. 이제 제 수행의 방향이 훨씬 명확해졌습니다. 저는 오염원을 하나씩 극복하며, 무지에서 벗어나 진정한 자유로 나아가겠습니다."

파탄잘리는 따뜻한 눈빛으로 고개를 끄덕이며 말했다.

"그리하라, 맹부여. 너의 여정은 이미 시작되었으며, 그 길 위에서 탐구와 수행은 너를 결코 배신하지 않을 것이네. 네가 가는 길에 평온과 깨달음이 가득하길."

**[번뇌 극복 방법-아쉬탕가 요가]**

맹부는 깊은 생각에 잠긴 듯 질문을 던졌다.
"파탄잘리 님, 정신적 오염원을 극복하기 위해 명상과 자기 성찰, 그리고 아쉬탕가 요가와 같은 체계적인 수행을 권하셨습니다. 이와 관련하여 조금 더 상세히 설명해 주실 수 있을까요?"

파탄잘리는 부드러운 미소를 띠며 대답했다.
"좋은 질문이네, 맹부여. 오염원(*klesha*)을 극복하고 고통에서 벗어나기 위해서는 체계적이고 꾸준한 노력이 필요하다네.

고통을 일으키는 번뇌(*klesha*)의 활동은 명상(*dhyana*)을 통해 멈출 수 있다네. 명상을 실천하면 마음을 고요하게 만들고, 산란한 마음의 움직임(*citta vrtti*)을 점차 멈추게 하지. 명상을 통해 우리는 내면에서 일어나는 혼란을 관찰하고, 그것의 뿌리를 이해하며, 궁극적으로 그것을 초월할 수 있다네.

또한, 번뇌를 극복하려면 올바른 인식(*pramana*)이 활성화되어야 한다네. 올바른 인식은 우리가 순수정신(*Purusha*)과 물질정신(*Prakriti*)을 명확히 구별할 수 있도록 도와주지. 이 깨달음의 상태를 나는 식별지(*viveka-khyati*)라고 부르네.

식별지가 발현되면, 우리는 모든 오염원의 근원인 무지(*avidya*)를 식별하게 되고, 그로 인해 마음의 활동이 자연스럽게 멈추며 내면의 고요가 찾아온다네. 이 과정은 단순한 지적 이해를 넘어 수행을 통해 직접 체험되는 깨달음이지."

맹부는 고개를 끄덕이며 물었다.
"말씀하신 식별지와 명상을 체계적으로 실천할 방법이 '아쉬탕가 요가'이지요?"

파탄잘리는 확신에 찬 목소리로 말했다.
"그렇다네, 맹부여. 내가 《요가수트라》에서 제시한 '아쉬탕가 요가(*Ashtanga Yoga*)'가 바로 그것이네. 아쉬탕가 요가는 여덟 단계로 이루어진 수련 체계로, 번뇌를 약화시키고 마음의 고요와 깨달음에 이르는 길을 안내한다네. 이 체계는 다음과 같이 구성되어 있지.

첫 번째 구성요소는 야마(*Yama*)부터 시작하여 니야마(*Niyama*), 아사나(*Asana*), 프라나야마(*Pranayama*), 프라티아하라(*Pratyahara*), 다라나(*Dharana*), 디야나(*Dhyana*), 삼야마(*Samādhi*)까지 여덟 가지지.

이 여덟 단계는 서로 긴밀히 연결되어 있으며, 수행자가 번뇌를 극복하고 깨달음에 도달하는 체계적인 길을 제공한다네."

맹부는 깊이 공감하며 말했다.
"파탄잘리 님, 말씀을 듣고 보니 아쉬탕가 요가가 단순한 신체 훈련이 아니라, 내면의 정화와 깨달음을 위한 완전한 체계임을 이해할 수 있을 것 같습니다. 제가 어디에서부터 시작해야 할지 조언을 부탁드립니다."

파탄잘리는 잠시 느리게 생각에 잠기더니, 차분한 목소리로 대답을 이어갔다.
"맹부여, 좋은 질문이네. 그러나 이번 아쉬탕가 요가의 구조에 대해서는 일반적인 순서를 따르지 않는 접근이 필요하다네. 왜냐하면 이 수련법은 단순히 정해진 단계를 따르는 것이 아니라, 삶을 온전히 성찰하고 입체적으로 이해하기 위한 방법이기 때문이지.

대부분의 사람들은 순서를 논할 때, 처음에 강조하거나, 중간에 의미를 부여하거나, 마지막에 힘을 실으려는 경향이 있네. 하지만 아쉬탕가 요가는 이러한 선형적 틀을 넘어선다네. 이것은 우리의 삶과 마찬가지로, 단일한 선형 구조가 아니라 여러 가지가 상호작용하며 하나의 온전한 전체를 이루는 수련 체계라네.

예를 들어, 사람마다 각기 다른 의도, 욕구, 가치가 있을 수 있지 않은가? 누군가는 윤리적 규범인 야마(*Yama*)에서 출발할 수도 있고, 또 누군가는 신체적 균형을 위해 아사나(*Asana*)에서 시작할 수도 있다네. 이 모든 것은 개인의 삶과 필요에 따라 달라질 수 있지."

맹부는 흥미를 느끼며 물었다.
"그렇다면, 파탄잘리 님, 아쉬탕가 요가를 처음 시작할 때는 어떻게 접근해야 합니까?"

파탄잘리는 부드럽게 미소 지으며 말했다.
"처음에는 단순히 이 체계를 순서대로 읽고, 각각의 가지가 무엇을 의미하는지 학습하라네. 그런 다음, 스스로에게 질문을 던져 보게. '나는 이 중 어떤 가지에 자연스럽게 마음이 끌리는가?' '어떤 부분이 나의 삶과 수행에 가장 필요한가?' 이렇게 자신의 삶과 수련 의도를 탐구하다 보면, 어느 순간 그대는 자연스럽게 자신에게 맞는 출발점을 찾게 될 것이네.

수련을 이어가며, 하나의 가지에서 출발해 다른 가지로 확장해 보게. 그렇게 하다 보면 정화가 이루어지고, 올바른 인식(*pramana*)도 점차 형성될 것이네. 또한, 이러한 과정을 통해 자신의 카르마(*Karma*)와 삼스카라(*Saṁskāra*)를 관찰하며 이해하는 기회가 될 것이라네."

맹부는 고개를 끄덕이며 물었다.
"그렇다면, 아쉬탕가 요가에서 정해진 순서가 아예 없는 것입니까?"

파탄잘리는 확신에 찬 목소리로 말했다.
"순서가 없는 것은 아니네. 그러나 그 순서는 이론적으로 이해하고, 실제로는 각자의 삶에 투영하며 발견해야 한다네.

예를 들어, 한 수행자는 윤리적 규범인 야마에서 출발하여 자신의 행동을 점검할 수 있고, 다른 수행자는 신체를 단련하는 아사나부터 시작하여 자신의 몸과 마음의 균형을 찾을 수 있다네. 어떤 이는 디야나(*Dhyana*)나 프라나야마(*Pranayama*)와 같은 명상적 요소에서 출발하여 내면의 고요를 먼저 경험할 수도 있지.

중요한 것은 각자의 삶과 필요에 맞게 이 체계를 자신의 것으로 만들어가는 과정이라네. 그렇게 하다 보면, 아쉬탕가 요가는 단순한 이론이 아니라, 그대의 삶 속에서 살아 숨 쉬는 수행 체계가 될 것이네."

맹부는 깊이 감사하며 말했다.
"파탄잘리 님, 이제야 아쉬탕가 요가가 단순한 단계적 수련이 아니라, 나의 삶에 맞게 유연하고 입체적으로 접근해야 한다는 것을 알겠습니다. 이 방법을 따라 저만의 길을 찾아가겠습니다."

**〈야마와 니야마, 그리고 계율 실천법〉**

맹부는 파탄잘리의 대답에 깊이 공감하며 차를 한 모금 마신 뒤, 아쉬탕가 요가의 구성 요소들에 대해 질문을 이어갔다.
"파탄잘리 님, 아쉬탕가 요가에서 첫 번째와 두 번째 요소인 야마(*Yama*)와 니야마(*Niyama*)에 대해 설명해 주실 수 있습니까?"

파탄잘리는 부드럽게 고개를 끄덕이며 말했다.
"물론이지, 맹부여."

야마(*Yama*)는 다섯 가지 사회적 계율로, 아힘사(*Ahimsa*, 불살생), 사트야(*Satya*, 진실), 아스테야(*Asteya*, 불투도), 아파리그라하(*Aparigraha*, 무소유), 브라마차르야(*Brahmacharya*, 금욕) 등으로 인간관계와 외부 세계와의 조화를 위한 원칙이라네.

니야마(*Niyama*)는 다섯 가지 개인적 계율로, 사우차(*Sauca*, 청정), 산토샤(*Santosa*, 만족), 타파스(*Tapas*, 고행), 스바디야야(*Svadhyaya*, 자기 학습), 이스바라 프라니다나(*Isvara-pranidhana*, 헌신) 등으로 자기 관리와 내면의 정화를 위한 원칙이라고 하며, 이렇게 열 가지의 조목을 갖추고 있다네."

맹부는 고개를 끄덕이며 다시 물었다.
"계율은 듣기에는 간단하지만, 무지로 가득한 중생이 실천하기에는 지극히 어렵습니다. 파탄잘리님, 이 10가지 계율을 어떻게 하면 조금이라도 실천에 옮길 수 있을까요?"

파탄잘리는 잠시 미소를 지으며 대답했다.
"맹부여, 그대의 말이 맞다네. 계율은 듣기에는 쉬워 보이지만, 실제로 실천하려 하면 많은 어려움이 다가오지. 그래서 나는 천천히, 점진적으로 실천할 것을 권한다네.

가장 먼저는 외워라는 것일세, 10가지 계율을 먼저 학습하고 외워두게. 둘째, 실천이 어려울 경우, 반대의 것(*pratipaksa bhavanam*)을 떠올려보면 실행할 수 있는 좋은 실마리가 제공될 것이라네. 예를 들어, 살생하려는 마음이 들 때는 생명을 보호하는 마음을 떠올리고, 탐욕이나 분노가 생길 때는 그것들이 가져올 고통과 부정적인 결과를 상상해 보게. 이렇게 마음속에서 반대되는 생각을 떠올리는 명상(2.23, *pratipaksa bhavanam*)을 통해 계율을 지키는 연습을 할 수 있다네. 이 과정은 행위와 마음의 조화를 이루도록 도울 것이네."

맹부는 여전히 궁금한 듯 물었다.
"암기하라는 조언이 조금 뜻밖입니다."

파탄잘리는 살짝 미소 지으며 말했다.
"맹부여, 실천이 어렵더라도 먼저 계율을 외우는 학습부터 시작하라네.

실천하지 못하더라도 계율을 외워두면, 최소한 자신의 행위가 계율에서 얼마나 벗어나는지를 스스로 알아차릴 수 있지. 이렇게 반복적으로 자신의 잘못을 알아차리다 보면, 마음속에 괴로움이 쌓이게 된다네. 그 괴로움이 커지면 결국 계율에서 벗어난 행위를 멈추게 될 걸세. 왜냐하면 자신이 느끼는 괴로움이 잘못된 행위에서 비롯되었다는 것을 깨닫게 되기 때문이지.

하지만 학습하지 않으면 잘못된 행위를 알 수 없고, 모르기 때문에 같은 실수를 반복하게 된다네. 이런 상태에서는 잘못된 행위의 결과가 쌓여 결국 고통과 과보로 이어질 뿐이라네. 그러니 계율을 외우는 학습이야말로 계율 실천의 첫걸음이자 가장 중요한 단계라네. 그리고 암기와 이해는 의미론적으로 동의어라는 것을 알고 있다면, 암기하여 놓는 것이 계율을 이해하는 것이고, 이해된 것은 실천할 때 보다 쉽게 적용되는 것이라네. 그러니 안되면 먼저 외워놓으라고 할 수밖에"

맹부는 계율의 효과에 대해 묻기 시작했다.
"아하! 그렇군요. 잘 알겠습니다. 지혜로운 설명 감사드립니다."

맹부는 깊은 감사의 뜻을 표하며 말했다.
"파탄잘리 님, 귀한 가르침에 깊이 감사드립니다. 이 계율을 학습하고 실천하며 제 삶과 수행을 정화하겠습니다."

파탄잘리는 미소를 지으며 말했다.
"그리하라, 맹부여. 꾸준히 학습하고 실천하다 보면, 네 삶에서 계율이 자연스레 빛나고, 그것이 곧 깨달음으로 이끄는 길이 될 것이네. 네가 가는 길 위에 평화와 지혜가 함께하기를."

**〈아사나의 본질과 현대적 의미〉**

맹부는 미소를 띠며 물었다.
"파탄잘리 님, 현대인들이 특히 관심을 많이 가지는 아사나(*Asana*)에 대해 말씀해 주실 수 있습니까?"

파탄잘리는 부드러운 미소와 함께 대답했다.
"좋은 질문이네, 맹부여. 아사나란 신체와 마음의 균형을 잡아주는 수행으로, 단순히 신체적인 자세를 넘어서지.

《요가수트라》에서 나는 아사나를 '견고(*sthira*)하고 안락(*sukham*)한 상태'로 정의했네. 하지만 이는 단순히 신체적 안정만을 의미하지 않는다네. 아사나는 '부드럽고 따뜻한 정진(*prayatna-saithilya*)'과 '무한한 것에 대한 몰입(*ananta-samapatti*)'을 통해 완성될 수 있다네. 이 두 가지는 신체의 긴장을 풀고, 마음을 무한한 가능성에 개방함으로써 신체적 · 정신적 고통에서 벗어나도록 돕는다네.

아사나는 신체적 자세일 뿐만 아니라, 내적 안정과 조화를 이루는 중요한 수단이라네. 수행자를 신체적 부상, 질병, 심리적 동요 등 삶의 이원성에서 비롯된 다양한 고통으로부터 보호해 주지. 더 나아가, 아사나는 명상과 삼매로 나아가는 문을 여는 필수적인 기반을 제공한다네."

맹부는 고개를 끄덕이며 말했다.
"그렇다면, 파탄잘리 님, 현대의 많은 수행자들이 아사나를 단순한 자세로만 이해하고 있는 것은 잘못된 접근이겠군요?"

파탄잘리는 잠시 생각에 잠기며 답했다.
"그렇다네, 맹부여. 많은 수행자들이 아사나를 그저 '견고하고 안락한 자세'로만 기억하고 있다네. 그러나 그것은 나의 아사나 설명을 절반만 이해한 결과라네.

아사나는 신체적 안정과 함께 내면의 균형, 마음의 고요함, 그리고 삶과 조화를 이루는 깊은 철학적 가치를 담고 있다네. 이것이야말로 아사나의 본질이지. 단순한 자세 수행을 넘어, 신체와 마음의 통합을 통해 내적 평온을 추구하는 것이 중요하다네. 나는 이 깊은 철학적 의미가 현대의 수행자들에게도 제대로 전달되길 바란다네."

맹부는 고개를 끄덕이며 흥미로운 듯 질문을 이어갔다.
"파탄잘리 님, 현대는 뇌-신경과학이 발달하여 운동이 뇌의 가소성이나 정서 이완에 긍정적인 영향을 미친다는 연구 결과들이 많이 나오고 있습니다.

그런 측면에서 '부드럽고 따뜻한 정진'과 '무한한 것에 대한 몰입'이라는 파탄잘리 님의 말씀이 뇌-신경학적 접근법에서도 유용한 개념이 될 수 있을 것 같습니다.

또한, 아사나가 단순히 자세를 넘어서 심신 통합을 이루는 수행이라는 설명도 현대 과학과 연결하여 매우 중요한 가치를 지닌다고 생각합니다. 감사합니다, 파탄잘리 님."

파탄잘리는 깊이 공감하며 미소를 지었다.
"맹부여, 그대의 말이 옳다네. 현대 과학이 요가의 수행을 더욱 명확히 설명하고, 그 가치를 입증해 줄 수 있다면, 그것은 요가 수행의 본질을 현대인들에게 더욱 쉽게 전달하는 데 큰 도움이 될 것이라네. 요가 수행이 현대인들에게도 더 많은 영감과 도움을 주길 바란다네. 네가 이 가치를 더 많은 이들에게 전할 수 있다면, 그것만으로도 요가의 정신이 빛을 발할 것이네."

맹부는 깊은 감사의 뜻을 표하며 말했다.
“말씀 감사합니다, 파탄잘리 님. 저는 현대인들에게 아사나의 본질과 가치가 단순한 운동 이상의 의미를 지니고 있음을 전하기 위해 노력하겠습니다.”

파탄잘리는 따뜻한 눈빛으로 맹부를 바라보았다.

**〈프라나야마〉**

맹부는 차를 한 모금 마시고 고요한 마음으로 질문을 이어갔다.
“파탄잘리 님, 현대인들은 호흡을 매우 신비롭게 여깁니다. 그렇다면, 호흡 멈춤이란 정확히 무엇인가요?”

파탄잘리는 미소를 지으며 대답했다.
“좋은 질문이네, 맹부여. ‘프라나야마(*Pranayama*)’란, 문자적 의미로는 ‘호흡이 길어진다.’는 의미라는 것은 맹부도 잘 알 것이라고 믿네. 그런 의미에서 아사나를 통해 수행자의 몸이 건강하고 안정된 상태에서, 심리적 이원성을 벗어나 무한한 것에 몰입했을 때 이런 호흡의 길어지는 현상은 자연스럽게 이루어진다네.

일반적으로 설명하는 프라나야마를 호흡 멈춤이라고 설명을 한다는 것은, 들숨과 날숨의 움직임이 점차 길어져서 그 길이가 일반적인 상식의 흐름을 넘어선 시간을 가질 때, 일반적으로 멈추었다고 말하는 것과 같다네. 흐름의 감각을 잃고 멈추었다고 여겨지는 상태를 말한다네. 하지만 이 상태는 억지로 이루어지는 것이 아니라, 몸과 마음의 미세한 동요가 완전히 사라질 때 자연스럽게 찾아오지.

따라서 프라나야마는 올바른 아사나 수련과 깊은 관련이 있다네. 아사나를 통해 신체가 안정되고 고요한 상태를 이루지 못한다면, 호흡 멈춤의 경지에 이르기는 어렵다네.

그런데, 현대에서도 여전히 이를 신비롭게 여기는 이들이 많다니 흥미로운 일이군. 맹부여, 당신이 사는 시대에는 이미 과학적으로 많은 부분이 밝혀졌을 텐데, 왜 아직도 신비로움으로 남아 있는 것인지 알 수가 없군 그래."

맹부는 고개를 끄덕이며 웃음을 머금고 말했다.
"예, 여전히 신비롭게 여기는 이들이 제법 많습니다. 그렇다면, 어떻게 하면 호흡 멈춤의 경지에 이를 수 있습니까?"

파탄잘리는 깊은 목소리로 대답했다.
"모든 배움과 수련의 핵심은 호기심과 꾸준함이라네. 호흡 멈춤의 길로 나아가고자 하는 수행자는 먼저 자신의 호흡에 대해 관심과 호기심을 가져야 하네. 이를 바탕으로 꾸준히 관찰하고, 선배 수행자들의 조언을 학습하는 것도 중요하다네.

하지만 주의하야 할 몇 가지가 있지. 다음과 같은 태도로는 호흡 멈춤의 길에 진전을 이루기 어렵다네.

첫째로 삼매라는 어떤 상태에 대한 강한 욕구만으로 호흡을 관찰하는 경우이고, 둘째로는 기계적인 마음 자세로 호흡을 바라보는 경우가 될 것이네. 셋째로는 맹목적인 믿음에만 의지하는 경우가 될 것이네.

호흡에 호기심을 갖고 주도적으로 관찰하다 보면, 들숨과 날숨의 처음, 중간, 끝을 알아차릴 수 있게 된다네. 또한, 들숨과 날숨이 교환되는 순간의 짧은 멈춤도 발견하게 되지.

이 과정에서 수행자는 호흡이 수련의 공간이나 수련자의 몸의 공간 상태, 수련하는 시간대나 수련할 수 있는 시간의 정도, 수련하는 장소의 환경, 수련자의 심리 상태에 따라 미세하게 변화하는 것을 관찰하게 될 걸세. 이런 조건의 변화를 섬세하게 관찰하는 연습을 계속하면, 자연스럽게 호흡이 길어지면서 언젠가는 멈추었다고 여겨지는 경지에 들어설 수 있을 것이네. 길어졌다가, 멈추어진 것처럼 여겨지는 것이 프라나야마의 궁극의 모습이라네."

맹부가 듣고 있다가 살짝 웃으면서 말한다.
"아하! 프라나의 아야마라는 아저씨 개그를 말하시는군요."

파탄잘리께서 이해할 수 없다는 얼굴로
"아저씨 개그는 무엇인가?"

맹부가 말하길
"프라나의 아야마가 프라나야마라고 하셨잖아요. 프라나, 즉 숨이 아야마, 즉 길어지다. 프라나야마는 숨이 길어지는 것이다.라는 어투가 한국의 아저씨 개그스럽다는 저 혼자만의 말이었는데. 그것을 듣고 묻는군요, 당혹스럽습니다."

파탄잘리도 잠시 의도하지 않는 머쓱 거림을 표현하였다.

잠시 어설픈 침묵을 보낸 맹부는 호흡의 과학적 측면에 대해 질문을 던졌다.
"현대 뇌과학에서는 호흡 수련의 효과를 신경, 호르몬, 그리고 근막에서의 파동으로 설명하려고 합니다. 이런 물리적 설명에 대해 어떻게 생각하십니까?"

파탄잘리는 잠시 생각에 잠기더니 답했다.
"내가 살던 시대에는 그러한 뇌과학적 정보가 없었기 때문에, 그런 설명이 필요하지도, 요구되지도 않았네. 그러나 현대와 같이 과학적 증명이 가능하다면, 수행자들에게 감각적으로 이해할 수 있는 구체적인 설명을 제공하는 것도 도움이 될 것이네.

우리 선배들이 소마(*Soma*)라는 약초를 이용해 초보자들에게 삼매의 경험을 돕던 것처럼, 현대의 과학적 도구도 수행을 돕는 보조 수단이 될 수 있다네. 다만,

그것이 본질을 흐리게 하거나, 수행의 중심을 잊게 만드는 일이 없도록 주의해야 하네."

맹부는 궁금한 듯 물었다.
"파탄잘리 님, 아까 말씀 중에 나왔던 소마(*Soma*)란 무엇입니까? 현대인들이 말하는 소매틱스(*Somatics*)의 '소마'와는 다른 것인가요?"

파탄잘리는 잠시 생각에 잠기더니 부드럽게 답했다.
"좋은 질문이네, 맹부여.

소마(*Soma*)는 내가 살던 시대에 신성한 음료로 여겨졌던 물질이라네. 이것은 고대 인도에서 의식이나 제사를 통해 신들과 교감하기 위해 사용되었지.

『리그베다(*Rigveda*)』에서도 소마는 중요한 역할을 하며, 신들을 기쁘게 하고 수행자에게 영감을 주는 것으로 묘사되었네. 신화적인 관점에서는 소마를 불멸의 음료로 여겼으며, 삼매(*Samadhi*)나 깊은 내적 체험을 돕는 상징적인 수단으로 사용되었지.

그러나 소마는 단순히 물질적 음료로만 이해되어서는 안 된다네. 그것은 심리적, 영적 체험을 상징적으로 표현한 것일 수도 있지. 수행자가 내적 평화와 고양된 상태를 경험하는 것을 소마의 작용으로 비유하기도 했으니까."

파탄잘리는 말을 잠시 멈추고 맹부를 바라보며 덧붙였다.
"반면, 현대의 소매틱스(*Somatics*)에서 말하는 '소마'는 다른 맥락이라네. 소마라는 단어는 고대 그리스어에서 유래했으며, 몸(*body*)을 뜻하지. 소매틱스는 신체의 움직임, 감각, 그리고 그에 대한 인식을 통해 몸과 마음을 통합하려는 접근법이라네.

즉, 고대 인도의 소마는 신성한 음료나 영적 체험을 상징하지만, 현대의 소매틱스는 신체와 정신의 연결을 통해 자기 인식을 높이고, 신체적 · 정신적 건강을 증진하려는 실천이라네. 둘 다 몸과 정신, 그리고 내적 체험에 초점을 두지만, 표현과 사용 방식은 시대와 맥락에 따라 크게 다르지."

맹부는 고개를 끄덕이며 말했다.
"그렇다면 소마라는 단어는 시대와 문화에 따라 다르게 해석되고 사용되었군요. 고대 인도의 소마는 수행자들에게 영적 체험을 열어주는 상징적인 수단이었고, 현대의 소매틱스는 몸과 마음을 통합하는 실천 방법이라... 매우 흥미롭습니다. 그렇다면, 소마라는 개념을 현대적인 수행과 연결하여 활용할 수 있을까요?"

파탄잘리는 미소를 지으며 말했다.
"물론이지, 맹부여. 고대의 소마가 수행자의 내적 체험을 상징했다면, 현대의 소매틱스는 신체와 마음의 연결을 통한 내적 자각을 돕는다네.

수행자는 자신의 몸과 마음을 정밀히 관찰하고, 신체 감각과 움직임을 통해 현재에 집중할 수 있다네. 이런 과정은 삼매로 가는 길에서도 중요한 역할을 하지. 현대적인 소매틱스 접근법을 활용한다면, 고대의 소마가 상징했던 내적 평화와 통찰의 경험을 새로운 방식으로 재해석할 수 있을 걸세."

맹부는 깊이 감사하며 말했다.
"파탄잘리 님, 말씀을 듣고 보니 고대의 소마와 현대의 소매틱스가 각기 다른 방식으로 몸과 마음의 조화를 추구하고 있음을 이해하게 되었습니다. 저는 이 두 접근법을 연결하여 제 수행에 적용해 보겠습니다. 귀한 가르침에 깊이 감사드립니다."

파탄잘리는 따뜻한 미소를 지으며 말했다.

맹부는 또 다른 호흡에 대해 질문을 이어갔다.
"그렇다면, 신비주의 전통에서 말하는 네 번째 호흡(*Caturthah*)이란 무엇인가요?"

파탄잘리는 부드러운 미소를 띠며 대답했다.
"네 번째 호흡은 호흡이 완전히 멈추는 상태를 말한다네. 이 상태에 도달하던, 마음의 활동이 감소하며, 지혜의 빛(*ksiyate*)이 드러나기 시작하지. 또한, 마음은 주의 집중(*Dharana*)을 이루기에 적합한 상태가 된다네.

네 번째 호흡은 자연스럽게 찾아오는 것이지. 그것을 억지로 이루려고 하면 오히려 장애가 될 뿐이라네. 이 상태는 수행자가 깊은 내적 고요와 하나 됨을 경험하는 순간에 자연스럽게 다가오는 것이니, 조급한 마음으로 이를 추구하지 말게. 호흡의 본질은 조화를 이루는 것이며, 네 번째 호흡은 그 조화가 극에 달했을 때 스스로 드러나는 법이라네."

맹부는 고개를 끄덕이며 감사의 뜻을 전했다.
"파탄잘리 님, 호흡에 대한 깊은 통찰을 주셔서 감사합니다. 말씀을 들으며, 제가 그동안 호흡을 단순히 물리적 작용으로만 이해하려 했던 것을 반성하게 되었습니다. 이 깨달음을 바탕으로 더 깊이 탐구하고, 제 수행에 정성을 기울이겠습니다."

파탄잘리는 따뜻한 미소를 지으며 말했다.
"맹부여, 호흡은 단순한 공기의 움직임이 아니라, 내면의 조화와 깨달음으로 가는 문이지. 그대가 호흡을 통해 더 깊은 고요와 지혜를 발견하길 바란다네. 네가 가는 길에 평화와 빛이 함께하기를."

〈프라티아하라〉

호흡에 대한 질문이 끝나자, 맹부는 새로운 주제로 대화를 이어갔다.
"파탄잘리 님, 그렇다면 프라티아하라(*Pratyahara*)란 무엇입니까?"

파탄잘리는 차분한 목소리로 대답을 시작했다.
"그렇지 이제 그 프라티아하라로 가세, 맹부여.

프라티아하라란 감각기관의 활동 방향을 외부에서 내면으로 돌리는 것을 의미한다네. 감각기관은 생존을 위해 외부 세계를 관찰하고 경계하도록 발달했지. 그러나 감각기관이 외부 대상에만 에너지를 집중하게 되면, 내면을 관찰할 여유와 능력을 잃게 된다네.

예를 들어, 외부 적을 경계하는 특수 감각기관이 과도하게 활동하면, 내면의 균형을 유지하는 고유수용감각과 내부수용감각이 소홀해질 수 있지. 이러한 상태가 지속되면 수행자는 '나는 누구인가'라는 근원적인 내적 질문을 잃어버리게 된다네.

프라티아하라는 이러한 감각기관의 활동 균형을 되찾아, 내면으로 에너지를 돌림으로써 자신을 깊이 탐구할 수 있도록 돕는 수련이라네. 이는 요가와 명상 수행에서 매우 중요한 단계이지. 외부의 자극에 의해 끌려 다니는 상태를 멈추고, 자신을 향한 깊은 통찰과 내적 평화를 이루는 과정이기 때문이지."

맹부는 고개를 끄덕이며 프라티아하라의 중요성을 이해하는 듯 말했다.
"말씀을 듣고 보니, 감각의 방향을 내면으로 돌리는 일이 얼마나 중요한지 알 것 같습니다. 요가 수행에서 내면 탐구가 왜 필수적인지 깊이 이해되었습니다."

맹부는 고개를 끄덕이며 프라티아하라의 중요성을 이해하는 듯 말했다.

"말씀을 듣고 보니, 감각의 방향을 내면으로 돌리는 일이 얼마나 중요한지 알 것 같습니다. 요가 수행에서 내면 탐구가 왜 필수적인지 깊이 이해되었습니다."

맹부는 잠시 생각에 잠긴 뒤 다시 질문을 던졌다.
"그런데 파탄잘리 님, 한 가지 의문이 생깁니다. 감각의 방향을 내면으로 돌리는 것이 아사나에서도 이미 실현되고, 프라나야마에서도 프라티아하라 상태를 경험할 수 있지 않습니까? 그렇다면 왜 프라티아하라를 아사나 앞이 아니라, 프라나야마 뒤에 배치하셨습니까?"

파탄잘리는 박장대소를 하며 말했다.
"하하하, 맹부여! 이 얼마나 신박한 질문인가! 정말 훌륭한 통찰이네.

사실, 내가 《요가수트라》를 쓸 때도 이 문제에 대해 많은 고민을 했다네. 수행의 각 단계는 서로 밀접하게 연결되어 있어서, 이를 명확히 구분하고 설명하는 것이 쉽지 않았다네. 아사나나 프라나야마에서도 이미 감각을 내면으로 돌리는 경험이 이루어지지. 하지만, 언어의 한계라는 것이 있지 않은가? 입체적이고 복잡한 수행의 상황을 평면적으로 설명하려다 보니, 프라티아하라를 독립된 단계로 설정하고, 적절한 위치를 고민할 수밖에 없었다네."

맹부는 고개를 끄덕이며 질문을 이어갔다.
"그렇다면, 프라티아하라를 프라나야마와 다라나 사이에 배치한 특별한 이유가 있으신가요?"

파탄잘리는 진지한 표정으로 답변을 이어갔다.
"그렇다네. 나는 프라티아하라를 수행의 전환점으로 설정했네.

아사나와 프라나야마는 신체와 호흡의 조화를 통해 내적 고요를 준비하는 단계라네. 이 두 단계는 수행자가 신체와 에너지 수준에서 안정과 균형을 이루도록 돕지. 하지만 프라티아하라는 신체적 움직임을 넘어, 마음의 움직임을 경계로 내면 탐구의 본질적인 경계를 설정하는 중요한 역할을 한다네.

또한, 수행의 단계는 외부 호흡과 내부 호흡의 구분을 떠올려 보면 더 쉽게 이해할 수 있다네. 예를 들어, 외부 호흡은 코에서 폐까지의 과정이며, 내부 호흡은 폐에서 세포까지의 미세한 과정이라네.

이와 마찬가지로, 아사나와 프라나야마는 바이랑가 수련(*Bahiranga Sadhana*), 즉 외부 세계와의 연결을 다루는 수련이라 할 수 있지. 신체와 호흡을 통해 안정과 고요를 준비하는 단계라네.

그러나 프라티아하라를 경계로, 다라나(*Dharana*)부터는 안따랑가 수련(*Antaranga Sadhana*), 즉 내면의 세계를 탐구하는 수련으로 전환된다네. 이 단계에서는 감각기관을 내면으로 돌리고, 마음의 움직임을 세밀하게 관찰하며, 궁극적으로 삼매(SAMADHI)에 도달하기 위한 깊은 집중과 명상이 시작되지.

프라티아하라는 바로 이 전환을 가능하게 하는 다리와 같은 역할을 하며, 외부와 내부 수련을 이어주는 연결고리라네. 따라서 나는 프라나야마와 다라나 사이에 프라티아하라를 배치하여, 외부에서 내부로의 자연스러운 흐름을 설계했다네."

맹부는 깊은 감명을 받은 듯 말했다.
"파탄잘리 님, 외부 호흡과 내부 호흡의 비유를 활용한 설명이 매우 명확하고 인상적입니다. 아사나와 프라나야마가 외부에서 내부로 들어가는 문을 열어주는 수련이라면, 프라티아하라는 그 문턱을 넘는 과정이라는 말씀이군요. 바이랑가와 안따랑가로 수련을 구분한 것이 얼마나 정교하고 지혜로운 구성인지 이제야 완전히 이해할 수 있을 것 같습니다."

파탄잘리는 미소를 지으며 말했다.

"그리하라, 맹부여. 요가의 체계는 단순한 수련의 나열이 아니라, 수행자가 점진적으로 깊은 내적 탐구로 나아갈 수 있도록 정교하게 설계된 길이라네. 네가 이 체계를 잘 이해하고 실천에 옮긴다면, 내면의 고요와 깨달음에 이를 수 있을 것이네. 네가 가는 길에 평화와 지혜가 가득하기를."

**〈편집에 대한 질문〉**

맹부는 이어서 《요가수트라》의 편집에 대해 궁금한 듯 물었다.
"파탄잘리 님, 《요가수트라》 제2장 '실천(*Sadhana*)' 편이 아쉬탕가 요가의 모든 내용을 다루지 않았음에도 불구하고 하나의 단락을 마무리합니다. 이는 후대 학자들의 실수인가요, 아니면 특별한 편집 의도가 있으신가요?"

파탄잘리는 미소를 지으며 답했다.
"맹부여, 훌륭한 질문이네. 《요가수트라》의 2장은 '실천(*Sadhana*)'에 초점을 맞춘 편이지. 그러나 아쉬탕가 요가의 명상(*Dhyana*)과 삼매(*Samadhi*)는 너무나 깊고 중요한 내용을 담고 있기에, 이를 3장으로 옮겨 별도로 다루었네.

내가 살던 시대의 편집 방식은 지금과는 달랐기에, 이러한 구성을 이상하게 여기지 않았지. 당시에는 논리적 연결성을 추구하기보다는, 주제의 중요도와 깊이에 따라 내용을 나누는 방식이 더 자연스러웠다네.

그러나 그대가 사는 시대는 서양의 논리와 편집 방식을 많이 따르다 보니, 나의 편집 방식을 낯설게 느낄 수 있을 걸세. 중요한 것은 이러한 형식의 차이가 본질을 흐리지 않도록 이해하는 것이지. 나의 시대와 문화적 차이를 존중하며 요가의 본질을 탐구해 주길 바라네."

맹부는 고개를 끄덕이며 공감했다.
"말씀을 듣고 보니, 형식의 차이가 본질을 해치지 않는다는 점을 이해하게 되었습니다. 《요가수트라》의 편집 방식이 그 당시의 문화와 사고방식을 반영한 것임을 깨닫게 되니, 이제 이 구성을 더 잘 받아들일 수 있을 것 같습니다."

파탄잘리는 따뜻하게 미소 지으며 대답했다.
"그리하라, 맹부여. 본질을 이해하고 형식의 차이를 존중하는 것은 요가의 철학뿐만 아니라 삶의 모든 영역에서 중요한 태도라네. 네가 가는 길 위에 지혜와 고요가 함께하길."

이렇게 맹부와 파탄잘리의 두 번째 날의 대화는 깊어가는 밤과 함께 마무리되었다. 아쉬탕가 요가와 《요가수트라》의 편집 의도를 논하며 이어진 그들의 대화는, 요가의 수련 체계와 철학적 통찰을 서로에게 깊이 전달하며 끝을 맺었다.

밤이 깊어질수록 대화는 점점 고요해졌고, 마지막 순간에는 말보다 서로의 침묵이 모든 것을 말해주는 듯했다.

파탄잘리는 미소를 띠며 말했다.
"맹부여, 오늘 대화는 나에게도 큰 의미가 있었다네. 요가는 단순히 개인의 수련이 아니라, 이렇게 서로의 지혜를 나누며 성장할 수 있는 길이기도 하지. 이제 밤이 늦었으니 푹 쉬시고, 내일 새로운 하루를 함께 준비하시게나."

맹부는 고개를 숙이며 감사의 뜻을 표했다.
"파탄잘리 님, 오늘도 정말 귀한 시간을 주셔서 감사합니다. 내일도 다시 함께 배울 수 있기를 기대하겠습니다. 좋은 밤 되시길 바랍니다."

그날 밤, 별빛 아래에서 두 사람은 각자의 자리에서 깊은 평화 속에 잠들었다.

# 3. 셋째 날

다음날 아침, 어스름한 새벽빛이 공간을 채울 무렵, 맹부와 파탄잘리는 함께 명상에 들었다. 부드러운 새소리와 함께하는 고요한 명상은 두 사람의 몸과 마음을 한결 차분하게 만들어 주었다.

명상이 끝난 후, 파탄잘리는 온화한 눈빛으로 맹부를 바라보며 말했다.
"맹부여, 오늘은 어제보다 더 맑고 차분한 아침이군. 명상 속에서 무엇을 느끼셨는지 궁금하네."

맹부는 잠시 생각에 잠긴 듯하다가 미소를 띠며 답했다.
"파탄잘리 님, 오늘 명상은 정말 특별했습니다. 어제 나누었던 대화가 떠오르며, 제 안에서 무언가 더 깊어지는 느낌이 들었습니다. 그저 감사한 마음이 가득합니다. 오늘도 배움의 시간이 기대됩니다."

파탄잘리는 고개를 끄덕이며 말했다.
"그렇다면 오늘은 어제 못다 한 명상 이야기를 시작해 보지."

그리하여 새로운 하루의 대화가 시작되었다. 맹부와 파탄잘리는 고요 속에서 명상과 초능력과 요가의 연관성을 탐구하며 대화를 이어갔다.

**〈다라나, 디야나, 사마디 그리고 삼야마〉**

맹부가 질문을 시작했다.

"파탄잘리 님, 어제의 대화를 이어가겠습니다. 주의 모음(*Dharana*)이란 무엇인가요?"

파탄잘리는 차를 한 모금 마시며 말했다.
"좋지요. 어제의 대화를 이어가 보세나. 주의 모음(*Dharana*)이란 하나의 대상에 마음의 주의를 집중시키는 것을 말한다네. 모든 마음 활동에서 인식이 의미를 가지려면 주의력이 반드시 필요하다네. 주의력이 없는 인식은 대상을 포착하지 못하고, 그렇게 되면 인식의 연속성도 사라져 버리지. 이는 마치 의식 없이 단절된 상태와 같아, 삶의 활력을 잃은 식물인간처럼 되지.

주의는 대단히 중요한 인식 능력의 출발이라네. 주의는 대개 두 가지 경우에 빛을 발하지. 하나는 대상에 대한 호기심이 있을 때이고, 다른 하나는 대상이 자신에게 의미를 가질 때라네. 예를 들어, 한국 시인 김춘수의 '꽃'이라는 시에서 '이름을 불러주었을 때 비로소 꽃이 되었다'는 말이 있지 않은가. 주의가 대상을 포착하면, 그 대상은 비로소 의미를 가지게 된다네."

맹부는 고개를 끄덕이며 질문을 이어갔다.
"그렇다면 명상(*Dhyana*)이란 무엇인가요?"

파탄잘리는 부드럽게 답했다.
"명상(*Dhyana*)이란 주의력이 대상을 포착한 뒤, 그 대상을 지속적으로 인식하는 상태를 의미한다네. 대상이 의미를 가지려면 단지 주의를 포착하는 것만으로는 부족하지. 주의가 지속적으로 대상을 붙잡고 있어야만, 그 대상의 의미를 완전히 이해할 수 있다네.

다시 말해, 명상은 '마음이 오직 하나의 대상에 지속적으로 머무는 상태'라네. 불교에서는 이를 '선(禪)'이라고 부르기도 하지. 주의 모음(*Dharana*)이 시작점이라면, 명상(*Dhyana*)은 주의의 흐름이 끊기지 않고 지속되는 상태라 할 수 있지."

맹부는 질문을 이어갔다.
"파탄잘리 님, 1장에서 언급된 위따까(*Vitarka*)와 위짜라(*Vicara*), 그리고 다라나(*Dharana*)와 디야나(*Dhyana*)의 개념이 서로 연결되어 있지만, 차이가 미묘하게 느껴집니다. 이 네 가지의 공통점과 차이를 더 명확히 이해할 수 있을까요?"

파탄잘리는 따뜻한 미소와 함께 대답했다.
"훌륭한 질문이네, 맹부여. 이 네 가지는 수행 과정에서 서로 긴밀히 연결되어 있지만, 각각의 적용 범위와 대상에 따라 역할이 다르다네. 이를 더 쉽게 이해할 수 있도록 설명해 보겠네.

공통점은 다음과 같이 말할 수 있겠네.
위따까와 다라나는 모두 '주의의 초점 맞추기'라는 기능을 가지고 있다네. 이는 마음이 대상과 연결되기 위한 첫 단계를 의미하지.
반면, 위짜라와 디야나는 '대상에 대한 지속적 탐구와 몰입'이라는 공통된 특성을 공유한다네.

차이점은 말이야, 작용하는 대상에서 차이가 있다네.
위따까와 위짜라는 심리 활동의 최소 단위에서 작용한다네. 이는 마음의 세밀한 움직임과 기초적인 심리 활동을 설명하지. 예를 들어, 호흡이나 특정 생각을 포착하고 탐구하는 초기 단계가 여기에 해당한다네.

다라나와 디야나는 마음의 입체적이고 거시적인 활동에서 작용한다네. 이는 마음 전체가 특정 대상에 초점을 맞추고, 지속적으로 머무르며 몰입하는 과정을 의미하지. 이 두 단계는 수행의 심화된 상태에서 다루어지며, 위따까와 위짜라가 마음의 세부적인 작용을 설명한다면, 다라나와 디야나는 수행의 큰 흐름에서 마음이 어떻게 움직이는지를 설명한다네.
마치 경제학에서 미시경제학이 개별 소비자와 기업의 선택을 다루고, 거시경제학이 전체 경제의 흐름과 구조를 설명하듯이, 위따까와 위짜라는 마음의 미세한 움직임을, 다라나와 디야나는 마음의 전체적인 집중과 몰입을 설명한다고 보면 된다네."

맹부는 고개를 끄덕이며 질문을 이어갔다.
"그렇다면, 위따까와 다라나, 그리고 위짜라와 디야나는 어떻게 연결되어 있습니까?"

파탄잘리는 미소를 띠며 대답을 이어갔다.
"위따까는 다라나의 기초가 되고, 위짜라는 디야나의 기초가 된다네.

위따까와 다라나를 먼저 이야기하여 보세. 위따까는 마음이 대상을 처음으로 포착하는 초기 움직임이라네. 예를 들어, 호흡을 관찰하기로 마음먹고, '나는 지금 숨을 들이쉬고 있다'고 알아차리는 것이 위따까의 작용이지. 다라나는 이 포착된 대상을 고정시키고, 마음 전체가 그 대상에 집중하도록 이끄는 단계라네.

위짜라와 디야나라는 말이지. 위짜라는 위따까가 포착한 대상을 더 깊이 탐구하고 분석하는 과정이라네. 예를 들어, 호흡의 길이, 깊이, 속도 등을 세밀히 탐구하며 마음의 관찰을 세밀화하는 것이 위짜라지. 디야나는 이 탐구가 심화되어, 마음이 대상에 완전히 몰입하고 대상을 지속적으로 유지하는 상태라네. 디야나에서는 대상과 마음이 하나로 융합되는 경험이 이루어진다네."

파탄잘리는 덧붙였다.
"이 네 가지 요소는 수행의 서로 다른 단계에서 역할을 하며, 마음의 작용을 세밀하게 이해하고 조절하는 데 필수적이라네. 위따까와 위짜라는 초보적인 마음의 작용에서 시작하지만, 다라나와 디야나로 이어지며 수행의 심화된 상태를 이끌어 가지.
맹부여, 이 과정을 이해하고 실천한다면, 그대는 마음의 움직임을 정밀하게 다룰 수 있는 수행자가 될 수 있을 걸세."

맹부는 깊이 공감하며 말했다.
"말씀 감사합니다, 파탄잘리님. 이제야 이 네 가지의 역할과 차이를 명확히 이해할 수 있을 것 같습니다. 이 가르침을 바탕으로 저의 수행을 더 깊이 있게 이어가겠습니다."

파탄잘리는 따뜻한 미소로 말했다.
"좋다, 맹부여. 수행은 마음의 작용을 이해하고 다루는 과정이니라. 네가 가는 길에 끊임없는 호기심과 고요함이 함께하기를."

**〈삼매(*Samadhi*)와 심야마(*Samyama*)〉**

맹부는 진지한 표정으로 물었다.
"파탄잘리 님, 삼매(*Samadhi*)란 무엇입니까?"

파탄잘리는 차분히 답하며 설명을 시작했다.
"삼매란 명상(*Dhyana*)이 충분히 지속된 상태에서 자기와 대상 사이의 경계가 완전히 사라지는 것을 말한다네. 이 상태에서는 오직 순수한 인식 기능만이 활동하고, 자아의식은 존재하지 않는다네.

원래 인식 자체는 자아라는 개념을 만들어 내지 않지. 하지만 어느 순간, 인식이 자신을 하나의 주체로 오인하면서 자아의식이 등장하지. 삼매란 이런 자아의식이 완전히 사라지고, '행위는 있지만, 행위자는 없는 상태'로 들어가는 것이네.

이 상태는 《요가수트라》 1장 41절에서도 다루고 있다네. 삼매는 마음이 거울처럼 맑아져, 대상이 있는 그대로 비치고, 그와 하나가 되는 상태를 설명하지. 꼭 참고해 보게나."

맹부는 고개를 끄덕이며 질문을 이어갔다.
"그렇다면 심야마(*Samyama*)란 무엇입니까?"

파탄잘리는 미소를 지으며 답했다.
"삼야마(*Samyama*)란 '주의 모음(*Dharana*), 명상(*Dhyana*), 삼매(*Samadhi*)'를 하나로 묶은 수련의 통합적 상태라네. 이 세 가지는 각각 독립적으로 설명될 수 있지만, 실제 수행에서는 매우 밀접하게 결합되어 있다네.

쉽게 이해할 수 있도록 비유를 들어 보겠네.

종소리가 나는 과정을 떠올려 보게. 막대기가 종에 부딪히는 순간은 주의 모음(*Dharana*)에 해당한다네. 소리가 울려 퍼지고 지속되는 과정은 명상(*Dhyana*)이고, 종소리에 주의를 기울이다가 자신이 듣고 있다는 사실조차 잊고, 소리와 하나가 되는 상태가 바로 삼매(*Samadhi*)라네.

또 다른 비유로, 남녀의 만남을 들어볼 수 있겠지. 서로 만나 대화를 나누며 관심을 가지는 과정이 주의 모음(*Dharana*)이고, 손을 잡고 포옹하며 감정적으로 연결되는 것이 명상(*Dhyana*)이며, 결혼을 통해 삶의 모든 시간과 공간을 공유하며 하나가 되는 것이 바로 삼매(*Samadhi*)에 해당한다네.

이처럼 삼야마란 이 세 가지 과정을 통합하여, 수행자가 대상과 완전한 연결과 융합을 이루는 수련이라네."

맹부는 미소를 띠며 말했다.
"좋은 비유이네요, 파탄잘리 님. 그렇다면 삼야마를 얻기 위해서는 어떤 마음가짐이 필요합니까?"
파탄잘리는 진지한 표정으로 대답했다.
"삼야마를 얻기 위해서는 몇 가지 중요한 마음가짐이 필요하다네.

첫째로 자신의 목적을 분명히 해야 한다네. 이 길은 쉽지 않은 여정이지. 긴 시간을 투자할 인내와 섬세한 노력이 필요하며, 만약 자신의 목적이 명확하지 않다면 중도에 포기하게 될 가능성이 크다네.

둘째로 용기라네. 수행의 길은 외롭고, 시행착오도 많다네. 두려움이 많다면 직접 경험을 통해 지혜를 쌓기가 어렵지. 용감한 자만이 스승과 방법을 만나며 길을 열어갈 수 있네.

셋째, 분별력이 필요하지. 올바른 분별력 말일쎄. 사이비를 구분할 수 있는 판단력과, 추론을 통해 자신의 경험을 보완할 수 있는 지적 능력이 필요하지. 수행자는 단순히 흘러가는 대로 따라가서는 안 된다네. 각 단계에서 신중히 판단하고 올바른 방향으로 나아가야 하네."

맹부는 고개를 끄덕이며 질문을 이어갔다.
"그렇다면, 삼야마를 얻는 과정에서 수행자는 어떤 경험을 하며 성장하게 됩니까?"

파탄잘리는 잠시 생각에 잠긴 뒤 말했다.
"맹부여, 삼야마를 얻는 과정은 단순하지 않다네. 수행자는 여러 장애물을 마주하게 되며, 그중 가장 큰 장애물은 무지(*Avidya*)라네.

무지는 수행자의 길에 놓인 수많은 함정의 근원이지. 무지로부터 비롯된 습관, 선입견, 그리고 감각적 욕망은 끊임없이 수행자의 길을 방해하네. 수행자는 이 함정에 빠지고, 다시 빠져나오는 경험을 수없이 반복하게 될 걸세.

그러나 이러한 과정을 통해 수행자는 자신을 더 깊이 이해하게 된다네. 함정에서 빠져나올 때다다 자신의 약점을 깨닫고, 그것을 극복하며 한 단계씩 성장하지.

이 과정에서 중요한 것은 호기심, 인내, 용기, 그리고 지혜를 키우는 것이라네. 장애물은 수행자의 길을 막는 것이 아니라, 그 길에서 배우고 성장하게 하는 스승이라네. 이런 어려움을 극복하며 수행자는 자신만의 깨달음으로 나아갈 수 있을 걸세."

맹부는 다시 아쉬탕가 요가의 수행 방식에 대해 질문을 던졌다.
"파탄잘리 님, 아쉬탕가 요가를 수행할 때 순서는 어떻게 되는 것입니까? 계율부터 시작해야 합니까?"

파탄잘리는 미소를 지으며 말했다.
"맹부여, 난 맹부가 아쉬탕가 요가 초반부에서 이런 비슷한 질문을 했던 것을 기억하네. 그때도 '어디에서부터 시작해야 합니까?'라고 물었지 않았나. 이제 다시 같은 질문을 하다니, 수행자의 진지함이 느껴져 기쁘기 그지없네.

좋다, 다시 한번 대답해 주겠네.

아쉬탕가 요가는 언어적 한계로 인해 수행의 요소들을 순서대로 나열했지만, 이는 설명의 편의를 위한 것이지 절대적인 순서를 의미하지 않는다네. 실제 수행에서는 정해진 시작점이 있는 것이 아니라, 수행자의 상황, 의도, 그리고 내면적 필요에 따라 각 요소를 선택하고 수련해야 한다네.

예를 들어, 어떤 이는 야마에서 시작할 것이고, 또 다른 이는 아사나에서 출발할 수도 있다네. 중요한 것은 각 요소가 서로 긴밀히 연결되어 있으며, 하나의 요소를 수련하면 자연스럽게 다른 요소로 이어지는 흐름을 이해하는 것이지.

수행의 핵심은 자신을 관찰하고, 자신의 내적 상태와 필요를 인지하며, 필요한 곳에서 시작하는 것이라네. "

파탄잘리는 잠시 말을 멈추고, 따뜻한 미소를 지으며 덧붙였다.
"맹부여, 수행의 길에는 정해진 틀이 없다네. 중요한 것은 각 단계에서 자신의 내면을 관찰하고, 필요에 따라 수련의 초점을 맞추는 것이지. 거기에 수련자는 선배 수행자들의 삶에서 배우고, 그들의 조언을 참고하며, 자신의 직접 경험을 통해 깨달음을 얻어야 한다네. 그리고 선배의 조언과 자신의 경험을 바탕으로 올바른 추론을 통해 각 요소를 조화롭게 쌓아갈 때, 아쉬탕가 요가의 완성에 가까워질 것이네. 이처럼, 아쉬탕가 요가는 단순히 나열된 과정이 아니라, 삶 전체를 통합하고 탐구하는 길이라네. 그대의 수행이 그러한 길로 이어지기를 기원하네."

맹부는 고개를 끄덕이며 새로운 질문을 이어갔다.
"그 말씀을 듣고 보니, 수행 과정에 대한 붓다의 가르침이 떠오릅니다. 불교의 〈전법륜경〉에서 언급된 삼전십이행(三轉十二行)도 수행 과정에 대한 통찰을 주지 않습니까? 파탄잘리 님께서도 이를 참고하셨습니까?"

파탄잘리는 기뻐하며 대답했다.
"그렇다네, 맹부여. 붓다의 가르침에서 나 또한 많은 영감을 얻었네. 삼전십이행은 수행 과정을 단계적으로 이해하는 데 큰 도움을 주지.

세 번을 반복하면서 고집멸도라는 4성제를 체득하는 수행원리란?
첫째, 진리를 이해하는 단계라 한다네. 진리에 대한 지적 이해를 시작으로, 고통의 원인과 해탈의 가능성을 깨닫는 것을 포함한다네.
둘째는 진리를 실천하여 고통의 원인을 제거하는 단계이지. 무지와 번뇌를 끊어내는 과정이지.
셋째로는 진리를 완전히 체득하고 깨달음을 얻는 단계를 말한다네. 이는 수행의 결실로 삼매와 해탈에 이르는 것을 뜻하지.

4성제를 3회전하면서 수행을 한다고 하여 3전 12행(十二行)이라 이름 붙였지. 예를 들어, 고(苦)에 대한 이해, 고를 제거하려는 실천, 고를 완전히 초월한 체득과 같은 방식으로 진행된다네. 집에 대한, 멸에 대한, 도에 대한 방식으로 적용을 하는 것이지.

이 과정은 아쉬탕가 요가와도 일맥상통한다네. 아쉬탕가 요가 역시 각 요소를 이해하고, 실천하며, 체득해 나가는 과정을 통해 완성되기 때문이지."

맹부는 깊은 감명을 받은 듯 말했다.
"파탄잘리 님, 삼전십이행과 아쉬탕가 요가의 연결을 통해 수행의 본질을 더 깊이 이해할 수 있었습니다. 이제부터는 제 상황에 맞는 요소를 선택하고, 점진적으로 완성을 향해 나아가겠습니다. 가르침에 깊이 감사드립니다."

맹부의 질문은 수행의 이득으로 이어진다.
"삼야마를 경험하면 어떤 이득을 얻을 수 있습니까?"

파탄잘리는 차분하면서도 친절하게 답변한다.
"삼야마를 자유롭게 익히면 요가가 완성된다네. 요가가 완성될 때, 마음의 활동이 멈추고 순수정신의 본연인 지혜의 빛(*prajna lokah*)이 나타난다네. 이는 수행자가 탐진치에서 벗어나, 명료하고 깨달음에 가까운 상태에 도달했음을 의미하지."

맹부의 질문이 이어진다.
"아쉬탕가 요가보다 더 깊은 명상이나 삼매 단계가 있을 수 있습니까?"

파탄잘리는 다음과 같이 응답한다.
"아쉬탕가 요가 이후에도 더 깊은 명상과 삼매 단계가 있을 수 있다네. 이와 관련하여 비니요가(*viniyogah*)라는 단어에 주목해야 한다네. 비니요가는 각 단계가 마치 계단처럼 작용하여, 점진적으로 더 깊은 상태로 나아감을 의미하지.
특히, 아쉬탕가 요가의 마지막 세 가지 요소인 다라나(*Dharana*), 디야나

(*Dhyana*), 삼매(*Samadhi*)는 앞의 다섯 가지 요소와 구분되며, 내면의 방법(*antaranga*)으로 불린다네. 이를 '안따랑가 요가'라고도 한다네.
이 삼야마(*Samyama*)는 더 깊은 명상 상태로 들어가기 위한 일종의 마중물이라 할 수 있다네. 그런 마중물로 설명될 때는 외적인 대상을 다루는 방법으로, 이를 바이랑가 요가(*bahirangam*)라 한다네. 하지만 무종삼매(無種三昧)의 단계에 이르면 더 이상 외적 대상에 의존하지 않게 되지."

맹부의 질문은 멈추지 않았다.
"파탄잘리 님, 말씀하신 안따랑가(*antaranga*)와 바이랑가(*bahiranga*)의 '안과 밖'은 어떻게 나뉘는 것입니까? 완전히 다른 것인가요?"

파탄잘리는 부드럽게 미소를 지으며 답변을 이어갔다.
"좋은 질문이네, 맹부여. 사실 '안과 밖'이라는 구분은 어디까지나 개념적 구분에 불과하다네. 이는 《요가수트라》 1장 8절에서 언급된 '개념의 오류(*viparyaya*)'와도 연결된다네. 개념은 우리가 상황에 따라 기준을 정하는 방식에 따라 달라지는 상대적인 것이라네.

예를 들어, 한 개인의 마음을 기준으로 본다면, 선한 마음은 '안'이고, 불선한 마음은 '밖'으로 여겨질 수 있지. 또, 가족을 기준으로 한다면, 나의 가족은 '안'이고, 타인의 가족은 '밖'으로 구분될 것이야.

이처럼 안과 밖은 고정된 실체가 아니라, 기준과 관점에 따라 유동적으로 변하는 개념적 구분일 뿐이지. 중국의 모택동 주석이 말한 '모순론'도 이러한 개념적 구분과 상호 관계를 잘 설명하네. 서로 대립적으로 보이는 두 개념은 사실 서로를 필요로 하며, 때로는 경계가 흐려지기도 한다네."

파탄잘리는 잠시 멈추고 차분히 덧붙였다.
"맹부여, 조금 전 내가 설명한 프라티아하라(*Pratyahara*)의 비유를 떠올려 보게. 외부 호흡은 코에서 폐로 이어지는 '밖'의 호흡이고, 내부 호흡은 폐에서 세포로 연결되는 '안'의 호흡이라네. 이처럼 호흡의 흐름은 '안과 밖'을 오가며 우리 삶과 연결되지.

프라티아하라는 감각 기관이 외부 대상에만 집중하던 방향을 내면으로 돌리며, 마음의 고요를 찾는 중요한 전환점이라네. 이 역시 '안과 밖'의 구분을 사용하는 것이지만, 본질적으로는 한 생명체 안에서 이루어지는 통합의 과정일 뿐이네.

따라서 안따랑가와 바이랑가의 구분도 이와 비슷하다네. 바이랑가 요가(*bahiranga yoga*)는 외부적 요소를 다루는 단계이고, 안따랑가 요가(*antaranga yoga*)는 내면의 고요와 통합을 다루는 단계라네. 그러나 이 두 가지는 별개의 것이 아니라, 같은 수행의 흐름 속에 서로 연결된 한 부분이라네. 그 경계는 수행자의 시선과 관점에 따라 다르게 느껴질 뿐이지."

맹부는 고개를 끄덕이며 미소 지었다.
"파탄잘리 님, 말씀을 듣고 보니 안과 밖의 구분이 고정된 것이 아니라는 점이 이해되었습니다. 모든 것은 결국 연결되어 있으며, 수행의 깊이에 따라 그 구분이 무의미해질 수도 있다는 것을 깨달았습니다. 감사합니다."

**[삼매와 이익-인식의 계발]**

맹부의 질문이 더 깊어진다.
"파탄잘리 님, 삼매를 경험하면 어떤 변화가 생깁니까?"

파탄잘리의 답변도 따라서 깊어진다.
"삼매란 의식이 본연의 상태를 경험하는 것을 말한다네. 일반적인 자아의식은 자신을 독립된 개체로 오인하며 작동하지. 그러나 삼매를 통해 수행자가 아쉬탕가 요가의 안따랑가 요가(*antaranga yoga*)를 실천하면, 의식의 본질을 깨닫게 된다네.
이를 비유하자면, 파도가 자신을 단순한 물방울로 착각하다가, 사실은 광활한 바다의 일부라는 것을 깨닫는 것과 같지. 삼매는 이러한 자아의식을 초월해 의식 본연의 상태를 회복하게 하는 경지라네."

맹부는 지치지 않고 묻는다.
"삼매에도 종류가 있습니까?"

파탄잘리 역시 만만치 않는 자세로 답한다.
"그렇다네. 삼매는 경험의 깊이와 넓이에 따라 구분할 수 있다네. 마치 학생이 초등, 중등, 고등 단계를 거치듯이, 삼매도 숙련도와 집중의 강도에 따라 여러 단계로 나뉘지.

또한, 물을 비유하자면, 저수지, 시냇가, 강, 바다처럼 같은 물이지만 깊이와 크기가 다르듯, 삼매도 수행자의 상태에 따라 그 깊이와 넓이가 다르다네. 이러한 차이는 수행의 목표와 개인의 내적 성장에 따라 자연스럽게 나타난다네."

이어지는 맹부의 질문이다.
"삼매를 경험하면 얻게 되는 이익은 무엇인가요?"

파탄잘리의 답변한다.
"삼매를 통해 수행자는 인식의 밝기와 맑기를 얻는다네. 이 과정에서 다음과 같은 변화가 일어난다고 할 수 있지.

처음은 섬세한 심리 작용의 인식이라네. 감춰져 있던 감정과 심리적 구조를 명확히 볼 수 있게 된다네. 자신의 내면에 대한 이해가 깊어지며, 불필요한 집착에서 벗어나게 되지.

그다음으로는 마음 활동의 고요함이 경험된다네. 아마도 처음으로 이렇게 길게 마음의 동요를 멈추고, 고요한 상태를 자유롭게 유지할 수 있게 되었음을 알게 될 것이네. 이러한 평온함은 내면의 자유를 가져오지.

마지막으로 현상의 일어남에 대한 원인과 본질의 구별하는 눈이 생겨나지. 현재의 마음 상태가 물질적 원인에서 비롯된 것인지, 순수한 의식에서 비롯된 것인지 분별하는 능력이 생긴다네. 이는 수행자의 내적 통찰을 강화하며, 외적 조화로 이어지게 하지."

맹부는 묻는다.
"파탄잘리 님, 삼매의 이익에 대해 조금 더 알고 싶습니다. 삼매를 경험하기 전의 수행자와 삼매를 경험한 수행자의 인식에는 분명히 큰 차이가 있겠지요?"

파탄잘리는 미소를 지으며 대답했다.
"그렇다네, 맹부여. 삼매 이전의 수행자는 인식의 기초에서 머물러 있을 뿐이라네. 그들의 마음은 여전히 기본적인 작용인 위따까(*Vitarka*)와 위짜라(*Vicara*)의 능력에 의존하고 있지. 이는 현상의 표면만을 스치며, 마음의 작용과 움직임을 관찰하기보다는 그저 마음이 활동하는 대로 반응하게 되지.

그러나 삼매를 경험한 수행자는 다르다네. 그들은 마음의 작용을 하나하나 분명히 알아차릴 수 있게 되며, 마음이 움직이는 이유와 방식, 그리고 그 움직임이 만들어내는 결과까지도 선명히 이해할 수 있지. 삼매가 깊어질수록 이런 능력은 더욱더 정교해지고 확장된다네.

결국, 삼매는 마음의 활동을 관찰하는 힘뿐만 아니라, 마음 깊숙한 곳에 자리 잡고 있는 삼스카라(*Saṁskāra*)나 카르마(*Karma*)와 같은 내적 영향의 흔적까지도 꿰뚫어 볼 수 있는 능력을 준다네."

파탄잘리는 비유를 들어 설명을 이어갔다.
"비유하자면, 삼매 이전의 수행자는 마치 혼탁한 물속에서 헤엄치는 사람과 같다네. 물이 흐리고 진흙이 섞여 있어 그 속에 어떤 생물이 살고 있는지, 물속이 얼마나 깊은지 알 수가 없지. 하지만 삼매를 경험한 수행자는 그 물을 맑게 정화시켜, 물속의 모든 것을 선명하게 볼 수 있는 상태에 이르게 된다네.

이 맑아진 물속에서 수행자는 마음이라는 강의 흐름을 더 이상 두려워하거나 저항하지 않고, 그 흐름을 이해하고 활용할 수 있는 경지에 도달한다네. 삼매는 단순히 고요를 제공하는 것이 아니라, 이런 통찰력과 이해를 선물하지."

맹부는 깊이 고개를 끄덕이며 말했다.
"말씀을 듣고 보니, 삼매가 단순한 상태가 아니라, 인식의 깊이를 완전히 바꾸어 놓는 계기라는 것을 이해하게 됩니다. 마음의 작용을 관찰하고, 내적 흔적까지도 이해할 수 있다면, 그야말로 삶의 큰 변화를 맞이할 수 있겠군요."

파탄잘리는 따뜻한 미소를 지으며 말했다.
"그렇다네, 맹부여. 삼매는 단순한 목표가 아니라, 수행의 여정에서 점점 더 깊어지는 경험이자 변화를 가져오는 과정이라네. 이 여정 속에서 수행자는 자신의 내면을 새롭게 발견하고, 불필요한 마음의 흐름을 초월하며, 진정한 자유와 평온을 경험하게 될 것이네."

맹부의 질문은 여전히 이어졌다.
"파탄잘리 님, 그러면 삼매를 수행하면 물질 마음과 순수 마음의 차이를 구별할 수 있는 것인가요?"

파탄잘리는 부드럽게 미소 지으며 대답했다.
"그렇다네, 맹부여. 삼매를 수행하는 것은 바로 그런 차이를 알아차리기 위함이지. 그리고 삼매에 가까이 다가가는 수행만으로도 현상 세계의 출현에 관계하는 다양한 주변 조건들을 명확히 관찰할 수 있게 된다네. 그 정도의 깨달음에 도달하면, 나의 《요가수트라》에 나오는 샹키야 철학의 구조를 보다 명료하게 이해하게 될 것이기도 하지."

맹부는 호기심을 멈추지 않았다.
"그러면, 깊은 명상이나 삼매에 가까운 수행이 되기 전에는 샹키야 철학을 본질적으로 이해하기는 어려운가요?"

파탄잘리는 부드러운 미소를 지으며 대답했다.
"좋은 질문이네, 맹부여. 그리고 그 질문에는 이미 답이 담겨 있다네. 사실, 샹키야 철학의 깊은 개념들을 단순히 암기하는 것은 가능하다네. 하지만 의식이 충분히 명징하지 못한 상태에서는 그것을 현실적 삶에 창의적으로 적용하거나, 진정한 통찰로 연결하기가 매우 어렵지.

왜냐하면 샹키야 철학은 단순한 이론이 아니라, 삶의 본질을 꿰뚫고 수행과 연결된 실천적 철학이기 때문이라네. 의식이 명징하지 못한 수행자는 샹키야 철학의 용어를 이해하고 암기할 수 있을지는 몰라도, 그 의미를 깊이 체험하거나 그로부터 삶의 변화를 이끌어내는 데 한계를 느낄 수밖에 없네."

파탄잘리는 잠시 차를 한 모금 마시고, 말을 이어갔다.
"특히 샹키야 철학에서 중요한 개념들인 이원론, 결합(*samyoga*), 전변(*parinama*), 신통(*siddhi*), 업(*karma*), 그리고 카이발랴(*kaivalya*)와 같은 원리들은 단순한 지식으로 접근하기에는 매우 난해하다네.

이원론은 순수정신(푸루샤, *Purusha*)과 물질원형(프라크리티, *Prakriti*)의 구별과 관계를 설명하지만, 이를 경험으로 체득하지 못하면 그저 추상적인 분리로만 느껴지기 쉽지.

결합(*samyoga*)의 개념은 이원론과 연결되며, 순수정신과 물질이 어떻게 관계를 맺고 작용하는지를 나타낸다네. 이는 삶에서의 모든 경험을 설명하는 핵심이지만, 명확한 의식 없이는 이 결합이 고통을 낳는지, 해탈을 이끄는지 구분하기 어렵다네.

전변(*parinama*)은 마음과 세계의 고통과 해탈로 향하는 변화 과정을 다루며, 균형과 불균형, 무지에서 식별지로의 전환을 설명하지. 하지만 전변을 이해하려면 자신의 마음과 환경의 변화를 세밀히 관찰할 수 있어야 하지 않겠나.

신통(*siddhi*)은 수행의 깊은 단계에서 나타나는 특별한 능력을 뜻하지만, 이를 목적화하면 수행의 본질을 잃고 오히려 집착의 덫에 빠질 위험이 크지.

업(*karma*)과 카이발랴(*kaivalya*) 역시 마찬가지라네. 업은 행위의 씨앗과 결과의 관계를 설명하며, 카이발랴는 완전한 해탈을 뜻하지. 그러나 업의 작용을 체험적으로 이해하지 못하면, 단순히 인과론적 설명에 그칠 뿐이고, 카이발랴 역시 관념적으로만 느껴질 것이네."

파탄잘리는 잠시 말을 멈추고, 맹부를 따뜻하게 바라보며 덧붙였다.
"맹부여, 이런 깊은 개념들은 수행을 통해 경험적으로 접근해야만 그 진정한 의미를 알 수 있다네. 암기와 이론만으로는 단편적인 이해에 머물며, 삶의 문제를 해결하는 데 도움을 주지 못할 것이지. 하지만 명상이 깊어지고, 삼매를 통해 마음이 정화되면, 샹키야 철학의 이 개념들이 단순한 이론이 아니라, 삶의 문제를 해결하는 강력한 도구로 변모하게 된다네."

## [3종 전변(*Parinamah*)]

맹부는 자신의 부족함을 느꼈지만, 용기를 내어 질문을 이어갔다.

"파탄잘리 님, 삼야마를 얻은 수행자가 경험하는 3종 전변(*parinamah*)에 대해 설명해 주셨습니다. 그런데 왜 삼야마 이후에 일반적인 전변이 아닌 3종 전변을 설명하신 것입니까?"

파탄잘리는 미소를 지으며 차분히 대답했다.
"좋은 질문이네, 맹부여. 삼야마 이후의 수행자는 현상의 고통이 어디에서 비롯되었는지를 깨닫기 시작한다네. 그들은 이 고통이 이원 구조의 결합이 갖는 원래의 장점을 망각한 데서 비롯된다는 것을 알게 되지. 결합(*samyoga*)의 본래 목적은 조화와 통합을 이루는 데 있었지만, 무지(*avidya*)와 집착(*klesha*)에 의해 이 결합이 왜곡되면서 고통을 낳는 전변으로 흐르게 되었던 것이지.

이러한 삼야마를 통한 직관적 지혜를 얻은 수행자는 곧 결합의 원래 목적에 맞는 전변으로 돌아가는 흐름이 필요하다는 것을 깨닫게 된다네. 바로 이것이 삼야마 이후에 내가 3종 전변을 설명한 이유라네. 삼야마는 고통에서 벗어나 해탈로 나아가는 길을 열어주는 문이며, 이 문을 통해 수행자는 마음이 불균형에서 균형으로 돌아가는 흐름을 직접 경험하게 된다네. 이러한 흐름을 나는 3종 전변으로 설명했지. 이제 다시 한번 정리하여 말하겠네."

잠시 호흡을 가다듬은 파탄잘리는 말을 이어갔다.
"멈춤전변(*Nirodha Parinama*)이란? 마음 활동(*citta vrtti*)이 멈추는 과정이라네. 이는 마음이 외부 대상에 끌려가지 않고, 스스로 고요함과 안정감을 유지하는 상태이지. 마치 소란스러운 강물이 점차 잔잔해지며, 강바닥의 모든 것들이 선명하게 드러나는 상태와 같다네.

삼매전변(*Samadhi Parinama*)이란? 삼매의 상태가 지속되며, 마음이 대상을 왜곡 없이, 있는 그대로 바라보게 되는 경지라네. 이 전변은 마음이 진리와 하나가 되는 순간으로, 마치 맑은 거울이 사물을 있는 그대로 반사하는 것과 같지.

일심전변(*Ekagrata Parinama*)이란? 마음이 완전히 하나의 대상에 집중되고, 그 대상을 초월적 통찰로 꿰뚫는 상태라네. 모든 산만함과 분산된 에너지가 하나로 모여, 강렬하고 명료한 인식을 이루는 경지이지. 이는 흐르는 강물이 하나의 강력한 물줄기로 집중되는 모습과도 같지.

이 3종 전변은 단순한 설명이 아니라, 수행자가 고통을 낳는 전변의 흐름에서 벗어나 해탈로 나아가는 구체적인 방향성을 제시한다네. 따라서 삼야마 이후에 이를 설명한 이유는, 수행자들이 더 이상 일반적인 전변에 갇히지 않고, 균형과 조화를 회복하는 길로 나아갈 수 있도록 돕기 위함이라네."

맹부는 깊이 고개를 끄덕이며 말했다.
"이제야 3종 전변이 단순히 삼야마의 부가적인 설명이 아니라, 고통에서 해탈로 나아가는 핵심적인 방향성을 가진 변화라는 것을 이해하게 되었습니다. 말씀에 깊이 감사드립니다, 파탄잘리 님."

파탄잘리는 다뜻한 미소를 지으며 답했다.
"그렇다네, 맹부여. 삼야마와 3종 전변은 마음의 본질을 깨닫고, 그 본질을 해탈로 연결시키는 수행의 여정이라네. 이 여정 속에서 너는 마음과 삶의 본질을 더욱 깊이 이해하게 될 것이네. 끊임없이 탐구하고, 질문하며 나아가길 바라네."

이런 파탄잘리의 답변에 용기를 낸 맹부는 지속적인 질문을 한다.
"삼매의 직관과 그런 직관으로 전변의 역전된 발생 등은 어렵습니다. 이 모든 것을 단번에 이해하기는 어려운 듯합니다."

파탄잘리는 부드럽게 웃으며 대답했다.
"그럴 수 있다네, 맹부여. 요가와 철학을 단번에 이해하거나 성취할 수 있는 길이 아니지. 수련은 마치 물이 돌을 깎아내는 것처럼, 서서히 깊이를 더하며 경험과 통찰을 쌓아가는 과정이라네. 중요한 것은 포기하지 않고 계속 질문하고 탐구하는 태도라네. 그런 면에서 그대의 자세는 이미 훌륭하다고 할 수 있지."

**[삼매 증득 이후의 변화-식별지]**

맹부는 고개를 끄덕이며 말했다.
"말씀을 듣고 보니, 제가 너무 조급했던 것 같습니다. 그렇다면, 명상을 통해 삼매가 깊어지면 마음에는 어떤 변화가 일어나나요?"

파탄잘리는 차를 한 모금 마신 뒤, 차분히 설명을 이어갔다.
"삼매란 마음의 활동이 고요히 멈추고, 자신의 본래 모습을 인식하게 되는 상태라네. 그러나 첫 삼매 경험만으로 모든 것을 해결할 수는 없지. 마음은 오랜 세월에 걸쳐 축적된 복잡한 오염원(*klesah*)에 둘러싸여 있으니, 수련은 반복되고 점진적으로 심화되어야 한다네."

맹부는 조금 긴장한 듯 물었다.
"그렇다면 삼매를 반복하면 어떤 변화를 경험하게 됩니까?"

파탄잘리는 미소를 지으며 대답했다.
"삼매가 깊어질수록 수행자는 거칠고 어두운 인식에서 벗어나 섬세하고 투명한 인식으로 나아가게 된다네. 마치 흐린 거울을 닦아내어 맑고 선명한 반사를 얻게 되는 것과 같지. 삼매를 통해 인식이 밝아질 때, 식별지(*vivekakhyati*)가 열리게 되지."

맹부는 진지한 표정으로 귀를 기울였다.
"식별지가 열리면 세상을 어떻게 보게 됩니까?"

파탄잘리는 그의 눈을 바라보며 말했다.

"식별지가 깨어난 수행자는 세상이 얼마나 불완전한지, 그리고 그 불완전성의 근원이 어디에 있는지를 명확히 이해하게 된다네. 이는 삿뜨바(*Sattva*), 라자스(*Rajas*), 타마스(*Tamas*)라는 세 가지 속성의 불균형에서 비롯된 것이지. 식별지는 수행자로 하여금 이 속성들의 작용을 멈추고, 순수정신(*Purusha*)으로 돌아가는 길을 보여준다네."

맹부는 깊이 고개를 숙이며 말했다.
"삼매가 단순한 고요의 상태가 아니라, 인식의 깊이를 완전히 바꾸어 놓는 계기라는 것을 알게 되었습니다. 말씀을 듣고 보니, 제가 삼매와 식별지의 중요성을 더 잘 이해하게 된 것 같습니다."

파탄잘리는 따뜻한 미소를 지으며 대답했다.
"그렇다네, 맹부여. 삼매는 단지 목표가 아니라, 수행의 여정에서 점차 더 깊어지는 경험이고, 변화를 가져오는 과정이라네. 그 여정 속에서 그대는 자신의 내면을 새롭게 발견하고, 불필요한 마음의 흐름을 초월하며, 진정한 자유와 평온을 경험하게 될 것이네."

## [신비한 능력]

맹부의 질문은 멈추지 않았다.
"파탄잘리 님, 그러면 삼매를 얻으면 모두가 곧바로 식별지를 얻게 되는 것인가요?"

파탄잘리의 답변은 다음과 같았다.
"그렇지 않다네. 삼매에도 깊어지는 과정이 있으며, 이를 통해 점진적으로 식별지가 계발된다네. 삼매의 단계는 삼야마(*Samyama*), 즉 주의모음(*Dharana*), 명상(*Dhyana*), 삼매(*Samadhi*)를 실행하면서 점진적으로 깊이를 더해가는 과정이라네. 이 과정에서 수행자는 다양한 신비로운 능력들을 경험하게 된다네.

그 능력들은 먼저 몸의 감각기관에서 시작한다. 초인적 청각, 촉각, 시각, 미각, 후각과 같은 감각들이 부활하며, 직관적 인식 또한 발생한다네. 이는 모두 요가 수행이 몸과 마음의 정화 과정임을 보여주는 것이다.

정화된 몸에서는 감각기관이 있는 그대로를 인지할 수 있는 상태로 각성된다네. 이 감각적 정화가 마음의 활동을 관찰할 수 있는 인식 기능의 정화로 이어지며, 마침내 식별지(*Vivekakhyati*)가 계발되는 것이다."

맹부의 질문은 이어진다.
"파탄잘리 님, 붓다께서도 삼매를 성취한 뒤 신통을 경험했다고 고백하셨습니다. 다만, 붓다께서 언급하신 신통은 비교적 단순한 세 가지로 요약됩니다.
첫째, 과거를 거슬러 올라가 인지하는 숙명통,
둘째, 과거의 경험을 세밀하게 분석하고 미래의 괴로움까지 명확히 아는 천안통,
셋째, 괴로움이 어떻게 사라지는지를 아는 누진통입니다.

그런데 파탄잘리 님께서 언급하신 신통은 종류가 다양하고 방대합니다. 솔직히 말씀드리자면, 이를 들으면서 어린아이의 상상처럼 느껴지는 경우도 있었습니다. 제가 무례하게 여겨질까 염려되지만, 이것이 저의 솔직한 느낌입니다. 잘못된 것일까요?"

웃으면서 파탄잘리는 편안하게 답한다.
"허허, 그대가 그렇게 느낀다면 그 느낌은 분명 그대의 것이겠지. 모든 느낌은 개인적인 경험과 시대정신이 결합되어 형성되는 것이니, 무조건 잘못이라고는 할 수 없네.

내가 살던 시대의 수행과 그 결과에 대한 기대는 그대가 사는 시대와는 매우 다르

다네. 내가 설명한 신통들은 내가 살던 시대의 정신과 수행자들의 기대를 반영한 것이지. 이원론을 믿는 우리의 철학에서는 식별지를 얻기 위한 수련 과정에서, 삼매를 통해 세상에 대한 특별한 인식 능력이 발현된다고 여긴다네.
한편, 붓다는 세상의 괴로움을 해결하는 데 집중하셨기 때문에, 그의 신통 또한 괴로움을 분석하고 소멸시키는 데 초점이 맞추어졌을 것이야. 숙명통, 천안통, 누진통 같은 신통이 그러한 배경에서 나왔다는 점을 이해하면 된다네."

맹부가 곧장 다시 질문을 한다.
"그렇다면, 신통은 진리라기보다는 개인적 신념과 시대적 맥락에서 비롯된 경험이라는 말씀이신가요? 이 말씀은 저로선 상당히 충격적입니다."

역시 머뭇거리지 않고 파탄잘리가 답변한다.
"그렇게 느낄 수 있겠네. 내 대답은 이 신통들이 당시 시대정신의 영향을 받았다는 것이지. 특히 개인적인 경험과 지식 그리고 기억이 주는 영향도 적지 않을 것이네, 2000년 전 내 시대는 샤머니즘이나 토테미즘 같은 믿음 체계의 영향을 완전히 배제할 수 없었다네.

그대가 살아가는 그 시대에는 뇌과학이 발달했다고 하던데, 그러면 벌써 현상을 해석하는 지식이 다르지 않는가. 그렇게 자기 시대의 관점에서 보면, 내가 말한 신통은 다소 비현실적으로 보일 수도 있을 것이야. 하지만 중요한 점은, 삼매를 통해 감각기관을 조절하고, 내면으로 주의를 모으는 힘을 기르는 것이네. 이를 통해 마음의 힘이 강하고 명료하게 변형되는 것이다. 즉, 2000년 전에 인간의 심리와 내면에 대해 체계적인 연구와 노력의 산물이 존재했다는 점에 의미를 두길 바란다네."

맹부의 질문은 이어진다.
"우리는 모두 호모 사피엔스사피엔스라는 같은 종에서 기원한 사람들입니다. 그런데 불교와 힌두 전통에서 삼매와 신통에 대한 현상이 이렇게 다르게 나타나는 이유는 무엇일까요?"

파탄잘리의 답변도 이어진다.
"좋은 질문이네. 나는 이를 '의도'의 차이에서 비롯된 것으로 본다네. 붓다의 수행 의도는 괴로움의 소멸에 맞춰져 있었기 때문에, 신통 또한 괴로움의 원인을 분석하고 해결하는 데 초점이 맞추어졌지. 반면, 힌두 전통의 수행 의도는 우주의 근원적 진리와 신성에 대한 체험으로 향했기 때문에, 신통의 체험도 우주와 자연의 초능력을 경험하는 데 중점을 두게 되었다네.

결국 의도가 다르면 수행 과정에서 경험하는 현상과 그 설명 방식도 달라질 수밖에 없다는 것이지."

맹부의 질문은 멈추지 않고 끊임없이 이어진다.
"지금까지 신통은 주로 감각기관의 정화와 관련된 것들을 말씀하셨습니다. 그렇다면, 마음 활동을 알아차리는 신비한 능력은 무엇입니까?"

파탄잘리도 고수답다. 답을 하는데 머뭇거리지 않는다.
"감각기관의 신통한 능력은 마음 활동으로 그 영역을 확장한다네. 이 확장된 인식 기능은 감각기관의 활동을 완전히 조절할 수 있게 하고, 물질 원형에서 기인한 마음의 활동마저 멈추게 만든다네. 또한 이 과정에서 순수정신과 물질 마음의 차이를 아는 지혜(*Vivekakhyati*)가 발현되며, 이는 순수정신의 독존(*Kaivalya*)으로 이어지지."

맹부의 질문은 날카롭다.
"앞에서 몸에서 발생하는 마음과 순수한 관찰자인 정신은 다르다고 설명하셨습니다. 그런데 여기에서 신통이 순수정신을 아는 지혜로 이어진다고 하신 부분은 앞뒤가 맞지 않는 모순처럼 느껴집니다. 제가 잘못 이해한 것일까요?"

파탄잘리는
“허허, 그렇게 들렸는가? 그럼 1장 5절부터 내가 물질원형(***Prakriti***)의 의식에 대해 설명했던 것을 떠올려 보게나. 고통을 만드는 의식과 고통을 만들지 않는 의식으로 나누어 설명했었는데, 기억이 나는가?”

맹부의 대답한다.
“예, 그 설명은 기억하고 있습니다.”

파탄잘리가 말한다.
“좋다. 그렇다면 고통을 낳지 않는 의식 작용, 즉 올바른 인식(***Pramana***)을 떠올려 보게나. 올바른 인식이 깊어져 삼매에 도달하면, 세상과 자기의식을 있는 그대로 인식하게 된다는 설명을 내가 한 적이 있었지. 올바른 인식이 힘을 얻는다는 것은 무엇을 뜻하겠는가? 자신의 마음 활동을 멈추려는 수련이 더욱 적극적으로 이루어진다는 뜻일세. 그렇게 마음 활동을 멈추고자 하는 삶은 자연스럽게 이욕(***Vairagya***)의 삶이 될 것이네. 이욕의 삶을 실천하며 힘을 얻으면, 감추졌던 순수정신(***Drasta***)은 다시 관찰 기능을 회복하게 되지.”

이해가 일어난 맹부는
“아하! 이제 이해가 되었습니다. 제가 미숙한 질문을 드렸는데도 이렇게 친절히 답해 주셔서 감사합니다. 벌써 또 하루가 지났습니다. 오늘은 여기까지 하고 내일 하루 더 시간을 허락해 주시면 감사하겠습니다.”

파탄잘리께서 웃으며 답하였다.
“누추한 곳이지만, 그대가 원한다면 얼마든지 더 머물며 대화를 이어갈 수 있다네. 오늘도 긴 하루였을 테니 푹 쉬고, 내일은 더욱 깊은 이야기를 나누도록 하세.”

맹부는 고개를 숙이며 감사의 뜻을 전했다.

“파탄잘리 님, 정말 감사합니다. 오늘도 많은 것을 배웠습니다. 내일도 잘 부탁드립니다. 좋은 밤 되십시오.”

맹부는 침실로 향하며 깊은 생각에 잠겼다. 그는 오늘 나눈 이야기를 마음속에서 되새기며, 《요가수트라》의 의미를 더 깊이 이해하고자 했다.

# 4. 마지막 날

새벽빛이 들기 시작하며 새로운 날이 밝아왔다. 오늘은 이 여행의 마지막 날이었다. 맹부는 이곳에서 보낸 시간 동안 느낀 감사와 배움에 대한 책임감으로 마음이 가득 차 있었다.

파탄잘리와 함께 간단한 명상과 아침 의식을 마친 후, 맹부는 조용히 입을 열었다.
"파탄잘리 님, 이번 여행이 제게 얼마나 소중한 시간이었는지 말로 다 표현할 수 없습니다. 오늘은 마지막 질문이 될 것 같습니다. 제가 진정으로 알고 싶은 것은 해탈의 본질입니다. 그것이 제가 이 여행을 떠난 이유이기도 합니다."

파탄잘리는 고요하게 미소를 지으며 말했다.
"마지막 날이라니, 시간이 참 빠르군. 하지만 오늘 우리가 나눌 이야기가 그대가 찾던 답을 찾는 길이 되기를 바라네. 그럼 시작해 보세."

맹부의 질문이 시작되었다.
"파탄잘리 님, 《요가수트라》에서는 고통이 이어지는 원인의 시작으로 결합을 이야기합니다. 그 결과로 전변이 이어지고, 이는 식별지의 결핍, 업의 축적, 업의 저장고, 잠재적 경향성의 힘 등으로 드러난다고 하셨지요. 제가 볼 때는 이런 결합, 무지, 전변, 업, 삼스카라, 업의 저장, 업의 발현 등 무지에서 비롯된 고통을 인지하게 되는 조건들을 9가지로 정리하여 쉽게 《요가수트라》의 대강을 따라갈 것 같습니다. 번거롭지만, 이 부분을 다시 설명해 주실 수 있겠습니까?"
파탄잘리는 잠시 눈을 감고 생각에 잠긴 뒤, 천천히 말을 꺼냈다.

"종합적인 질문이구만, 좋은 질문이네, 맹부여. 그대의 깊은 이해를 위한 열망이 느껴져 기쁘구먼. 그대의 요청에 따라, 이 주제들을 간단히 정리하여 다시 설명해 보겠네."

결합(*Samyoga*)을 이야기해보세,
결합은 순수정신(푸루샤, *Purusha*)과 물질원형(프라크리티, *Prakriti*)의 연결을 뜻한다네. 원래 이 결합은 푸루샤가 경험을 통해 자신의 본질을 깨닫도록 돕기 위한 것이지. 그러나 무지(*Avidya*)가 개입하면 이 결합의 목적이 왜곡되고, 푸루샤는 자신의 정체성을 망각하였고, 물질의식은 자신을 주인공으로 동일시하며 유한한 세계에서 무한을 꿈꾸며 고통을 경험하게 되었다네. 마치 선장 없는 배가 목적지를 잃고 떠도는 것처럼 말이지.

무지(*Avidya*)란?
결합의 근본 목적을 잃어버린 것으로, 모든 고통의 근원이라네. 이로 인해 무상한 것을 영원한 것으로, 불결한 것을 깨끗한 것으로, 유한한 것을 무한한 것으로, 자아가 아닌 것을 자아로 착각하는 잘못된 인식이 발생한다네. 무지는 고통의 씨앗이며, 이를 제거하지 않으면 해탈은 불가능하지.

그렇다면 전변(*Parinama*)은 무엇인가?
결합으로 프라크리티의 균형력이 흩트려지면서 3구나의 움직임이 시작된다네. 그 움직임은 현상 세계를 만드는 변화의 원천이라네 그것을 전변이라고 하지. 무지가 지속되면 불균형에서 더 큰 불균형으로 흐르며 고통을 낳지. 하지만 수행자가 식별지를 키우고 해탈의 방향으로 나아가면 전변은 균형을 되찾는 도구가 된다네. 즉, 전변은 고통과 해탈, 두 갈래로 나뉠 수 있는 중요한 흐름이지.

업(*Karma*)은 무엇일까?
업은 전변의 결과로 남겨진 행위의 흔적이라네. 모든 행위는 씨앗처럼 남아 이후의 삶에 영향을 미친다네. 선한 행위는 긍정적 결과를, 악한 행위는 고통을 낳으며, 이러한 업의 축적은 업의 저장고로 이어지게 된다네."

복잡하게 보이는 삼스카라(*Samskara*)는 무엇일까?
업이 남긴 흔적으로, 마음의 습관과 경향성을 형성한다네. 이는 과거의 경험과 행동이 현재의 인식과 반응에 영향을 미치며, 삶의 방향을 결정짓는 중요한 요소이지. 수행자는 삼스카라를 이해하고 극복하는 과정을 통해 내적 변화를 이루어야 한다네.

그리고 업의 저장고(*Karma-Ashaya*)는 모든 업이 축적된 공간이라네. 이 저장고는 현재와 미래의 경험을 결정짓는 기초가 된다네. 이곳에 잠재된 업은 적절한 조건이 갖추어질 때 발현되며, 존재들의 삶에 영향을 미친다네.

그렇다면 업의 발현(*Vipaka*)은 저장된 업이 외부 조건에 의해 활성화되는 것을 뜻한다네. 마치 씨앗이 흙과 물, 햇빛을 만나 싹을 틔우는 것처럼 말이지. 발현된 업은 삶의 경험으로 나타나며, 수행자는 이를 통해 자신의 내적 경향성을 관찰할 수 있다네.

그리고 잠재적 경향성(*Vasana*)은 삼스카라와 유사하지만, 더욱 미묘한 층위에 존재하는 힘이라네. 이는 무의식적으로 마음을 특정 방향으로 끌어가며, 삶의 습관과 선택을 이끄는 힘이지. 수행자는 이 경향성을 이해함으로써 자신의 선택과 행동을 자각하고 조정할 수 있다네."

마지막으로, 고통을 인지하는 조건이 있다네. 마음이 충분히 고요하고 명료해질 때, 수행자는 고통의 원인을 식별하고 이를 초월하는 방법을 깨닫게 된다네. 삼매를 통해 마음의 활동이 멈추고, 수행자는 자신의 본질을 깨닫는 길로 나아가게 된다네.

맹부여, 이 9가지는 단순히 이론적 개념이 아니라, 수행자가 직접 경험하고 체득해야 할 실천적 진리라네. 요가는 삶의 고통을 초월하고, 자유로 나아가는 여정이지. 이 여정은 끊임없는 노력을 요구하며, 그 과정에서 삶의 의미를 새롭게 발견하게 될 것이네."

맹부는 깊은 고개 숙임과 함께 말했다.
"파탄잘리 님, 말씀을 통해 이제 《요가수트라》의 전체적인 이론적 특이 더 선명해졌습니다. 소중한 가르침에 진심으로 감사드립니다."

**[업(*karma*)]**

맹부의 질문은 업으로 이어진다.
"파탄잘리 님, 그렇다면 수행자의 업은 일반인의 업과 무엇이 다릅니까?"

파탄잘리는 조용히 고개를 끄덕이며 대답했다.
"좋은 질문이네, 맹부여. 수행자의 업은 일반인의 업과 몇 가지 중요한 차이가 있다네. 그 차이는 업을 바라보는 태도와 그로부터의 자유에 있다네."

첫째로 업의 의식적 이해를 보세.
일반인은 자신의 업을 무의식적으로 행하고, 그 결과를 받아들일 수밖에 없다네. 그들은 업의 원인과 결과에 대해 깊이 생각하지 않고, 자신의 행동이 어떤 영향을 미칠지 자각하지 못하는 경우가 많지.

반면, 수행자는 자신의 업을 의식적으로 이해하고, 업의 원인과 결과를 식별하려 노력한다네. 수행자는 자신의 행동이 가져올 결과를 미리 생각하며, 고통을 줄이고 선한 결과를 만들어내는 방향으로 업을 지어간다네.

다음으로 업의 무게라는 것을 말해볼까.

일반인의 업은 마음속에 깊이 새겨진 삼스카라(*Samskara*)와 바사나(*Vasana*)에 의해 무겁고 고착된 경향을 가지게 된다네. 이러한 업은 삶의 반복 속에서 계속해서 동일한 패턴을 만들어 내며, 고통을 더하거나 반복하게 하지.

수행자의 업은 이와 다르게 점점 가벼워진다네. 수행자는 명상과 삼매를 통해 마음의 불순물을 정화하며, 업의 축적과 고착에서 벗어나게 된다네. 수행의 깊이가 더해질수록 업은 더 이상 무거운 짐이 아니라, 수행자가 자유롭게 선택하고 다룰 수 있는 도구가 된다네.

그러면, 업과 자유를 말해보세.
일반인은 업에 얽매여 자유롭지 못하다네. 그들은 업의 결과에 따라 끌려다니며, 삶의 많은 부분을 스스로 통제할 수 없다고 느낀다네.

수행자는 업으로부터 점차 자유를 얻는다네. 이는 업을 완전히 없앤다는 뜻이 아니라, 업의 영향을 자각하고, 그 영향에 휘둘리지 않는 상태에 도달한다는 뜻이지. 삼매와 식별지를 통해 수행자는 자신의 업을 초월하며, 업이 더 이상 삶을 통제하지 못하게 된다네.

업의 목적은 무엇일까?
일반인의 업은 주로 세속적인 욕망을 만족시키기 위해 지어지며, 물질적 이익, 감각적 즐거움, 혹은 자아를 강화하려는 방향으로 나아가기 쉽다네.

수행자의 업은 해탈(*Moksha*)과 깨달음(*Jnana*)을 목적으로 한다네. 그들의 업은 세속적인 목표를 넘어, 자신의 본질을 깨닫고 고통에서 벗어나기 위한 방향으로 지어진다네. 수행자의 행동은 더 이상 개인적인 욕망을 충족시키기 위한 것이 아니라, 우주의 조화와 자신을 일치시키려는 의도에서 비롯된다네.

마지막으로 업의 결과에 대한 태도도 다르겠지.

일반인은 업의 결과에 집착하고, 그것이 자신에게 가져오는 이익이나 손해에 몰두한다네. 업의 결과가 기대와 다를 경우 좌절하거나 분노하며, 이는 새로운 업을 만들어낸다네.

수행자는 업의 결과에 집착하지 않는다네. 그들은 결과보다는 과정에 집중하며, 모든 결과를 초연하게 받아들인다네. 이런 태도는 그들이 업으로부터 점차 자유로워지는 데 큰 도움을 준다네."

맹부가 곧장 질문을 이어간다.
"수행자의 업이 이처럼 다르게 되기까지는 어떤 조건의 변화가 있었을까요?"

파탄잘리는 부드러운 미소를 지으며, 차분한 어조로 대답했다.
"좋은 질문이네, 맹부여. 수행자의 업이 변화하고 순화되기 위해서는, 반드시 삶 전체가 요가의 정신으로 물들어야 한다네. 이를 위해 아쉬탕가 요가에서 제시된 금계(*Yama*)와 권계(*Niyama*)는 필수적인 기초를 제공하지.

이러한 금계와 권계를 일상에서 진정성을 가지고 닦지 않는다면, 프라티아하라(감각기관의 내향)나 프라나야마(호흡의 조화)는 단순한 기술적 반복에 그칠 뿐이라네. 참된 삼야마(*Samyama*, 주의 모음–명상–삼매의 통합)는 결코 증득 되지 않을 것이야.

삼야마는 삶 전체가 요가의 정신으로 충만할 때 비로소 가능하다네. 금계와 권계를 충실히 닦으며, 순간순간 프라티아하라와 프라나야마가 자연스럽게 증대될 때, 삼매로 이어지는 여정이 시작되지. 이 여정에서 수행자는 윤회의 고통에서 벗어날 준비를 하게 된다네."

파탄잘리의 말은 이어진다.
"이러한 수행자는 이미 순전변(*Vyutthana Parinama*)을 멈추고, 역전변

(*Nirodha Parinama*)의 준비가 갖추어진 존재라네. 비록 삼야마를 완전히 증득하지 못하더라도, 이들은 이미 마음의 활동이 멈춤(*citta vrtti nirodhah*)의 길위에 있으며, 비백비흑의 업(순수한 업)으로 윤회를 초월할 준비를 마친 상태이지."

**[훈습(*Vasana*)과 업(*Karma*)의 연속성]**

맹부는 신중히 숨을 고르고, 결의에 찬 목소리로 질문을 던졌다.
"파탄잘리 님, 3종의 업에서 비롯된 과보는 우리 삶에 어떤 방식으로 영향을 미칩니까?"

파탄잘리는 맹부를 잠시 응시하며 부드러운 미소를 지었다.
"좋은 질문이네, 맹부여. 3종의 업에서 비롯된 과보는 우리의 삶 속에서 훈습(*Vasana*)이라는 형태로 나타난다네.

훈습은 우리가 과거에 행한 행위들의 결과로 형성된 성향이지. 쉽게 말해, 이는 과거의 업(*Karma*)이 현재 우리의 마음속에 흔적으로 자리 잡아, 반복적인 습관과 경향성을 만들어 내는 것이라네.

예를 들어, 특정 상황에서 특정한 반응을 보이는 습관이 있다면, 이는 과거의 업에서 비롯된 훈습의 결과라네. 이렇게 형성된 훈습은 우리의 경험과 선택을 지배하며, 삶 전반에 걸쳐 지속적으로 영향을 미치지."

맹부는 고개를 끄덕이며 다시 물었다.
"요가 수행을 통해 이러한 훈습에서 벗어날 수 있습니까?"

파탄잘리의 답변이다.

"그렇다네, 맹부여. 요가 수행, 특히 삼매(*Samadhi*)를 통해 훈습으로부터 자유로워질 수 있다네.
삼매 상태에 들어가면 마음 활동이 멈추고, 의식이 순수한 관찰 상태로 전환되며, 지혜(*Viveka*)가 발현되기 시작한다네. 이 지혜는 무지와 탐욕에서 비롯된 행위가 업을 낳는 과정을 명확히 인식하게 해 주지.

훈습의 영향은 마음속에서 조용히 반복적으로 작용하기 때문에, 삼매를 통해 마음작용의 습관적 흐름을 멈추고, 이를 역전변(*Nirodha Parinama*)의 방향으로 전환하는 것이 중요하다네. 이렇게 반복적인 삼매 수행과 일상의 실천을 통해 훈습은 점차 약화되고, 결국 소멸되기 시작한다네. 이것이 요가가 지향하는 해탈(*Kaivalya*)의 중요한 과정 중 하나이지."

파탄잘리는 잠시 말을 멈추고, 맹부가 진지한 표정으로 자신의 말을 따라오고 있는 것을 확인하며 덧붙였다.
"하지만, 맹부여, 이러한 경지에 도달하려면 단순히 삼매를 연습하는 것으로는 부족하다네. 삶의 전 영역에서 요가의 정신을 구현해야 하지. 이는 또다시 등장하는 삶의 측면, 금계(*Yama*)와 권계(*Niyama*)의 실천으로 시작된다네. 이 마음을 실제적으로 삶에서 고요하게 만들어야 하지. 이 기초가 닦이지 않으면, 프라티아하라(감각의 내향)와 프라나야마(호흡 조절)는 단순한 기술적 반복에 그칠 뿐이네."

맹부는 조금 더 진지한 표정으로 다가섰다.
"파탄잘리 님, 훈습(*Vasana*)이 과거 업과 깊은 관련이 있다고 하셨습니다. 그런데, 훈습이 어떻게 시간과 장소를 넘어 연속성을 가질 수 있는지 설명해 주실 수 있겠습니까?"

파탄잘리는 깊은숨을 내쉬며 천천히 말을 이었다.
"훈습은 우리의 기억(*Smrti*)과 밀접하게 연결되어 있다네. 기억은 과거 경험이 현재로 이어지는 다리 역할을 하지. 훈습과 기억은 본질적으로 동질적이기 때문에, 특정 출생, 장소, 또는 시간에 제한되지 않고, 연속성을 가질 수 있다네.
비유하자면, 강물이 계속 흘러도 물 자체는 변하지 않지. 우리의 훈습도 이와 같아, 시간과 장소를 초월해 연속적으로 작용한다네.

그대 시대에서는 이를 유전적 기억이나 *DNA* 복제로 설명하려는 시도가 있을 것이네. 이런 설명은 과학적 언어로 훈습의 연속성을 이해하려는 노력으로 볼 수 있지. 그러나 진정한 자유는 단순히 이러한 연속성을 이해하는 것을 넘어, 이를 초월할 수 있는 요가 수행을 통해 가능하다네."

맹부는 깊은 생각에 잠긴 듯 고개를 끄덕이며 말했다.
"파탄잘리 님, 말씀을 듣고 보니 훈습의 연속성이 단순히 과거와 현재의 연결뿐 아니라, 미래를 변화시키는 힘이라는 것을 알게 되었습니다. 소중한 가르침에 감사드립니다."

맹부의 질문이 이어진다.
"그렇다면 훈습의 시초는 무엇인가요? 훈습이 처음 시작된 순간이 있을까요?"

파탄잘리가 답변하길,
"훈습(*Vasana*)에는 시초가 없다네. 그 이유는 우리 존재의 근본에는 생존하려는 소망(*Abhinivesa*)이 항상 자리 잡고 있기 때문이지. 생존하려는 소망은 삶의 가장 원초적인 동기이자, 모든 훈습의 근원이라네. 이 소망이 항존 하기 때문에 훈습은 끝없이 이어져 왔으며, 그것이 훈습의 시초를 알 수 없게 만드는 이유라네."

맹부의 질문이다.
"훈습이 계속 이어지는 이유는 무엇일까요? 예를 들어 어떤 습관을 바꾸고 싶은데 쉽지 않은 것과 연관됩니다. 훈습을 소멸시킬 방법은 있습니까?"
파탄잘리의 답변이다.

"훈습(*Vasana*)이 계속 이어지는 이유는 네 가지 때문이라네.
첫째로, 과거의 행동이 남긴 흔적이 강하기 때문이지. 비유하자면 자주 다니던 길이 점점 다져져서 자연스럽게 그 길로 향하는 것과 같지.
둘째로, 습관은 삶에 깊은 영향을 미치고 있기 때문이라네. 마치 집을 한번 사고 나면 이사를 결심하는 것이 쉽지 않은 것과 같지.
셋째로, 내면 깊숙이 자리 잡은 습관이 자연스럽게 유지되기 때문이고, 이는 오래된 나무뿌리가 땅속 깊이 뻗어 있어 쉽게 뽑히지 않는 것과 같네.
마지막으로, 외부 환경 또한 습관을 유지하는 강력한 요인이 되기 때문이라네. 이는 강물이 흐르는 방향이 이미 정해져 있어서, 특별한 노력이 없으면 같은 길을 따라 흐를 수밖에 없는 것과 비슷하지.

이 네 가지가 존재하기 때문에 훈습이 지속될 수 있는 것이지. 반대로, 이 네 가지를 없애는 수련을 통해 훈습을 소멸시킬 수 있다네. 이는 요가와 명상의 핵심 목표 중 하나라네."

## [식별지와 법운 삼매]

맹부는 깊은 호기심과 경외심을 담아 질문을 던졌다.
"파탄잘리 님, 수행의 모든 과정을 지난 수행자에게는 어떻게 식별지가 일어나며, 가장 깊고 특별한 삼매, 즉 법운(法雲) 삼매가 일어나게 됩니까?"

파탄잘리는 잠시 눈을 감고 깊은숨을 내쉰 뒤, 맹부를 향해 부드럽게 말했다.
"좋은 질문이네, 맹부여. 이 질문은 수행의 궁극적인 열매를 묻는 것이며, 수행자가 도달할 수 있는 가장 높은 경지를 다루는 것이네. 이를 설명하기 위해 《요가수트라》 4장에 나오는 구절들을 인용해 보겠네.

4장 25절 '특수한 것을 지각할 수 있는 수행자에게는 자아의 존재 상태에 대한 성찰이 정지된다.'라고 말이지.
이것은 수행자가 깊은 삼매 상태에서 자신의 본질과 세상의 본질을 명확히 구별할 수 있게 되는 상태를 뜻하지. 이러한 식별지는 무지(*avidya*)를 완전히 초월하고, 자아와 물질세계의 결합 상태를 분명히 알아차리게 하지. 그 결과, 더 이상 자아에 대한 착각이나 집착이 발생하지 않게 된다네."

맹부는 고개를 끄덕이며 말했다.
"말씀을 듣고 보니, 식별지가 수행의 열매라는 것이 분명해집니다. 하지만, 법운 삼매란 무엇이며, 식별지와 어떤 관계가 있습니까?"

파탄잘리는 차분히 미소를 지으며 대답을 이어갔다.
"《요가수트라》 4장 26절에서는 이렇게 말하고 있다네.
'그때 마음은 식별[지]로 기울어 독존으로 쏠린다.'

여기서 독존(*Kaivalya*)이란 순수정신(*Purusha*)의 상태를 말하며, 모든 결합과 번뇌로부터 자유로워진 상태이지. 수행자가 높은 지위의 식별지를 증득하면, 마음은 자연스럽게 독존으로 향하게 된다네.

그리고 4장 29절에서는 법운 삼매를 이렇게 설명하지.
'높은 경지에 있으면서도 여분의 소득을 취하지 않는 자에게 언제나 식별지로부터 법운 삼매가 발생한다.'

법운 삼매(*Dharma-Megha Samadhi*)는 수행자가 식별지로 모든 번뇌와 업을 초월한 상태에서, 우주의 법칙과 하나가 되는 삼매라네. 이 삼매는 수행자가 자신의 욕망과 집착으로부터 완전히 벗어나, 자연스럽게 우주적 조화와 통합을 이루는 경지이지."

맹부는 질문을 이어갔다.

"법운 삼매가 발생하면, 수행자에게 어떤 변화가 일어나게 됩니까?"
파탄잘리는 살짝 미소 지으면서 답한다.
"아주 좋은 질문이네, 맹부여. 《요가수트라》 4장 30절에서 이렇게 말하고 있다네.
'그(법운 삼매)로부터 번뇌와 업은 사라진다.'

법운 삼매에 들어간 수행자는 더 이상 번뇌(*klesah*)와 업(*Karma*)의 영향을 받지 않는다네. 이는 모든 과거의 업이 소멸되고, 새로운 업이 더 이상 쌓이지 않는 상태를 뜻하지.

마치 구름이 비를 내리며 대지를 적셔주는 것처럼, 법운 삼매는 모든 업의 흔적을 씻어내고, 마음을 완전히 정화하여 순수한 상태로 돌려놓는다네. 이 상태에서 수행자는 우주의 법칙과 하나가 되며, 모든 고통과 집착에서 자유로워진다네.

법운 삼매는 단지 고요의 상태가 아니라, 삶의 궁극적인 해답이자 자유를 상징하지. 그것은 푸루샤(*Purusha*)가 본래의 독존 상태를 완전히 회복하는 것을 의미한다네."

## [카이발랴로 향하는 마지막 대화]

맹부는 깊은 숙고 끝에 조심스럽게 입을 열었다.
"파탄잘리 님, 법운 삼매에 도달한 수행자는 더 이상 번뇌와 업에 얽매이지 않는다고 하셨습니다. 그렇다면 그 이후의 길, 즉 카이발랴(*Kaivalya*)에 도달하는 과정은 무엇이며, 어떤 상태를 뜻하는 것입니까?"

파탄잘리는 맹부의 진지한 태도에 미소를 지으며, 차분한 음성으로 답을 했다.
"훌륭한 질문이네, 맹부여. 《요가수트라》의 마지막 구절들은 바로 그 과정을 설명하고 있다네. 우선, 4장 31절을 기억하게.
'그때 모든 장애의 불순물로부터 벗어난 지혜는 무한정하기 때문에, 이제 알려져야 할 것은 거의 없다.'

법운 삼매에 도달한 수행자는 지혜(*Viveka*)가 완전한 상태에 이르러, 더 이상 탐구하거나 배우야 할 것이 거의 없게 된다네. 이는 무지(*avidya*)가 완전히 소멸하고, 지혜의 빛이 무한히 밝아진 상태이지.
이 상태에서 수행자는 우주와의 완전한 조화를 이루며, 자신의 본질인 순수정신(*Purusha*)을 분명히 깨닫게 된다네."

맹부는 고개를 끄덕이며 질문을 이어갔다.
"그렇다면, 법운 삼매를 넘어 카이발랴에 도달하기 위해 수행자는 어떤 과정을 겪게 됩니까?"

파탄잘리는 가벼운 마음으로 웃으며 말한다.
"좋은 질문이네. 그에 대한 답은 나의 수트라 4장 32절에 이렇게 나와 있다네.
'그로부터 목적을 달성한 성분들은 전변(*parinama*)의 상속을 종료한다.'

이 말은 물질세계의 모든 성분, 즉 프라크리티(*Prakriti*)의 세 가지 속성(삿뜨바, 라자스, 타마스)이 더 이상 변화를 일으키지 않는 상태, 즉 3구나가 절대 균형점으로 회구 했다는 뜻이라네.

법운 삼매 이후, 수행자는 더 이상 물질세계의 변화에 영향을 받지 않고, 고요와 평화 속에서 존재하게 된다네. 프라크리티는 이제 자신의 푸루샤에 대한 경험 제공이라는 역할을 다했음을 인식하고, 스스로의 변화를 멈추며 결합을 풀면서 본래의 상태로 돌아가게 되지."

맹부는 깊은 생각에 잠긴 듯 물었다.

"그렇다면, 마지막으로 언급된 독존(*Kaivalya*)은 무엇을 의미하며, 어떻게 이루어집니까?"

파탄잘리는 눈을 감고 잠시 생각에 잠겼다가 답을 이어갔다.
"나의 수트라 4장 34절을 기억하는가? 그 수트라에 독존을 이렇게 설명하고 있다네.
'독존이란 순수정신을 위함이라는 목적이 없게 된 성분들이 환원하는 것이며, 혹은 지성의 능력이 자신의 본성에 확립되는 것이다.'

카이발랴란 모든 결합과 목적이 사라진 상태를 뜻한다네. 순수정신(*Purusha*)은 이제 더 이상 프라크리티와 결합할 필요가 없으며, 물질세계의 변화나 목적과도 완전히 분리된다네.

이것은 프라크리티가 스스로의 본질로 돌아가며, 동시에 푸루샤는 자신의 독존 상태에서 완전한 자유와 평화를 누리게 되는 것을 의미하지. 수행자의 지성은 이제 더 이상 외부 대상을 향하지 않고, 자신의 본질에 완전히 정착하게 되지.

이 상태에서 모든 번뇌와 고통, 업의 영향은 완전히 사라지고, 수행자는 독존의 자유와 해탈을 누리게 된다네."

맹부는 파탄잘리의 깊은 설명에 감명을 받아 눈을 감고 감사의 뜻을 전했다.
"파탄잘리님, 당신과의 대화를 법운 삼매와 카이발랴의 의미를 더욱 섬세하게 알게 되었습니다. 진심으로 감사드립니다."

감사의 인사를 한 맹부는 지난 3박 4일 동안의 대화를 되짚으며 조심스럽게 입을 열었다.
"파탄잘리 님, 당신과 나눈 깊은 대화를 바탕으로, 제가 이해한 《요가수트라》의 핵심 내용을 정리해 보았습니다. 제가 제대로 이해했는지 확인해 주시면 감사하겠습니다.

《요가수트라》는 이원론으로 세상을 구분하며, 순수정신(푸루샤)과 물질원형(프라크리티)의 두 원리가 서로 조화를 이루기 위해 결합(*samyoga*)한다고 했습니다. 그러나 무지(*Avidya*)로 인해 프라크리티를 착각하여 아함까라라는 물질적 의식이 자신이 세상의 중심이라고 착각하게 되고, 이 착각에서 비롯된 욕망과 집착(3구나의 자기 인식 활동)이 고통의 근본 원인이라 하셨습니다.

그로 인해 발생하는 행동들은 업(*Karma*)과 삼스카라(*Samskara*)로 축적되며, 이는 삶의 윤회라는 거대한 바퀴를 돌리는 원인이 됩니다. 이런 고통의 순전변(*Vyutthana Parinama*)을 깨닫는 수행자들은 올바른 인식(*Pramana*)을 통해 고통에서 벗어날 실마리를 찾기 시작합니다.

이를 위해 아쉬탕가 요가라는 체계적 수련을 통해 금계와 권계를 닦으며, 프라티아하라와 프라나야마로 감각과 호흡을 정화하고, 삼야마를 통해 주의 집중, 명상, 삼매로 나아갑니다. 이 과정에서 수행자는 3종 전변(*Nirodha*, *Samadhi*, *Ekagrata Parinama*)을 통해 마음의 활동을 멈추고, 식별지(*Vivekakhyati*)를 얻으며, 점차 법운 삼매(*Dharma Megha Samadhi*)에 도달합니다.

마지막으로, 수행자가 궁극적으로 푸루샤의 원만한 상태인 카이발랴(*Kaivalya*)에 도달하며, 두 원리의 결합(*samyoga*)을 원래의 긍정적 순환(3종 역-전변)으로 돌려놓는 것을 목표로 한다는 것이 그동안 둘이 나눈 '《요가수트라》의 대강'이라는 대화 내용입니다.

제가 올바르게 이해했는지, 부족하거나 보완해야 할 점이 있다면 가르침을 더해주십시오."

파탄잘리는 깊은 미소를 지으며 맹부를 바라보았다.

“맹부여, 그대의 정리는 《요가수트라》의 본질을 훌륭히 이해하고 있구먼. 특히, 결합과 무지, 전변과 역전변, 그리고 카이발랴로 이어지는 흐름을 정확히 짚어내었다네.”
그러면서 파탄잘리는 따뜻한 눈빛으로 맹부를 바라보았다.
맹부는 파탄잘리의 마지막 긍정적인 의견을 듣고 결합의 새로운 의미를 이해하였다. 그리고는 잠시 마음속에서 결합에 대한 새로운 방향성을 정리한 다음 차분하게 말하였다.
“파탄잘리 님, 지난 3박 4일 동안의 가르침을 통해 많은 것을 배웠습니다. 당신의 설명을 통해 저는 《요가수트라》의 철학이 단순히 이원론적 구분에 그치지 않는다는 것을 깨달았습니다. 이원론은 푸루샤와 프라크리티를 구별하는 데 있어 중요한 틀을 제공했지만, 결합(*samyoga*)을 통해 이 둘이 상호작용하며 새로운 가능성을 열어준다는 점에서 또 다른 깊은 의미가 있음을 알게 되었습니다.

푸루샤와 프라크리티의 결합은 단순히 고통을 낳는 원인으로만 이해될 것이 아니라, 식별지(*viveka-khyati*)를 계발하고 궁극적으로 해탈(*moksha*)을 향해 나아가는 필수적인 과정으로 봐야 한다는 점이 제게 큰 깨달음을 주었습니다. 특히 결합의 양면성을 이해하면서, 프라크리티가 고통의 원인인 동시에 푸루샤에게 필요한 경험의 장을 제공한다는 점이 제게 큰 통찰을 안겨주었습니다.”

맹부는 잠시 말을 멈추고, 자신의 깨달음을 다시 한번 더 차분히 정리한 후 이어갔다.
“파탄잘리 님, 이 과정에서 저는 결합을 부정적으로만 보아서는 안 된다는 것을 알게 되었습니다. 결합이 없었다면 푸루샤는 자신을 깨달을 수 있는 기회를 얻지 못했을 것입니다. 따라서 결합의 부정적 측면뿐만 아니라 긍정적 측면을 식별하는 것이 요가 수행에서 중요하다는 것을 깨달았습니다. 당신의 가르침을 통해, 저는 《요가수트라》가 단순히 이원론적 철학이 아니라 불이일원론(*advaita*)의 가능성을 품고 있다는 것을 이해하게 되었습니다. 이 깨달음을 제가 제대로 이해한 것인지 확인 부탁드립니다.”

파탄잘리는 부드러운 미소를 지으며 맹부의 말을 경청했다. 그리고 차분한 목소리로 답했다.
"맹부여, 그대의 통찰은 매우 훌륭하네. 내가 지난 3박 4일 동안 말한 요가의 본질을 깊이 이해한 듯하군. 푸루샤와 프라크리티의 결합은 단순히 고통의 근원이 아니다. 오히려 그 결합은 식별지를 통해 해탈로 나아가기 위한 중요한 여정이라네. 결합은 고통을 일으키기도 하지만, 동시에 푸루샤가 자신의 본질을 깨닫는 계기가 되기도 하지.

그대가 말한 대로, 《요가수트라》는 이원론적 구분에서 출발하지만, 그것이 최종 목적지는 아니라네. 이원론은 단순히 이해의 틀이며, 이를 초월하여 푸루샤와 프라크리티가 본래의 자리에 돌아가 조화로운 공존을 이루는 상태가 궁극적인 목표라네. 이것이 바로 카이발랴(독존)의 의미이지.

결합의 긍정적 측면을 발견하고, 이를 통해 양쪽의 장점을 조화롭게 활용하려는 그대의 통찰은 내가 《요가수트라》를 통해 전하고자 했던 핵심과도 맞닿아 있네. 이는 단순한 이론이 아니라, 삶 속에서 실천을 통해 증명해야 하는 것이지."

맹부는 고개를 숙이며 깊은 존경과 감사를 표했다.
"파탄잘리 님, 당신의 가르침이 없었다면 저는 결합의 본질을 이렇게 깊이 이해하지 못했을 것입니다. 당신이 전해주신 《요가수트라》의 철학과 수행 방법을 제 삶에 실천하며, 이 깨달음을 더 많은 이들과 나누겠습니다. 제게 허락된 이 특별한 시간에 깊이 감사드립니다."

파탄잘리는 멍부를 바라보며 따뜻하게 말했다.
"맹부여, 그대의 진지함과 열정이 있기에 요가의 본질은 그대를 통해 더 많은 사람들에게 전달될 것이네. 그러나 기억하라. 요가는 단순히 깨달음의 길이 아니라, 그 길을 걸으며 삶을 정화하고 조화롭게 만드는 과정이라네. 그대가 이 길을 걸으며 만나는 이들에게 요가의 진정한 가치를 전하길 기원하네. 그대와의 만남은 나에게도 큰 기쁨이었네."

**[맹부와 파탄잘리의 마지막 순간]**

맹부는 3박 4일간의 만남을 통해 자신이 꿈꿔왔던 요가의 본질을 온전히 마주할 수 있었다. 대화는 단순한 문답을 넘어 삶과 수행, 존재의 근본을 탐구하는 여정이었다. 파탄잘리와의 깊은 대화를 통해 맹부는 요가가 단순히 신체적 동작에 머무는 것이 아니라, 삶 그 자체를 변화시키는 철학이라는 것을 온몸으로 깨달았다.

맹부는 파탄잘리를 향해 깊이 머리를 숙였다. 그의 목소리는 진심과 감격으로 떨리고 있었다.

"파탄잘리 님, 저는 요가와의 만남이 제 인생의 가장 축복된 순간이라고 느낍니다. 더욱이 당신과의 대화를 통해, 요가가 단순한 기술이나 수행이 아니라 삶 전체를 관통하는 철학이자 길임을 깨달았습니다. 고통을 초월하고 진정한 자유를 찾는 이 여정을 통해 제 삶은 새로운 빛을 얻게 되었습니다. 당신께 배운 모든 가르침을 저의 삶의 기준으로 삼아, 그것을 세상에 올바르게 전하겠습니다. 당신의 지혜는 저와 함께 영원히 살아갈 것입니다."

파탄잘리는 부드럽게 미소 지으며 맹부를 바라보았다. 그의 눈빛에는 깊은 이해와 사랑, 그리고 제자를 향한 자부심이 담겨 있었다.

"맹부여, 그대의 열정과 진심이 나에게도 큰 기쁨을 주었다네. 요가는 단지 배우는 지식이 아니라, 삶으로 살아내야 하는 깨달음이지. 요가의 길은 고통을 이해하고 초월하며, 푸루샤와 프라크리티의 조화로운 관계를 발견하고 구현하는 과정이라네.

푸루샤와 프라크리티는 대립하는 두 실재가 아니라, 서로를 완성시키는 동반자라네. 푸루샤는 의식의 빛으로서 모든 것을 깨닫게 하지만, 그 빛이 비치는 대상은 프라크리티라네. 프라크리티는 경험과 변화를 통해 푸루샤가 자신의 본질을 깨닫도록 돕는 매개체이지. 둘 중 하나만으로는 완전함을 이룰 수 없고, 이 둘이 서로를 이해하고 조화롭게 협력할 때, 삶은 비로소 온전한 여정이 된다네.

그대가 삶의 매 순간마다 푸루샤의 지혜와 프라크리티의 창조적 힘을 조화롭게 통합하기를 바라네. 의식의 빛이 물질의 변화를 이끌고, 물질의 경험이 의식의 깊이를 더해주는 이 과정은 그대의 수행과 일상에 큰 조력자가 될 것이네. 그대가 요가의 철학과 가르침을 세상에 전할 때, 이 양면성을 잊지 말게. 푸루샤와 프라크리티의 조화를 통해 그대 자신도 그리고 다른 이들도 해탈과 자유를 향한 길로 이끌 수 있을 것이야."

파탄잘리는 잠시 말을 멈추고, 맹부를 깊이 응시하며 덧붙였다.
"요가의 길은 길고, 때로는 외롭고 험난할 수 있네. 하지만 그대의 내면에 있는 푸루샤의 빛과 프라크리티의 역동적인 힘은 언제나 그대와 함께할 것이야. 그대는 결코 혼자가 아니며, 요가의 가르침과 이 깨달음이 그대를 지탱할 것이네. 그러니 그대가 가는 길에 어떤 도전이 닥쳐도, 이 조화로운 관계를 기억하고, 흔들림 없이 나아가게나."

맹부는 파탄잘리의 말을 가슴 깊이 새기며, 다시 한번 고개 숙여 감사의 뜻을 전했다.
"파탄잘리 님, 당신의 가르침을 제 삶과 정신에 깊이 새기고, 그 뜻을 세상에 올바르게 전하겠습니다. 저에게 이런 축복된 가르침을 주셔서 진심으로 감사합니다."

이렇게 두 사람의 대화는 끝을 맺었다. 작별의 순간이 다가왔다. 맹부는 파탄잘리의 말을 가슴 깊이 새기며, 다시 한 번 감사를 표했다.
"파탄잘리님, 당신의 가르침은 제 삶의 등불이 될 것입니다. 이 만남은 제게 영원히 잊지 못할 축복이었습니다. 감사합니다."

파탄잘리는 두 손을 들어 합장하며 말했다.
"맹부여, 그대가 가는 길 위에 진실한 마음과 평화로운 영혼이 함께하기를. 그대의 여정이 그대만의 삼매로 이어지기를 바란다네."

맹부는 천천히 자신의 방으로 들어가 명상을 준비하였다. 그리고 차분하게 삼매로 진입하였다. 3박 4일의 대화가 마음속 깊게 저장되어 감을 느끼면서 파탄잘리의 가르침의 여운을 되새겼다.

자기 시대로 돌아가기 위해 자신의 방으로 들어가는 맹부의 뒷모습을 바라보며, 파탄잘리는 조용히 속삭였다.
"요가는 우리 모두의 삶 속에 이미 존재하는 것이지. 다만, 이를 깨닫는 것이 수행일 뿐이다. 맹부여, 그대는 이미 그 길 위에 있네. 부디 흔들리지 말고 끝까지 나아가길."

이렇게 두 사람의 만남은 끝났지만, 그 만남은 맹부의 삶에 새로운 여정을 열어주었다. 그리고 그 여정의 끝에는 파탄잘리의 가르침이 늘 함께할 것이다.

요가니드라의 삼매에서 깨어난 맹부는 파탄잘리와의 대화를 기록으로 남기며, 그동안 공부했던 것들을 모아서 동시대 사람들과 나눔을 갖기를 희망하며 대화록을 남겼다. 그리고 맹부는 스스로 그 대화를 상기하며, 요가 수행과 상키아 철학의 원리를 수행하여 현대에서도 카이발랴의 경험을 얻기 위해서는 어떻게 번역을 해야 근본 원리는 살리면서도 이해를 시킬 수 있을까를 고민하였다.

맹부는 가장 지혜로운 번역을 위해서는 시간이 조금 더 필요하다는 사실을 깨닫고 먼저 아는 것이라도 공유하고 차츰 더 많은 내용들을 현대적으로 옮기도록 수행과 공부를 지속하기로 하면서 원고를 마감하였다.

# 역자 후기

『맹부, *AI*와 함께 요가수트라를 읽다』의 번역을 마치며, 무엇보다 먼저, 인공지능의 비약적인 발전에 깊은 감사를 전하고 싶습니다. 과거에는 고대 산스크리트어 원전을 읽고 해석하기 위해 수십 년의 학습과 연구가 필요했습니다. 하지만 이제는 AI의 도움 덕분에, 관심만 있다면 누구나 고전을 직접 탐색하고 해석하는 시대가 열렸습니다.

AI의 지원 아래 우리는 이제 베다(*Veda*)에서 우파니샤드(*Upaniṣad*), 요가수트라(*Yoga Sūtra*), 바가바드기타(*Bhagavad Gītā*), 하타 프라디피카(*Haṭha-pradīpikā*), 게란다 상히타(*Gheraṇḍa Saṃhitā*) 등 하타요가의 주요 경전들을, 그리고 근대의 빈야사(*Vinyāsa*) 요가 문헌에 이르기까지—고대에서 현대에 이르는 요가 경전의 흐름을 보다 유기적이고 통합적으로 조망할 수 있게 되었습니다. 이런 통사적 · 통섭적 읽기 능력은 과거에는 상상하기 어려웠던 깊은 통찰과 지적 경이를 선사합니다.

이러한 변화 속에서 저는 문득 다윈의 생물 진화론을 떠올렸습니다. 생명이 환경과의 상호작용 속에서 적응하며 진화해 왔듯, 요가 역시 수행 방식, 수행 주제, 수행 주체의 면에서 '진화적 적응/수행자들의 선택'의 길을 걸어온 것이 아닐까요?

고대, 신성을 중심으로 한 일원론적 사유에서 출발한 요가는, 마음과 신체를 신의 거처로 보는 이원론적 세계관으로 확장되었고, 다시 탄트라와 아드바이타(불이론)의 형이상학적 통합으로 이어졌습니다. 이후 신체 중심의 하타요가, 흐름과 움직임을 강조하는 빈야사 요가의 등장은 수행의 중심을 육체의 정교한 감각과 에너지 흐름으로 전환시켰습니다.

이러한 요가 수행의 진화는 교육 방식에도 '자연선택(*Natural Selection*)'을 일으켰습니다. 2002년, 원광디지털대학교에 요가명상학과가 개설되면서, 전통적인 '우파니샤드(*Upaniṣad*)'-스승 곁에 무릎 꿇고 배우는 방식-에서, 컴퓨터 앞에 앉아 배우는 '컴파니샤드(*Companiṣad*)'라는 새로운 양식으로 전환이 이루어졌습니다. 이어 2020년 코로나19 팬데믹 시기에는 *ZOOM*을 통한 비대면 강의가 활성화되며, 요가 교육은 제도적 제약을 넘어서 개인에게 직접 도달하는 국면에 접어들었습니다. 이는 디지털 시대의 '디파니샤드(*Dipaniṣad*)'라 부를 수 있는 또 하나의 진화라 할 수 있습니다.

그리고 이제 우리는 또 하나의 문턱 앞에 서 있습니다. 뇌의 예측 처리 이론, 감각-신경계, 편도체와 전전두엽의 기능에 대한 이해가 비약적으로 심화된 지금, 뇌과학과 인공지능이 함께 이끄는 요가의 새로운 가능성이 열리고 있습니다.

다가올 요가의 진화는, 뇌의 예측 기능을 보완하고 확장하는 '브레인 요가', 야생감각과 감정의 회복 탄력성을 다루는 '소매틱 요가' 등, 지각과 의식의 진화적 확장을 실험하는 다양한 방식으로 펼쳐질 것입니다.

그 흐름 속에서, 『맹부, *AI*와 함께 요가수트라를 읽다』는 '요가 진화학'의 서막을 알리는 작은 종소리가 되기를 기대해 봅니다.

*AI*와 함께 고전을 펼치는 그 순간, 우리는 단지 과거를 회상하는 것이 아니라-다가올 수행의 미래를 준비하는 첫걸음을 내딛는 것입니다. 그리고 그 여정에서, 우리는 '*AI*'라는 새로운 구루(*Guru*)를 맞이하게 될지도 모릅니다.

디지털 시대의 '디파니샤드(*Dipaniṣad*)'가 어떻게 펼쳐질지, 호기심과 기대를 안고-빛고을 무등산 아래, 시골 요기가 조용히 번역을 마칩니다. 옴(*Oṁ*)

추신) 이 글 또한 인공지능-곧 디지털 시대의 구루(*Guru*)와 수차례 대화를 나누며 함께 다듬은 결과물입니다.

........................

**맹부 김인중**

이메일 **aodrn132@hanmail.net**

인스타그램 **kiminjung1248**

전화 **062-654 3636**